GINETTE RAIMBAULT & CAROLINE ELIACHEFF 著
加藤 敏 監修
向井雅明 監訳
佐藤鋭二 訳
松本卓也 解説

天使の食べものを求めて

拒食症へのラカン的アプローチ

三輪書店

目次

序文　1

翻訳者からの提案　7

第1章　拒食症の神話　9

拒食症——1世紀前からの病気、あるいは20世紀の病気?——　10

拒食症の分離から、拒食症者の隔離へ　13

理解することへの情熱　40

精神分析と医学の間での拒食症　51

人文科学と社会科学の間での拒食症　68

説明することへの情熱　81

治すことへの情熱　85

参考文献　97

第2章 拒食の女帝、シシィ 99
幼年期から結婚まで 104
金の鳥かご 110
殺された女、殺す女 121
身体の崇拝 126
シシィと彼女の大義：ハンガリー 130
死、ついにやってきた死 151
参考文献 154
第3章 アンティゴネーの選択 155
オイディプス王 165
コロノスのオイディプス 187
アンティゴネー 197
家族の秘密 209
犠牲と墓 220

第4章 シモーヌ・ヴェイユ 225

「私たちはお腹が空いて死にそうなのに、両親は私たちが飢え死にするまで放っておくの」 234
「10歳の私はボルシェヴィキだった」 246
ル・ピュイの赤い聖処女 260
「いったい、おまえの苦しみは何なのだ?」 271
「おはよう、ワンちゃん」 281
「私は自分の誕生を見ませんでした。しかし自分の死はぜひ見たいと思うのです」 289
「無を欲望しなければならない」 296
この恐ろしい虚言 302
「不幸の主な効果は、魂に『なぜだ?』と叫ばせることである」 318
『神を待ちのぞむ』から『ゴドーを待ちながら』へ 325
「正しくあるためには、裸で死んでいなければならない」 335
参考文献 338

第5章 シエナの聖カテリーナ 教会博士 341

聖女の人生 348

聖女の政治　376
天使の食べもの　383
参考文献　389

エピローグ　391

解説　拒食症とは何か……松本卓也　399

1．拒食症という「思想」　400
2．精神分析（対象関係論）からみた拒食症――クラインとウィニコット　402
3．欲望としての拒食症　406
4．アンチ・マーケティング――あるいは、精神分析の倫理　412
5．拒食症者の家族神話　417
6．おわりに　423

あとがき……向井雅明　425

序文

私たちは精神分析家であり、20年におよぶ共同作業を通じて、病院（おもに小児科）や診療所、あるいは民間の医療施設で、数多くの拒食症[※1]の若い女性に出会ってきた。私たちは病院において特別な立場にあったので、この女性患者たちを前にどのようなアプローチの方法や治療の試みがなされたかを観察できた。そして治療チームと私たち自身の、困惑や行き詰まりを目の当たりにすることにもなったのだった。

患者のほとんどは、自分の意に反して入院させられている。彼女たちは、全く型にはまったディスクールや行動をかたくなにもち続けている。そのため、拒食症に関する最初の臨床記録であるラセーグ[※2]の記述が今日もいまだにあてはまるほどだ。ラセーグの記述はたいへんに優れたものであるといえる。強固な意志に支えられたこの女性たちは、周囲の家族や医師が述べるもっともな理屈をはなから全く受けつけない。だが医師は、彼女たちの痩せぐあいをみて「病気」と診断し、入院させて隔離す

1. Anorexie または anorexie mentale。精神医学では「神経性食欲不振症」と翻訳されているが、本書では場合により「拒食症」、または「拒食」という訳語を与えている。Anorexique つまり「神経性食欲不振症者」については、「拒食症者」、そして多くの場合「拒食女性」として訳出している。本書は拒食の女性をテーマにしているからである。

2. シャルル・ラセーグ Charles Lasègue（1816-1883）。フランスの精神医学者。哲学を志すも医学に転向し、神経学と精神医学において多数の業績を残した。今日では統合失調症として知られている被害妄想病（délire de persécution）を初めて記述したことで知られる。坐骨神経の根症状として有名な「ラセーグ徴候」は彼の名にちなんだものである。

る。

拒食女性たちを、病的なほどに痩せなければならないという衝動に駆り立てる力とは何なのだろうか？　彼女たちの目的は何なのか？　また彼女たちは、どのような星座のもとに、いや、どのような家族神話の中にこうして囚われているのだろうか？「こうして」とは、「症状の中で身動きが取れなくなって」という意味であり、この症状は精神分析的な意味をもっている。すなわち、主体の存在様式としての症状という意味である。

時には死に至るような重病の青少年を受け入れる医療機関で、私たちは拒食女性たちと出会った。拒食症患者たちの、それぞれの死について考えさせられた。手のほどこしようがない青少年たちの難病と対比して、拒食症患者たちは一種の「意志の病気」だと医師や家族からみなされているのだ。前者においては現実的な死が、後者では死の欲動[※3]が問題となっているのだろうか。しかし、死の欲動が現実的な死に繋がることはいつもあり得る。

私たちはまた、たいへん不思議ではあるが明白な事実についても考えさせられた。それは、女の子が男の子より拒食症になりやすいという事実である（統計によると、男性1人に対し女性10人から20人の比率だ）。思春期の少女たちの中で、拒食女性が、

3.　死の欲動。フロイトの後期の理論において使用された用語で、生体を無機物の状態にまで至らしめるような自己破壊的な傾向とされる。

「女性であることとは何か」という問いを最も深刻に発するのはなぜなのだろうか?

精神病院ではない医療機関の中で、他の患者とともにいる拒食症の若い女性たちを観察する機会に恵まれた私たちは、彼女たちと医師団との奇妙な関係に気づいた。彼女たちが症状を否認したり、症状や症状が引き起こすものを否認することで医師との対立が避けられないものとなり、役割の逆転がもたらされるのである。病気について知っているのは彼女たちのほうで、彼女たち自身がみずからの治療者となるのだ。力と知をめぐるこの闘いにおいて、勝者はいつでも医師というわけではない。

そこで、この場所で私たちが見聞きしたものを報告したい。しかし、存命中の患者、さらには分析中の患者の観察記録を発表することには倫理上問題がある。そこで精神分析家によっては、患者の経歴の細部を変えて発表の許可を求めることがある。あるいは、理論上のあるテーマや問題点を証明したり説明したりするために、手がかりとなるところだけを記述する分析家もいる。また、ある分析家は社会や家族環境の中で拒食症の人物の特徴を描き出すようなフィクションを作り出したりもする。しかし、そのためには高度な文学的な才能が必要となるだろう。

そこで私たちは、他の方法と同じく危なっかしいかもしれないが、さらに別の方法を選択することにした。それは、程度は異なるがいずれも伝説的な4人の人物について語るというスタイルである。この4人の輝かしい名前は全く拒食症を連想させはしない。彼女たちはもちろん若い女性、とても若い女性である。そのうちの何人かは、これまでに一度も拒食症であると指摘されたことはないが、やはり摂食に関して、拒食症に典型的な関係をもっていることが明らかになるだろう。また他のケースでは、私たちが臨床現場で見るのと同じような、正義や死や権力との関係を認めることができるだろう。彼女たちの一人ひとりがそれぞれに、拒食症に関する私たちの仮説のひとつまたはいくつかを例証している。あらゆる思考や行動が欲求[※4]を満たすためになされるという人間の必然性が支配する世界において、拒食女性は肉体の生理的な欲求に応えることをきっぱりと拒んでいる。つまり欲望という、人間に本質的なカテゴリーが欠

4. 欲求besoin。ラカン派では、人間が望むものの中に欲求(besoin)、要求または要請(demande)、欲望(désir)の3つを区別する。そのうちの欲求は、生存や自己保存のために必要とされる生理学的な次元のものを指す。たとえば、子供が生存を維持するためには乳房が必要であるから、乳房への子供の最初の関係は「欲求」である。それに対して、要求または要請(demande)は言語的次元のものである。すなわち人間は言語を通して欲求を満たすために要請を出すのである。ラカンは現実的次元にある欲求と言語的次元にある要求、要請の間のギャップから欲望(désir)が生まれると考えていた。欲求、要請、欲望の問題は本書でもしばしば扱われている大変重要なテーマである。

5. 言語学者フェルディナン・ド・ソシュールは語をシニフィアンとシニフィエという2つの側面から考えた。シニフィアンとは語の感覚的側面であり、シニフィエは語の概念または意味内容を表すものとされる。たとえば木と言った場合「キ」という音がシニフィアンで、木を意味する概念がシニフィエである。シニフィアンとシニフィエが結びついたものが記号、シーニュである。ラカンはこのソシュールのシニフィアンという概念を自分なりに解釈して使っており、ソシュールのそれとは異なっている。ラカンにとって重要なのはシニフィアンと記号(シーニュ)との違いである。記号は道路標識のように常に指示対象と直接結びついているのに対して、シニフィアンはそれ自体何も意味せず別のシニフィアンと結びついて初めて意味を生み出すことができる。たとえば「ソラはアオい」と言う場合「ソラ」は「アオ」と結びついて初めて「空は青い」と言う意味を生み出す。だが「ソラ」だけだと何を意味しているのか不明である。人間の言語のみがシニフィアンによって成立している。それに対して、いわゆる動物言語は記号からできあがっており、ひとつの表現は常に同じ意味をもっている。

如し、空白となっていることを示しているのである。

また、パロールがシニフィアン的な価値を欠き[※5]、象徴的秩序がないがしろにされている世界において、拒食女性はみずからを犠牲にしながら、人間が動物の地位に貶められていることを身をもって告発している。女性が、自分でも知らないうちに、死者の代わりをすることを自らの唯一の役割としたり、あるいは喪の作業ができなかった親のファンタスムの中で死者でいることを自らの唯一の役割としたりすれば、その女性にとって生きることは不可能である。

拒食女性は、社会秩序から逃れられない症状を提示しながら、私たちに根本的な問いを投げかけている。「自分は誰？　私の場所はどこ？」と。彼女は、自分が症状を自由にするどころか、症状の中で身動きできない状態であると否応なく意識するとき、初めてこれらの問いを発することができる。彼女は戦闘的であり、ある大義、人民、神のために戦う。しかし、このような行動が、なぜ、そしてどのように自分に課されたかは知らない。また、先祖のどのようなディスクールによってみずからが抑圧されたものの回帰[※6]の標的となっているのかも知らないし、あるいは何の代理になっているのかも知らない。どちらにしてもこれ以上こうした繰り返しの犠牲にならないこと、これ以上致命的な同一のシナリオを際限なく演じないことが、

6.　抑圧されたものの回帰。人間にとって耐えがたい表象を無意識の中に留めておくことを抑圧という。しかし、抑圧された表象は常に意識へと再出現する傾向をもち、これを抑圧されたものの回帰という。この際に抑圧された表象は歪曲された形をとって表れる。

彼女の治癒において真に賭されているものなのであろう。

本書で扱う4女性のうち3人は、彼女たちの症状がまだ精神医学的に分類されていなかった時代の人物である。神経性食欲不振症が認知されてからまだ1世紀しかたっていないのだ。「精神的」疾患というレッテルはショックを与える。それはあまりに私たちの価値を貶めることばなのだ。しかしさまざまな時代、国、階層を通して見ると、拒食症というこの存在様式が時代や場所にかかわらずに出現していることがわかる。また、私たちは拒食症の歴史をたどることによって、拒食症に与えられた精神疾患というレッテルの恣意性を、よりたやすく説得力をもって示せるだろう。

オーストリア皇妃シシイ[7]、ソフォクレス[8]が描いたアンティゴネー[9]、哲学者シモーヌ・ヴェイユ[10]、シエナの聖カテーリナ[11]の4人ほど、それぞれ異なっている女性はいるであろうか？　しかしながら、歴史的な文脈によると、彼女たち一人ひとりは自分の肉体を賭けて、懸命に自分自身の真実を述べようと試みた。ある大義のために犠牲を払うほどの彼女たちの戦闘的な態度は、現代の拒食女性た

7. シシィ（1837-1898）。ハプスブルク王朝・オーストリア帝国フランツ・ヨーゼフ皇帝の妃エリザベートのこと。シシィは愛称。

8. ソフォクレス（紀元前496年頃 - 紀元前406年頃）。ギリシャの古典悲劇3大詩人の1人。ソポクレスとも表記される。

9. アンティゴネー。ギリシャ神話の登場人物。オイディプスの娘。埋葬を禁じられた兄の死体をめぐって、彼女の反抗と決意が多くの死を招く。ソフォクレスの同名悲劇などに登場。

10. シモーヌ・ヴェイユ Simone Weil（1909-1943）。フランスの女性哲学者。

11. 聖カテーリナ（1347-1380）。イタリアのドミニコ会修道女。グレゴリウス11世にアヴィニオンからローマへの帰還を決意させた。聖カタリナ。

ちの態度に匹敵する。というのも、精神分析によって私たちは、これらの拒食女性たちが、自分でも全く知らないうちに、もうひとつ別の大義を守っているということを知ったからだ。
それぞれの話は、他の話とは独立して読めるので、気に入ったものから読み進めてほしい。

PROLOGUE

翻訳者からの提案

序文にもあるように本書の各章は独立しているので、読者はどのような順番で各章を読まれてもよいだろう。ただ、第1章は精神医学および精神分析的な観点から拒食症についての概論が与えられており、多少専門的な記述も多いので、精神医学、精神分析にあまり詳しくない方にはかなり読みづらい説明も多いと思われる。本書の他の部分は専門家だけなく、より一般的な読者にとっても理解できる興味深い内容となっているので、拒食症についてまだあまり専門的な知識はないが、これから拒食症について知っていきたいと思われている方は、この第1章を他の章を読み終わった後に読むのも一法だと思われる。

第1章

拒食症の神話

THE MYTH OF ANOREXIA

分解し、還元し、説明し、特定すること……。
それは、知性にとって確かに利得に違いない。享楽に
とって明らかに損失なのだから。

G・カンギレム

拒食症―1世紀前からの病気、あるいは20世紀の病気？―

若い女性の神経性食欲不振症、いわゆる拒食症が病気として記述されるようになったのは比較的最近のことである（せいぜい1世紀を超える程度である）。しかし、この疾患に関する論文の総数は、なんと、アンティゴネー、ドンファン、ハムレットのような神話的な人物をテーマとする論文の数に匹敵するほどだ。1950年までに記述された症例は250件だった。それが、1981年には5000件を超す観察記録となり、さらに刊行物数はほとんどうなぎのぼりに増加している。

神経性食欲不振症に関する概念を歴史的に記述することは、19世紀から20世紀にかけての精神医学や精神分析学、生命科学および社会科学の発展、そして、それらの相互作用の変遷の歴史を書き記すことに等しい。すなわち、生理学的なものから精神的なものへの移行、そしてその逆行についての難しい解釈の変遷史を記述することでもあり、気の遠くなるような企てである……。

今日、神経性食欲不振症の症例数は、すべての工業国においてはっきりと増加を示している（しかしながら、男子1人に対し女子が10人から20人という症例の割合は、変わっていないようだ）。そして拒食女性たちは、その成否はさまざまではあるが、自分自身を研究の対象であるとみなしている。こういうときであるからこそ、私たちが提起する科学的・精神的・社会的な諸問題を結びつける、真の「刺し縫いボタン」[※1]であるこのテーマに情熱を傾けざるを得ないのである。この数十年間にさまざまな研究分野において多数の論文が発表されたが、その読解は多大な混乱を引き起こす始末であり、私たちはそれを多少整理することを試みたい。

現在、拒食症を総括することが難しいばかりか不可能にしか見えないのは、これらの諸研究分野において、それぞれの基本原則が共有されていないという理由もある。時にはそれぞれの基本原則が矛盾さえしているにもかかわらず、同じ対象に対し研究活動を行っているせいだ。ある研究分野の概念に、他の研究分野の概念をくっつけるだけでは、とうてい全体像を把握することはできないだろう。

アンリ・アトラン[※2]が、新たな生物学の研究の原動力として定義するものが、そのまま、神経性食欲不振症に当てはまるだろう。「現在では、同一の対象物――ある有機体―が、いちどきに物理学（原子論）、化学（分子論）、生物学（高分子論、細胞論）、生理学、心理学、言語学、社会学の対象になっている。あるものが同時にこれらすべての分野の対象になっているかぎり、この対象に関する科学は、この対

1. ポワン・ド・キャピトン point de capiton。マットレスを綴じるボタンを指す言葉から取られたラカン用語。ここでは新しい意味を生み出す中心となる軸のことを言っている。

2. アンリ・アトラン Henri Atlan（1931-）。フランスの生物物理学者、哲学者。

象における統合の諸水準の組織化を扱う科学である。そしてこの組織化においては諸水準は諸専門分野によって切り分けられている。こうして、それぞれの専門分野間での移行や還元の問題が中心的になり、研究の原動力の役目を果たすのである[※3]」。

残念なことに私たちはまだ、そこには至っていない。現在の研究は、（全体を構成要素に分割して、構成要素の特性の中に全体を説明するのに必要なものを見出そうとする）過度の還元主義的な実践か、あるいは目下のところあまり成果のない組織化や統合化の努力に留まっている。

神経性食欲不振症の分野における研究にはもうひとつの特性がある。それは、理論が細分化されているにせよ包括的であるにせよ、生物学的であろうと精神医学的であろうと、いずれにせよ理論はそのまま直接、治療に影響を及ぼすということである。この章は、すべてを偏りなく網羅しようとするものではないが、それゆえ最初に、記述と治療を常に結びつけている拒食症の医学史をごく詳細に分析することにしたい。

3.［原注］Atlan H., A tort et à raison, intercritique de la science et du mythe, Paris, Seuil, 1988, p.48.（寺田光徳訳：正も否も縦横に—科学と神話の相互批判。法政大学出版局、1996）

拒食症の分離から、拒食症者の隔離へ

拒食症の歴史に関して、一般的には、リチャード・モートン[※4]（1694年）が、「神経性消耗症（consumption nerveuse）」と初めて呼びならわした人として知られている。しかし、この疾患が本当の意味で区分されるのは、19世紀の疾病分類の作業によってである。フランスでラセーグ（1873年）、イギリスでガル[※5]（1874年）が、ほぼ同時にこの病気を記述している[※6]。そこで、フランス人とイギリス人との間ではしばしば、第一人者に関する論争が起こるのだ。しかし、ラセーグの研究論文[※7]とガルの報告書[※8]を詳細に読むと、ラセーグのほうがはるかにまさっている。ラセーグは、病気の症状を記述するにとどまらず（記述のうまさについてはガルも劣っていない）、自身が治療者としてふるまっているからだ。

ラセーグとは誰なのか？　この時代にこの病気を記述したのがどうして彼ということになるのか？　実のところ、彼の時代はどのような時代

4. リチャード・モートン Richard Morton（1637-1698）。イギリスの内科医。身体的原因がないにもかかわらず高度の身体的衰弱をきたす拒食症を「神経性消耗症」と名づけた。

5. ウィリアム・ガル William Gull（1816-1890）。イギリスの内科医。

6. ［原注］Decourt J., «L’anorexie mentale au temps de Ch. Lasègue et de W. Gull», Presse Med., 1954, 62, 16, 355-358.

7. ［原注］Lasègue Ch., « De l’anorexie hystérique », Arch. Gen. Med., 1873, 1,835.

8. ［原注］Gull W., « Anorexia Nervosa », Trans. Clin. Soc., 1874, 1, 22.

だったのか?

1873年は、精神医学の疾病記述に神経症(特にヒステリー)が登場した時期にあたる。そもそもラセーグの研究論文は、『ヒステリー性食欲不振症について』と題されている(ヒステリー性食欲不振症の代わりに神経性食欲不振症という用語が使われるのは、1883年、ユシャールによってである)。ところで、19世紀に神経症が記述されたというのは、精神医学の臨床に、疾病記述の1章が付け加えられたことだけを意味するのではない。かのシャルコー[※9]がヒステリーを記述するために、ヒステリー症者が口にすることを考慮したことによって、それまでのすべての臨床アプローチが疑問に付されたのである。病気について知っているとされるのは、正しくはもはや医師ではなく、病人なのである。たとえ病人が、自分が知っていることを口にするために医師を必要としているにしても、である。

ラセーグは拒食女性に対して、自分の医療上の知識を一時的に放棄することをためらわなかった。そして自分が見たことと、女性たちが言ったことを関連づけようとした。これがラセーグのテクストを興味深くしている一因である。私たちはこのテクストを、著者を突き動かしたと思われる原則に従って読むことを試みたい。

ラセーグとは誰なのか。また、ヒステリー性食欲不振症を記述したとき、それは

9. ジャン=マルタン・シャルコー Jean-Martin Charcot(1825-1893)。フランスを代表する神経病学者。サルペトリエール病院を中心に数多くの神経学者を育成し、サルペトリエール学派を形成した。ジャネやフロイトにも大きな影響を与えた。

当時の精神医学から見てどのように位置づけられていたのだろうか。

ラセーグの経歴は、多くの点において19世紀のフランス精神医学の偉大な伝統そのものといっていい。彼は当初から、心理学や精神医学に対し関心を抱いていたようだ。

そもそもラセーグは、文学学士号を所持していたが、モレルやクロード・ベルナールとの親交によって医学と接する最初の機会を得る。1839年にパリ病院のインターンに任命されたクロード・ベルナールは、ラセーグをパリのサルペトリエール病院のJ・P・ファルレ教授の下に招き入れる。ここでの研修の結果、ラセーグは医学の勉強に取り組むことを決めるのである。そして1844年には既に、モレルと共同で『医学・心理学紀要』に、ドイツ心理学派に関する研究を発表する。そして1846年には、精神療法に関するいくつかの論文を著していく。そこにおいてラセーグはとりわけ「精神療法」に対し関心を示しており、当時ルレ[※10]によって推奨されていた方法であった威嚇法が、意志に及ぼす影響を指摘している。1844年に学位論文の審査を受け、1848年にはコレラ流行の推移を研究するためにロシアに派遣される。しかしラセーグはこの派遣を精神病院の訪問に利用するのであった。

10. フランソワ・ルレ François Leuret（1797-1851）。ナンシー生まれの医師。思い違いをしやすい精神疾患をもつ患者を冷水シャワーや灌水療法といった方法で正そうとした。これを威嚇法というが、この方法はかなりの批判を引き起こした。

ラセーグの人生の次の時期は、おおよそロシアからの帰還に始まるのだが、それは文字どおり、精神科医としてのキャリアの時代となる。ラセーグはまず、精神病院の総監督官補佐の職に就き、そして2年後にはパリ警視庁特別留置所の医師になる。これらの2つの職を経験したことで、ラセーグは「大いなる閉じ込め」の時代の典型的な代表者となった。つまり彼は精神病院の創設の時代に、警察と精神医学界の間に確立される関係づくりに寄与したのである。

ここでミシェル・フーコーにならい、「警察」という言葉を「古典主義時代に与えられているきわめて正確な意味」で使おう。「つまり、労働なしでは生活できないすべての人々に対して、労働を可能にし、必要とさせる措置全体のことである[※11]」。ラセーグは、誰が労働に適していて、誰が監禁されるべきなのかを評価するための要となる地位に就いていた。また彼は、法医学の専門家でもあり、その仕事はまさに精神障害の始まりと責任能力の終わりを確定することであった。

この特権的な地位にあったラセーグは、全く現代的な観察方法を用いて、重要なテクストをいくつか著すことになる。特に、まだ特定も記述もされていなかった被害妄想病[※12]に関する論文を執筆する。また、ラセーグは留置所を訪れ、多くのアルコール中毒者を観察する機会を得て、『アルコール中毒者の妄想は、妄想ではなく夢である』

11. ［原注］Foucault M., Histoire de la folie à l'âge classique, Paris, Gallimard, 1972.（田村俶訳：狂気の歴史―古典主義時代における。新潮社、1975）

を発表している。このテクストは、フロイトの『夢解釈』に引用されている。ラセーグは1853年に教授資格試験を受けた後、1854年には病院医[※13]に任命され、精神病の臨床講義を担当する。ラセーグが教育に従事した4年間、講義は熱心に受講されたと考えるべきだろう。しかも彼の講義は独創性に満ちていたに違いなかった。というのも講義は何と、65人もの生徒を引き連れての北仏ルーアンの精神病院への小旅行で締めくくられたのだから！　ラセーグは既にロシアで精神病院を訪れており、また精神病院の総監督官補佐の職にも就いていたので、この種の旅行には馴染みがあったのであろう。だが、当時の教育は、伝統的な症例提示[※14]以外には「実践的」な教育はほとんどなかったのだ。

ラセーグは狂気と深く関わりあったのち、進路を変える。彼の中ではどうやら、精神医学への関心より身体医学が優位に立ったようだ。1867年に病理学総論の教授に任命され、2年後にはラ・ピティエ病院で臨床医学の教授職に就き、1883年3月20日に没するまでその職を続けることになる。

したがって、ラセーグが拒食症を記述したのは、キャリアの終盤

12. 被害妄想病（délire de persécution）。フランスで「délire」という場合、それはひとつの症状としての「妄想」という意味と、ひとつの疾患単位としての「妄想病」という場合がある。ここでは後者の意味であり、主に35～50歳の女性に被害妄想を主として生じ、特徴的な一定の経過をとる妄想精神病を被害妄想病と呼んだ。今日の妄想型統合失調症におおむね相当する。

13. 病院医 médecin des Hôpitaux。現代でいえば大学病院の准教授に相当する。

14. 症例提示。患者を大学の講堂に連れてきて、聴講者の面前で対話をしながら行われる講義。

（1873年）だった。その記述には、臨床医としての感嘆すべき才能や、生き生きと描写される文学的文体が容易に見出される。さらに、このテクストを最も優れた記述的な参考文献としている視線の独創性と自由に気づかされるのである。

ラセーグ以降には、主として精神分析のおかげで精神病理のメカニズムの理解が徐々に深まった。

その一方で、治療方法としての「隔離」の実践が、真剣に問い直されることはなかった。世の中の風俗習慣が変化し、解放的になったにもかかわらず、単一の治療方法、あるいは他の技術と組み合わされたこの治療方法の実践が、どこから来たものなのか、どのような科学的イデオロギー※15のうえで成立しているのかということは、一般的にはもはやわからなくなっている。

この「忘却」にはおそらく意味がある。だから、隔離の実践がなぜ忘れ去られることになったのかという経緯をたどることには、意味がある。

19世紀には、精神科医の最も重要な役割は、国家から見れば、治療することではなく、監禁措置を正当化する証明書を出すことであった。そしてこのことが、精神科医を他の医師と区別していた。軍医を除けば、精神病院の精神科医が、公務員の医師の中でトップの地位にあったのだ。精神科医には、警察と司法から委任された

15.［原注］科学的イデオロギー。その理論的構成が、このディスクールが目指すものから相対的に位置をずらされているが、この位置のズレや歪みの理由が無視されているようなディスクール（G・カンギレムによる）。

収監や解放の権限とともに、精神病者を観察し、症状を記述し分類する義務もあった。それらの症状を再編成し疾病分類単位を構成するためである。この点に関して、ラセーグのキャリアは典型的である。社会にとって精神科医は、知識を備えた有能な専門家であると同時に、国家公務員のように尊敬すべきだと目されている人間である。要するに、知識に加え、特別な才能をもつとみなされている、名士の威光に輝く人なのである。制度の中でこれらの機能を持続するために、精神病院の医師は3つの原則をよりどころとした。秩序、権威、懲罰である。ミシェル・フーコーによるこれらの精神病院制度の基礎を思い起こしていただきたい。というのも、神経性食欲不振症には、これらの基礎が常軌を逸するほどに適用されているからだ。

「ヒステリー性食欲不振症」という疾病分類単位が生み出されて以来、女性患者たちはどのような治療を受けたのだろうか？　この疾病記述の創始者の一人が、治療の先頭に立っていた。それはシャルコーであった。まずはこの人物について論じてみよう。

彼は、隔離をいち早く導入した者として現れ、その先行性を強く主張している。

「さらにこの方法はますます認められてきている。というのもイギリスやアメリカにおいて、その効力が声高に叫ばれ始めているのが見られるのだから。それゆえ私は、私たちの先行性を主張したい。なぜなら、もし思い違いでなければ、少なくともヒステリーとそれに付随する疾患の治療に関しては、隔離を最初に採用したのは私たちだと正当に言えるからだ[※16]」。

その厳密な論証は、２つの段階を経て行われている。シャルコーはまず、診断へと至る臨床像を提示する。

「アングレームに在住する13歳か14歳の少女だった。この少女は、十分に成長していたが、いかなる嚥下障害も胃の不調も見受けられなかったにもかかわらず、あるときからあらゆる食物を徹底して拒否していた。それはまさしく、ヒステリーに隣接するが、ヒステリーそのものには属さない症例のひとつだった。それらの症例は、フランスにおいてはラセーグに、イギリスではW・ガルによって、神経性食欲不振症あるいはヒステリー性食欲不振症の名称のもと、きわめてみごとに描写されたものだ」。

次の段階としてシャルコーは、自分の対処方法を説明するために、みずからが登場する場面を描写している。「私は両親だけを別に呼んだ。そして厳しく叱責し、その後で、成功する可能性はひとつしか残されていないとの見解を伝えた。それは、できるだけすぐに子供から離れるか、離れたように見せかけるということだ。結局これらは同じことではあるが。両親は子供に、何らかの理由ですぐにアングレームに戻らなければならないと言うのである。２人は子供と別れることについて医師である私を非難することになる。もっとも私には、それはどうでもよかった。両親が去った――それも直ちに去った――とこの少女に信じさせればよかったからだ。私は両親にあらゆ

16.［原注］Charcot J.-M., «De l'isolement dans le traitment de l'hystérie», in Œuvre complètes, t. III, Paris, Lecronier et Babé éd., 1890, pp.243-246.

る叱責を浴びせたが、同意を得るのは難しかった。特に父親は、危険な状態にある子供から離れるよう、医師が自分に求めるということが理解できなかった。しかし、私は確信に後押しされていて、おそらく雄弁だったのだろう。というのも、母親がまず譲歩し、そして父親もぶつぶつ言いながら、ほとんど成功を信じていないようなそぶりを見せながら母親に追従したのだから」。

隔離に先立つ診察の間に、どのような原則が作用していたのだろうか。両親の信頼を得るために、シャルコーはまず、自分の「権威」を使い、それを「厳しい叱責」という形で表に出す。しかしこの「権威」は、十分ではない（「私は両親にあらゆる叱責を浴びせたが、同意を得るのは難しかった」）。シャルコーを後押しする「確信」が残りは請け負ってくれる。というのも19世紀には、名士とは人々から信頼され得る、霊感を受けた人でもあるのだから。

両親の同意が得られるとどうなったのか。拒食女性は、本来の意味での精神病院には行かず、シャルコーがこうしたケースのために利用していた、修道女が運営している一種の診療所に行くことになる。

「病人は、専門能力がある経験豊かな人たちの監督下に置かれる。通常それは、この種の病人の扱いにおいて一般的に長い経験から非常に熟練した修道女たちである。ここでは、思いやりもあるが厳しさもある手腕によって、静かに忍耐強く扱われることが必要不可欠な条件である。両親は、顕著な改善が現れ、褒美として病人に会うことが許される日まで一貫して遠ざけられる。両親との面会は当初、間隔を開けて行われ、その後、回復が進むにつれて、次第に頻繁に許される。後は、薬物治療は別として、時間と水治療法に任されている」。

どうやら精神科医は、非常に熟練したこれらの修道女たちに自分の「権威」を、不安なく委任できたようだ。医師はまた、「秩序」を維持することも修道女たちに委ねた。両親と面会できるかどうかの許可は、「懲罰」（あるいは褒美）の役割を担っていた。「権威」をもつ者が「懲罰」を自分の思いどおりに用いるのである。

1978年に出版された『狂気の子供たちの家』の中で、拒食女性、ヴァレリ・ヴァレール[※17]は、パリの大病院での自分の隔離の体験を語っている。この本は、20世紀の医師によって無分別に出されている指示が、19世紀の精神科医によって行われ続けていたものとほぼ同じであることを教えてくれる。もはやいかなる精神科医もヒステリー症者や他の神経症者にあえて施そうとはしない治療を、現在、拒食症患者だけがなお受け続けているのである。

ヴァレリ・ヴァレールの母親から相談を受けた「評判の偉い精神科医」は、シャルコーのディスクールの意味を驚くほど見事に再現している。「母のためらいを前

17. ヴァレリ・ヴァレール Valérie Valère（1961-1982）。フランスの作家。拒食症をわずらい、13歳で精神科病棟へ入院したときの記録を1978年に出版しベストセラーとなる。21歳のとき、薬物中毒で死去した。

に、先生はいずれにしても選択の余地はないと宣言した。もしも私が翌日自分から病院へ行かない場合、病院から人を迎えに来させると言う。そして母がもしも私をこのままにしておいたら、母は人を殺した罪に問われるだろうと言う」[※18]。そして非常に熟練した修道女の代わりに、修道女と同じように交互に脅したり甘い言葉をかけたりする仕事に熟練した看護婦がやって来るのである。目的はもちろん、体重の回復であり、褒美は何と、相変わらず両親と面会できることだった！

おそらく、隔離に喝采を送った一般の人々が隔離の実践の暴力性を理解するためには、拒食女性自身が、現代の精神医学の医療行為について適切に語る必要があったに違いない。ところで、頻繁に引き合いに出されているラセーグのテクストを読んでも、彼は隔離についてどこにも言及していない。シャルコーが、自分が始めたと主張したこの実践は、ラセーグによっては言及すらされていないのである。しかしながら、決して無知な人間だとは疑えない精神科医のアンリ・エーも、著書『精神医学マニュアル』の中でこう断言している。

「これらの症例の治療は、ラセーグ以来の伝統的な指針に従って、隔離と、断固とした手段をもって臨みさえすれば、一般的に短く（約2カ月）すみ、容易である」。

ラセーグは、キャリアからは警察と司法の典型的な代表のイメージを私たちに与え

18. ［原注］Valère V., Le pavillon des enfants fous, Paris, Le livre de poche n° 5673, p.34.（吉井祐子訳：食べることをやめた子。PHP 研究所、2003）

るが、治療方法として隔離を命じたことは一度もなかった。その一方で、シャルコーは、現代では近代精神医学の祖とみなされているが、精神病院の医師職の根拠となった3つの原則をよりどころとし、隔離を主張した。

この点に関して、シャルコーは、ラセーグのテクストのある部分（それもかなり多くの部分）を「忘れ去った」最初の人物と考えることができる。それはまさに疾患の最初の記述を可能にした部分で、たとえば次のように書かれている。「このような初期になしうる唯一の賢明な行動とは、観察し、黙っていることである」。この態度は、本質的に反医学的である。しかしそれは、ラセーグにとってヒステリー性食欲不振症が致命的な病気でなく、むしろ多かれ少なかれ短期間に、程度はさまざまだが、自然に消散するという理由から主張され得るのである。「いかに心配に値しようとも、私はまだ、拒食症が死に至るのを見たことがない。（……）ヒステリー症者は常に、数年後には多かれ少なかれ完全に治癒した」。

一方、シャルコーは、逆のアプローチを続ける。彼の記述はこのように終えられている。「致命的な終末がそこに差し迫っており、私としては、それが不意に訪れた少なくとも4つの症例を知っている」。

医師は、病人が危険にあると思ったら、そのとき自分がもっているすべての手段を用いて行動しなければならないのである。

ラセーグのテクストを詳細に見てみよう。検討すべき最初の側面は、ヒステリーの機能である。ラセーグが全体を部分に分解することを勧めているのは、実はヒステリーを全体として理解するという野心的な目的のためであり、それは良い意味での還元主義的科学の実践である。「私見によると、症状群の一つひとつを個別に研究することによって初めて、ヒステリー疾患の物語をまとめ上げることができる。この事前の分析作業の後、断片が集められ、病気の全体が再構成されるのである。ヒステリーは全体的に考察されると、個別の現象や不確実な事象が多すぎ、一般性において個を理解することができない」。

ラセーグが与えた意味（「一般性において個を理解する」）において、医学臨床の伝統的な見方ではヒステリーを理解できないとしても驚くべきではない。一般にヒステリーを前にしても、医学的な視線には何も見えないか、もしくは医学外のものしか見えないのだ。ラセーグは、つかみどころのない主題を前に、研究を進めるために還元主義を用い、ヒステリーの一断片である消化器障害だけを対象とした。そして、その中で拒食症に立ち向かうのである。既に症状と呼ばれ得るものに関する臨床研究のおかげで、問題になっている事柄は他の症状を参考にすることで説明することが可能になっていた。つまり医学用語で説明できるのである。しかしラセーグの還元主義的な試みは、なかなかうまく成功しなかった。というのもラセーグは、慎重にもヒステリーを一般的に扱うことは不可能であると強調していたにもかかわらず、絶えずヒステリーに依拠したからだ。たとえば、彼は経験的に知っていたヒステリー症者に予想される行動に言及することで、「ヒステリーの法則」という非常に一般的な概念を生みだすに至った。この法則は、医師がヒステリー症者と向き合おうとするときに尊重すべき条件である。第1の法則は、「過度のしつこさは、過度の抵抗を呼ぶ」というものだ。つまり、症状を克服するために、ヒステリー症女性の熱意に訴えれば訴えるほど、この女性は症状を放棄しないのである。2つ目の法則は、もうひとつの法則と同様に経験的な法則で、「ヒステリー症者は環境に引きずられる」というものだ。

実際にヒステリー症状に取り組むにあたっては、症状の断片化が再び力を取り戻すことになる。ラセーグはどのような特徴を捉え、拒食症をヒステリーの枠組みに入れることができたのだろうか。

ラセーグのアプローチは比較に基づいている。というのも彼のやり方は、元々ヒステリー性のものとして認められていた症状の断片と、「ほかに呼びようがないので」「ヒステリー性食欲不振症」と呼ばれた拒食症状との間にある類似性を明らかにすることにあるからだ。喉頭に明らかな病変が認められない失声症の典型的な症例に関して、もし別々の症状をヒステリーのより広い枠組の中に置きなおすならば、話すことができないことと食べることができないことの等価性が考えられることがわかる。ラセーグは、20歳の若い女性の症例を報告している。この女性は、喉の痛みを恐れて、まず歌うことを止め、その後、話すことも止めた。完全な無言症になることをみずからに課し、言葉を発するよりむしろ手帳に書くことを好んだ。しかしながら、この患者が言葉を発することに同意するときには、声は正常で、喉頭の検査でも同様に正常だった。ラセーグは次のように推論を続ける。「ところで私たちには、声がしゃがれ、さまざまな苦痛を感じることなしに話すことができない失声症の病人を観察する機会が、拒食を伴った消化不良の人に会う機会と同じくらい頻繁にあった。私が今言及したこの特徴は、一体ヒステリー状態以外にも起こることがあるのだろうか？」。

四肢の麻痺のような他の諸症状でも同じような比較が可能だ。しかし、(病気の第3段階と言われる) より進行した段階では、比較を続けるのはより難しくなる。ラセーグはそれ以上行動を記述せず、身体検査の客観的な徴候を報告するだけだ。この検査に関して病人はもう何も言わなくなる。「それまで不十分で不規則だった生理が止まり、喉の渇きが生じる。一般にはそれがまさに切迫した合併症の最初の警告である。客観的検査により、それまで存在していなかった腹壁の萎縮が認められる。触診によって、長引く栄養失調でよく起こる症状である弾性の漸進的な減少が明らかになるのである。圧迫すると上腹部あたりに痛みを感じる、など」。

ヒステリーの枠組みは、そのとき、ヒステリーとして認められた女性のうちごくわずかの者にしか表われない症状までも認めていたために、極端なまでに拡大解釈されたことになる。もっとも、ラセーグはそれ以上、他のヒステリー症者との比較を試みなかった。ラセーグは、精神的な要因が働くすべての病気において考慮しなければならないと彼が指摘する、ひとつの要素を導入することでかろうじてヒステリーとの類似性を確保する。それは、環境の影響である。「精神的な要素が疑う余地なく存在し、働いている以上、病人が生きている環境が影響を及ぼしていると考えねばならず、その影響を忘れ、認めないのは残念なことだと思われる」。この段階にきてラセーグは自分自身で、拒食症をヒステリーから切り離すことを可能とする論拠を提示する。「（周囲の人たちは）叱責した後で、まさに心底から悲嘆にくれた。この新たな不快感が引き起こす感情の力や不快感の始末の必要性から、ヒステリー症女性は病人の状態に仕立てられたのであり、彼女はもはや、普通の生活の自由な活動領域に属していないのである」。

こうして（医師も含む）周囲の人々はついに、この女性が病人であると認めたり決めつけたりするのである（「ヒステリー症女性は病人の状態に仕立てられた」）。一方、拒食女性はそのようなことは何も求めない。ラセーグは「私は苦しんでいません。だから私は健康なのです」という言葉を引用し、それを病気の症状のひとつとまでみなすのである。拒食女性は、たとえ周囲の人々が何を言おうとも身体が極限に衰えるまでこの言葉を言い続ける。この態度は、ヒステリー症女性の態度と正反対のものではないだろうか？　ヒステリー症女性は、自分の症状がまだ周囲の人々から考慮されてもいないのに、最初から病人だと「自称する」のである。

のちに「ヒステリー性食欲不振症」が「神経性食欲不振症」となったのは、ラセーグがヒステリーに関してもっていた理論的見解の影響なのかもしれない。ラセーグにとってのヒステリーは、フロイト以前の時代に理解されていたような神経症のことではない。ラセーグは、ヒステリーを二重の意味をもつ倒錯として提示する。中枢神経系の異常（perversion）と倫理感の倒錯である。

ラセーグにとって、ヒステリーに脳損傷の存在に裏づけられた中枢神経系の異常があることは、疑いの余地のないものだった。「形、場所、程度がどうあろうと、その苦しい感覚は、身体の損傷によるものか、あるいは中枢神経系の異常の現れでしかないのではないだろうか。この問題を検討している以上、答えが疑わしいままだとは思われない」。

倫理感の倒錯は、一般にヒステリー症者に当てはまるが、だからといってヒステリーを神経症として認めるわけではない。ラセーグは、ヒステリー症女性が、病人としてみなされるか、わがままな子供としてみなされるか、という二者択一の状況の前にほとんど意識的に身を置いていると考え、ヒステリー者の選択を解釈する。ヒステリー症女性は意図的に前者の解決法を選択する。「もし彼女たちがひとつでも譲歩すれば、彼女たちを病人の状態からわがままな子供の状態へと移行させられるだろう。しかし彼女たちは、半ば本能から、半ば先入観から、この譲歩に決して同意しない」。

倒錯を裏づけるもうひとつの論拠は、ヒステリー症女性が病人でいるだけでは飽き足らず、そのことに喜びを見出し、いかなる方法においても治癒することを望まないという事実にある。「ヒステリー症女性の精神状態において優位を占めているものは、何よりもまず安らぎである。まさに病理的な満足のようなものであると言えよう。彼女たちは治癒を強く望まないだけでなく、自分の状況がみずからに引き起こすあらゆる不満にもかかわらず、その状況の中で満足するのである」。

拒食女性は、さらに上を行く。ラセーグは、拒食症者が最初から厳格で型にはまった態度を見せ、その態度を頑なにもち続けることから、拒食症を精神異常と結びつける。「この自信に満ちた態度を精神異常者の執拗さと比較することは、行き過ぎだとは思わない」。ラセーグはまた、拒食女性が初期によく訴えてくるような不調が、妄想の出発点になり得るということも示している。「ある人が突然、思い当たる理由もなしに胃の収縮に囚われたとしよう。この不調は不安を呼び起こすほどのものとなる。病人は、この奇妙な感じはどこから来るのか自問する。被害妄想が始まるのは、そのような問いかけからの場合が多い」。

このような感覚を前にした拒食女性は、理論的な仮説を練り上げようとする。そしてこの仮説は、ごく細部にわたるまで完全な論理で展開される。医師は、女性の話を聞く術を心得ているかどうかはともかくとして、彼女の特権的な対話者である。というのも、最初の仮説は医学的な事実であるからだ。つまり、その不調は痛みへの恐れに起因しているということだ。拒食女性が病気の初期に「私は、食べることができません。なぜなら苦しいからです」と言う。この言葉によって彼女は医師に対して、自分が避けたいと願っている身体的な苦痛に言及しているのである（ラセーグなら、胃痛と言うだろう）。拒食女性は、自分自身の医師であって、自分の病気の原因を知っており、治療法も知っている。したがって、彼女は食餌療法を自分に課すのであり、それは処方であり、そして治療であって、拒食ではないのだ。

この段階では、他の「消化不良患者」と異なることは何もない。「ここまで、特別なものは何もない。食べることをやめなかった胃痛の人はいないのである。だがそれも、中途半端な食事制限は利点がないだけでなく苦しみを悪化させるという確信を得るときまでだ」。拒食女性はこの確信に至ることはない。彼女は、選択した治療に関しては妥協しない反面、薬は喜んで摂取する。「しかしながら病人は、例外的に、いかなる薬の投薬も拒まない。食べものに関して不屈であるのに比例して、全くつまらない薬に対して従順である」。彼女は、自分の病気に関する医学的知識の領域において、自分のために良いことを医師よりよく知っている。それにもかかわらず、拒食症者は医師の裡に治したいという欲望を呼び覚ますのである。ラセーグがこのゲームに巻き込まれなかったことは称賛に値する。ラセーグは、あまり経験のない医師向けに教育的な目的で著したテクスト全体を通じて、医師たちに「医師を気取る」という誘惑に対する警戒を促している。「危険を見誤っている医師は痛い目に遭うだろう。彼らは、薬や好意的な助言によって、あるいは威嚇というさらに間違った手段によって、その危険に打ち勝とうとしているのだ」。この後ラセーグは、非常に興味深い考えを教えてくれる。「ヒステリー患者に対しては、最初に犯した医療ミスは決して修復できない。この最初の時期に、唯一の賢明な行動は、観察し何も言わないことである」。

「医療ミス」が話題となるのは通常、無知あるいは不注意、診断または治療の間違いが起きたときであり、まさに医師としてふさわしい行動をとることに関してではない。しかしながらラセーグは、ためらわない。自分の経験とある種の予知能力に支えられ、「病人と医師」という関係を前にするとき、あまり医師としてふるまわないほうが良いという考えに至るのである。

ラセーグのふるまいがいささか変わっているにしても、彼の記述が、この上なく喚起力に富んだ文学的文体と細心な観察を併せもつ、偉大な臨床医の記述であることには変わりない。以下は、食欲減退の諸形態に関する記述の一例である。「いくつかの症例において、食べものへと誘う刺激を奪われたという後悔の感覚のみを残して、食欲は失われる。そこから嫌悪感は生まれず、食欲は食べているうちに出てくる、ということわざが裏づけられるのである。他の状況においては、病人は一部の食品に対し多かれ少なかれ激しい嫌悪を感じる。また別の状況では、ありとあらゆる食物が嫌悪を催させる。食欲減退がどれほど一般的であろうと、それには常に段階的な尺度があり、食物は区別なく一定の執拗さで拒絶されるわけではないのだ」。

一方、段階ごとの病気の記述に関しては、厳密に医学的なスタイルを保っている。

第1段階：単なる摂食拒否の段階。胃痛の人の段階とほとんど変わらない。

第2段階：精神異常が実際に現れ、ヒステリー性食欲不振症という言葉が用いられ得る段階。

第3段階：ヒステリー症女性が、病人の状態に構成された段階。

もし医師が権威の一切を失いたくないのなら、この容赦のない展開に介入することなく見物するしかない。女性患者には事態がどのように進んでいくかがわかっているようであり、病気の第1段階からすでに自分の主張を準備しているのだ。「女性の病人は、衰弱したり悲しんだりするどころか、普段にはない、ある種の陽気さを示す。つまり、女性は先々のことを慮って、後で必ず利用するつもりの主張を準備しているとさえ言えるかもしれない」。彼女の主張は常に医学用語に基づいている。彼女はみずからを治療し、彼女の見解ではその治療は有効なのだ。ほとんど、あるいは全く摂食をしないことで、「彼女は、同時に2つの意向を満足させている」。すなわち、一方では痛みを避けており、「ヒステリー症状がもしあったとしても、そのいかなる表出も、この最初の段階で中断される」。他方では、「彼女は食欲の感覚を失ったのだ。摂食に同意するためには痛みの恐れを克服しなければならず、それには懇願されたり食物への欲求によって促されたりしてはならないのである」。

第3段階においては、最も経験豊富な医師までもが一人の病人を相手にしていると考えている。しかし、拒食女性の主張は相変わらず、自分自身の治療が最も効果があると論証することである。「私は苦しんでいません。だから元気です」が、「私は食べることができません。なぜなら苦しいのですから」に取って替わる。「元気である」とは、「彼女が変わっておらず、痩せてもいないこと」であり、そして「彼女が仕事や労役を拒む姿を見ることは決してない。（……）そしてこれ以上ないほど元気で、どこも苦しんでいないこと」を意味している。ここでもまた、ラセーグは、拒食女性の言葉を報告するのであり、痩せていることの否認や身体的な活動亢進状態という観点からは病気を記述していない。

どのような結末が予想できるのか？「病人と親しい者たち双方のそれぞれの立場における無意識的変化」が生じたときから、それが「予期せぬ出来事（結婚、悲しみ、深い精神的混乱）」あるいは「身体的な変調（妊娠、熱病）」でない限りは、権威主義的な医師が自分の権利を取り戻すのである。「医師が、将来に備えて自分の権威を保とうとしていたならば、自分の権威を取り戻すときが来たのである。消極的で慇懃無礼な態度では治療はもはや受け入れられないし、治療は病人がなお隠そうとする欲求とともに迎え入れられるのだ」。すべてはまるで、医師が譲歩せずに、純粋な策略によって、彼女がついには医師に助けを求めるようになるか、少なくとも医師が自分を助けるのを受け入れるようになるときを待ちさえすればよいかのように進む。しかしラセーグは、それがまさしく稀なケースだということを忘れずに指摘している。たいていの場合は、ある種の妥協が成立する。「そのとき、2つの方向が女性患者の前に開かれる。まずは患者の緊張が十分に解け全面的に従順になる場合で、これは最も稀なケースである。もうひとつは、患者は自分の考えを放棄しないが、危険を避けたいとはっきりと願って半ば従順になるケースだ。この2つ目の傾向が、はるかに多く見受けられ、状況を非常に複雑にしている」。たとえラセーグが、拒食女性が最終的に死に至り得るとは考えていないにしても、やはりかなり悲観的である。「一般には、快方へ向かう変化は、断続的にゆっくりと起こるということを予想しなければならないが、満足すべき回復の全体像に関しては、あらかじめ断言しないよう注意しなければならない」。

ラセーグはいかなるときも、病気の経過を変える目的のために自分の権威を強いることはなかった（このことが、私たちにヒステリー性食欲不振症のほぼ自然な推移の記述をもたらしてくれている）。それどころか、権威を使うことを慎むよう勧めている。最終段階でさえ、非常に大きな寛容さをたたえ続けている。ラセーグは、「限られた食欲、あるいは偏った、時には奇妙な食欲さえ」、既に「良好な兆し」であると言い、介入しようとはしない。そして結論として、「病気が再発するのを見たことがない」と言うのだ。これはおそらくは、患者に対し自分の存在の恒常性と信頼性を示すとともに、患者の個性を尊重している結果ではないだろうか。

一方、シャルコーは、すぐに自分の権威を利用しようとするが、病気の経過をそれほど変えているわけではない。

ここまでは、ラセーグがどのような影響のもとで、後になって精神科医に特別に重視される研究課題となるテーマを扱ったのかをまだ検討していない。それは、両親の役割の問題である。この役割はもちろん、ラセーグも見落としていなかった。19世紀におけるファミリーの概念は、きわめて明確な2つの場合において使われている。ひとつは、中枢神経系および神経筋肉系のすべての疾患を含む分類モデルである神経病理学的ファミリーを指し示すためである。もうひとつは、遺伝の法則によって規定された血縁関係を指し示すためのものだ。この2つのファミリーの概念の差異は、フロイトが明らかにした意味でのファミリー（つまり病因性の作用をもち得る家族）を指し示すために、ラセーグが別の概念を用いたことから見出すことができる。それは、生物学的な概念である「環境」、あるいは「周囲の人々」という概念である。この概念は、両親や友人、そして（もちろん）医師をも指している。周囲の人々が病気と無関係ではなく、病人と同様に臨床観察の対象とすべきと考えている点は、まさしくそれだけでも注目に値する。「私たちの習慣に反して、私が常にヒステリー症者の病状と周囲の人々の関心を比較するのを見ても驚いてはならない。この2つの対象は関連し合っているのであって、病人の観察に境界を定めると、病気について誤った観念をもつことになるだろう」。

そして実際にラセーグは、病気が医学的に定義される各段階で、拒食女性の頑固な態度と、周囲の人々の変わりやすい態度を対比させる。病気の経過に沿って、「環境」は自分の主張を通そうとする。「環境」は病人に対してはほとんど働きかけないが、医師に対してはそうとは言えない。つまり、「精神療法[19]」が企てられるのは家族の不安の圧力のもとにおいてであり、それと同時に、家族の不安に対する拒食女性の答えは「倒錯的」だとみなされるのである。「数カ月が経ち、家族、医師、友人が、あらゆる努力の甲斐が相変わらずないことを知ると、不安が始まり、そしてその不安とともに心の治療が始まる。精神的倒錯という考えが浮かび上がるのはこのときである」。

フロイト以前のこの時代、小児性欲[20]はまだ知られておらず、ましてや認められてもいなかったが、ラセーグは鋭い洞察力で、食べさせたいと願っている拒

19. 道徳療法 traitement moral。薬物などによる身体療法に対して、宗教訓練、作業、娯楽などにより精神的な働きかけを重視した。モラル療法ともいう。現在でいうところの精神療法の原型にあたるため、ここでは単に「精神療法」と訳した。

20. 小児性欲。フロイトは3～4歳の幼児にも性欲動の活動が存在すると指摘し、これを小児性欲と呼んだ。

食女性が陥っている小児化現象を指摘している。家族はこのうえなく無邪気に、「食べること＝愛情の証し」という等式を提起する。拒食症は、「家族の心配（または家族の怨恨）」の唯一の対象だが、家族はこの等式の項を操作して、食べないとは何を意味するのか自問することができないのである。「家族には、利用できるものとして、常に使い切ってしまう2つの方法しかない。それは祈ることと脅すことであり、それらは双方とも試金石としての役割を果たしている。家族は食欲を呼び起こそうとして料理への配慮を倍増させる。しかし、家族の願いが増すにつれ、患者の欲求は減少するのだ。病人は、軽蔑的な態度で新しい料理を味見し、善意を示した後、自分はそれ以上の義務から解放されたと考える。家族は、病人が終わったと宣言した食事をもう一口だけ食べてもらうことを、好意として、至上の愛情の証しとして甘受することを懇願し、求めるのである」。

病気の第3段階になって、「友人や両親が状況を絶望的なものとして見るようになる」ときについて、ラセーグは次のような特徴を書き留めている。「叱責の後は、まさに心底からの悲嘆がくるのだ。（……）若い娘は、自分を取り巻く、悲しんでいる環境について心配し始める。そこで初めて、充足させられていた彼女の無関心は狼狽するのである」。

ラセーグは、拒食女性に「自分で治療」させておきながらも、たとえもし彼女が病気だと感じていないにしても、周囲の人々に苦痛を与えており、だからこそ病気の状態にあると判断されたのだという事実を自覚する可能性を彼女に与えている。病気が推移する間、拒食女性は周囲の者を無視しているように見えるが、そのうちに自分が彼らを苦しめていることを認め、場合によっては治療することを受け入れる。自分の身体的苦痛はもう避けてはならないし、これ以上、周囲に受けさせている苦痛は避けなければならないのである。それは同時に、もう食べないという当初の決定に周囲の人々も無関係ではないと認めることになり、そのことはシャルコーのような行動へと道を開くのである。

神経性食欲不振症の原因と隔離の起源の歴史的な分析は、拒食症を研究や治療の対象としている者たちにとって、拒食症が引き起こす矛盾を明示してくれる、典型的な価値をもつように思われる。

それは次の2項の間の矛盾である。

――（ラセーグにおける）好奇心、理解、聞き取りによる緻密な記述、参照体系に対する理論的革新、個人の尊重。

――（シャルコーにおける）未知のことを既知のことへと還元する必要性、個人の精神が無傷であるために、結果がどうであろうと、あらゆる方法によって症状を解消する必要性。

この2つの態度が、その後の研究においてさまざまな程度で（そして、時には同一著者において相次いで）見受けられるのである。

理解することへの情熱

「すべての主君に、すべての名誉を」[※21]。まずフロイトから始めよう。フロイトはヒステリー症者にひとつのチャンスをもたらしたが、拒食症の謎は解かなかったということははっきりと認めるべきである。しかし、フロイトが拒食症に無関心だったというわけでない。そのことは、著作全体を通じていくつものテクストが証明している。中には、より複雑な臨床像の中で拒食症の症例または症状を直接論じているものもあり、フロイトの拒食症についての理解と、治療者としてフロイトが遭遇した困難とを同時に教えてくれる。そのほかには、探求の新たな展望を開く理論的な概念をもたらしているテクストもある。

神経性食欲不振症の症例を直接対象とする観察記録は、精神分析前史にさかのぼる。1893年に発表された『催眠による治癒の一症例』[※22]は、どのように子供が拒食症になるかではなく、どのように母親が子供の出産を契機として拒食症になるかを例証している。そこでは、自分の子供に授乳できない

21. « A tout seigneur, tout honneur »　フランスの格言。各自は自分の地位、価値、業績に応じて富や名誉を受け取るべきだという意味。

22. ［原注］Freud S., «Un cas de guérison par l'hypnose avec remarques sur l'apparition de symptômes hystériques par la « contre-volonté» », in Résultâts, idées, problèmes, I, 1890-1920, Paris, PUF, 1984.（兼本浩祐訳：催眠による治癒の一例──「対抗意志」によるヒステリー症状の発生についての見解。フロイト全集第1巻。岩波書店、2009）

若い女性が問題となっている。最初の子供の誕生の際、母親は、拒食症となり乳も出なくなり、2週間後に授乳を中断せざるを得なかった。3年後、望んでいた2人目の子供が生まれると、同じ障害がふたたび現れた。嘔吐、深刻な拒食、うつ状態に襲われたのである。家族は、乳母に頼ることを避けたいと強く願い、催眠治療を実施するためフロイトを呼んだ。フロイトは、とりわけ夫からあまり歓迎されなかったにもかかわらず、彼女に催眠をかけるのは容易で催眠暗示は簡単だった。「怖がらないでください！　あなたは、すばらしい乳母になれます。胃は何ともありません。食欲は正常です」などである。

翌日にはすべてが順調だったが、その後、症状が再び現れたので、フロイトは2回目、3回目の催眠療法を施した。その母親は治ったと言い、子供に8カ月間授乳した。しかし1年後、3回目の出産時、同じ症状が再び現れる。再度の催眠暗示によって、見たところ完全な治癒が得られ、赤ん坊は母乳で育てられる。

フロイトはまだ、この症例の精神分析的な解釈を提供することはできていない。この症例は、「一時的な（機会性）ヒステリー」の中に分類され、フロイトはこの症例を意志の倒錯[※23]と対立意志[※24]という観点から分析した。この観察は、

23. 意志の倒錯。精神分析の発見以前のフロイトが考えていたヒステリーのメカニズムのひとつ。ヒステリー患者における内面の意志が、本人の知らないうちに統合不全に陥ることを指す。

24. 対抗意志。精神分析の発見以前のフロイトが考えていたヒステリーのメカニズムのひとつ。ある行動を行おうとするとき、まさにその反対の意志が強く現れることによって身体が支配されてしまう現象。

母―子関係に原初的で反復的な混乱を明らかにしている。ヴァラブレガ[※25]が的確に指摘するように、このケースは、食べる＝授乳する、という象徴的な等式が引き出されるのに最適だった。この女性にとって授乳することは、食べることに等しかったのだ。

フロイトとＪ・ブロイアーの共同研究として１８９５年に出版された『ヒステリー研究[※26]』の中の症例「エミー・フォン・Ｎ夫人」は、治療関係のほぼ避けがたい変化を例証している。この若い女性はとりわけ食物の拒否を見せている。フロイトは、エミー夫人に大いに関心をかきたてられ、彼女を治すことに熱意を燃やす。夫人はヒステリー症者であり、フロイトはブロイアーによって使用されている治療方法を施すことを決める。それは催眠である。フロイトは、その技術を会得していないこと、症状の分析を十分押し進めなかったこと、熟慮した計画に従わなかったことを認めている。しかし、彼の観察記録は私たちの関心を引きつける。というのも、フロイトは毎日の記録を、特に摂食障害に関する記録を詳細に見直していたのである。その記録は、拒食女性が、自分を治したいと願うあらゆる人（たとえそれがフロイトであろうと）の中に引き起こし得るものを明らかにしてくれるからだ。

25. [原注] Valabrega J.-P., «L'anorexie mentale, symptôme hystérique et symptôme de conversion», L'inconscient, 1967, 2, 133-173.

26. [原注] Freud S., Breuer J., « Frau Emmy von N », in Études sur l'hystérie, Paris, PUF, 1956, pp.35-82.（芝伸太郎訳：ヒステリー研究。フロイト全集第２巻。岩波書店、2008）

知性と教養を備えたエミー夫人は、2分ごとに自分の話を中断するのだが、反面その話には完全に一貫性がある。そのとき彼女の顔つきは変わり、恐怖や嫌悪が表われる。そして、その間、激しい言葉を発するのである。「私に触らないで」……。フロイトは、後に自分の記録を見直し、そこに正常な意識状態から交替して起こるヒステリー性譫妄の表出を認める。彼女はまた、しばらくの間奇妙な舌打ちの音を出し続ける。狩猟を知っている同僚たちは、それを交尾しているオオライチョウの鳴き声になぞらえた。そのため、エミー夫人は、以後の文献において「オオライチョウ夫人」となる。

フロイトによって施された治療は、家庭環境からの分離、温浴、1日2度のマッサージ、催眠暗示を組み合わせたものだった。夫人は最初の治療から既に、恐怖の原因と思われる早熟な思い出に言及する。「私は5歳でした。兄と姉がよく私の顔に向かって死んだ動物を投げつけました。さらに、7歳のときには、思いがけず姉の棺の前にいました。そして8歳の頃、兄が白の布を着け幽霊ごっこをしたとき……、9歳で、棺の中のおばを見たとき……」。フロイトの治療は、これらのイメージが回帰しないように消し去ることにあった。翌朝から胃の痛みが現れる。フロイトは、夫人が前日かなり長く娘たちと会っていたので、夫人に娘たちの訪問時間を制限するよう求めた。フロイトは拒食症については語っていない。しかし、消された思い出（なんという思い出だ！）の代わりに胃の痛みが現れ、それによってフロイトは入院環境を隔離することになるのだが、この隔離は相対的なものである。次のセッションでは、彼女が（19歳のとき）、兄の死の際に恐ろしい幻影を見たということを知らされる。しかしフロイトはまだ、患者に連想によって自由に話し続けさせるすべを知らない。フロイトは、後でそのエピソードについて質問し直そうと決め、彼女の話を中断する。エミー夫人の人生の悲劇的な出来事のリストに、目の前で起こった夫の急死を加えよう。そのとき彼女は産んだばかりの娘とともに、なすすべもなくベッドにいた。

フロイトは、自分の女性患者が催眠の補足として、「見かけは思いつくままに導かれたような会話」を利用していることに気づく。「すべては、まるで彼女が私の方法を自分のものにしたかのように行われている」。フロイトは、治療の難しさを、夫人の過度の熱意や「覚醒状態でも催眠中でも、あらゆる強制に強く反発するこの女性患者の頑固な性格」のせいにする。要するに、夫人はフロイトの仕事を「コントロール」するのだ。さらに夫人は、フロイトに対し、いつもあれこれが何に由来するのか聞いてはならず、自分が言わなければならないことを言わせておくようにと注文をつけた。フロイトが「わかりました」と言うと、夫人はぶっきらぼうに話を続けた。「人々が夫を連れていったとき、私は夫が死んだとは信じられなかったのです」。改めてフロイトは解説する。「ここでまたも彼女は夫のことを話している。そして今、彼女が不機嫌だったのは、自分の話を終えていなかったからだと気づいた」。

夫人の胃の痛みがフロイトの好奇心をかき立てる。そこで、フロイトはある日夫人に対し、無理に食べなければならなかったことがなかったかどうか尋ねた。その通りだった。夫の死後、夫人は食欲を全く失い、ただの「義務感」から食べていたのだ。夫人の胃痛が始まったのはこのときだった。夫人は、そのときもうひとつ別の義務への服従について語り、自分の幼い娘を一度も愛さなかったということを言い加える。しかし、夫人によると、自分の行動でそのことを気づかせるようなものは何もなかったはずだという。数週間のうちにフロイトは夫人をヒステリー症状から解放することに成功する。そして夫人は家に戻る。7カ月後、新たな「精神的動揺」がぶり返した。彼女はそれをフロイトの治療（とフロイト自身）のせいにする。夫人は、別のサナトリウムに治療しにいくのだが、この新しい治療は失敗し、その後、ウィーンに戻ってくる。夫人の状態は、次のような出来事が生じる日まで急速に改善する。この出来事は、詳細にわたって記述されているのだが、それはフロイトが言うように、「この女性患者の性格と発作が突然現れる様子を非常にはっきりと明らかにしてくれる」からだ。フロイトは、昼食の時間帯に夫人を訪れ、彼女を驚かせる。夫人はちょうど小さな包みを庭に捨てたところだった。そこには管理人の子供たちがいて、包みを取り合っていた。彼女は、それが自分の「プディング」で、毎日このように処分していると認めた。そこでフロイトが夫人の食事の残りを調べると、彼女が半分以上残しているのを見つけた。どうしてかと聞くと、夫人は食べることに慣れていないからだと答える。いずれにせよ、彼女にとって害があるらしい。そもそも夫人は、同様に小食である父親と同じ体質だった。徐々にフロイトは、夫人が、牛乳、コーヒー、ココアなどのようにかなり濃い飲みものだけを飲んでいることを知っていく。というのも、わき水やミネラルウォーターは消化を損なうからだと彼女は言う。

この「神経症的な選択」を前にフロイトは、医師として対応し尿検査を求める。その結果、尿は実際に非常に濃縮されており尿酸塩が過剰だった。そこでフロイトは、もっとたくさん飲みものをとること、1日の栄養摂取量を増やすことを処方した。フロイトには夫人が特に痩せているとは思われなかったが、彼の目的は、「彼女に少しでも食べさせる」ことだった。言いかえれば、彼女の意に反して、フロイトは彼女のためを願ったのだ。次の診察時、フロイトが夫人にプディングを捨てるのを禁じ、ミネラルウォーターを処方すると、夫人は興奮しいらついた。「先生が求めたのだから私はそうしますが、でもそれでうまくいかなくなるとあらかじめ申し上げておきます。それが私の体質に反しているからです」。2人が初めて会ったときに、既に夫人は、かくかくしかじかの助言に従うよう求めたフロイトに対し、「先生がそれを彼女に要求するから」するのだと言明した。つまり、自身の意に反してということである。このように、処方の避けがたい失敗が予告されていたのだ。フロイトは今回、催眠下で、夫人になぜもっと食べたり飲んだりできないのか聞いた。彼女は不機嫌な口調で「わかりません」と答える。翌日、彼女は処方に従った。つまり、食べて飲んだのであるが、夫人は意気消沈して見え、とても機嫌が悪く胃痛を訴えた。「先生にちゃんとそう言ったでしょう……。私はいつもより食べたり水を飲んだりするたびに、胃が痛むのです。これで、何かを受け入れることができるまでに、5日から1週間、完全に絶食しなければなりません」。

ハンガーストライキが正式に宣言され、フロイトが夫人に、痛みは食物の過剰摂取ではなく不安が原因だといくら説明しても無駄だった。フロイトは、自分の理にかなった説得が、少しも彼女の心を動かさないことにすぐに気づく。さらに、フロイトは夫人を眠らそうとしても、催眠状態を引き起こすことに初めて失敗する。フロイトは、そこで中断することを余儀なくされて、自分の見解に従うようよく考えてもらうために24時間与えることと、それに従わない場合は治療を断念せざるを得ないということを夫人に伝えた。いかにフロイトであろうと、自分の患者の「脅し」の前に、鏡に映ったかのように患者と同じような態度で、患者に対して話し行動する医師であった。24時間後、フロイトは夫人が従順で素直になったと思った。しかし相変わらず、「先生がそうおっしゃるから」であった。催眠中に夫人は、食事に関し、絶対に料理を食べ切るよう強く求める母親との対立の話をした。さらには、兄弟から病気をうつされるという不安について語った。兄弟の一人は「いやらしい病気」に、もう一人は結核に罹っていたのだ。夫人は、自分の恐れや嫌悪を表に出さないことを自分に課していた。

フロイトは、このエミー夫人の話をもとに、無意志症の一形態に関する理論を発表する。「私たちの患者の拒食症は、この種の無意志症の最も顕著な例を提供している。彼女は、食べものが気に入らないのでほとんど食べない。そして食べものが好みに合わないと思うのは、食べるという考えが子供のとき以来、吐き気を催させる思い出に結びついているからで、その思い出の情動的負荷は衰えていなかったのだ。そのような中で、喜びと嫌悪を同時に感じながら食べることは不可能である」

これも『ヒステリー研究』からの事例だが、突然に拒食、嚥下障害、嘔吐の徴候を示した12歳の少年に関するブロイアーの執筆による短い観察がある。母親が結局、次のことを少年に白状させた。「少年はその日、学校から帰る途中、公衆トイレに入った。そこである男が少年にペニスを見せ、口に入れるように要求した。少年は、激しい恐怖にとらわれ逃げた」。ブロイアーはこう書き添える。「拒食、嚥下障害、嘔吐の現象を引き起こすには、複数の要因の偶然の重なりが必要だった。すなわち、神経系の疾病素質、激しい恐怖、最も粗暴な形での性的なものの子供の精神への侵入である。そして決定的な要因となるのは、嫌悪感を与える表象である」。

またも1895年のことだが、フロイトは『草稿G』の中で拒食症のうつの側面を強調する。「拒食症と呼ばれる食物に関する神経症は、うつ病《メランコリー》に比較し得る。若い女性の神経性食欲不振症は、よく知られた障害であり、観察を推し進めると、性的に未成熟な主体におけるうつ病の一形式のように思われる。そのとき病人は、自分が空腹でないという理由だけで食べないと断言する。したがって、食欲の喪失がある。性的な領域においてはリビドーの喪失である」。

フリースへの手紙（１８９９年12月９日）の中で、フロイトは精神病と自体愛の概念を関連づけ、神経性食欲不振症をヒステリー症者に見受けられる自体愛的な傾向に由来させる。同じくフリースとの書簡（１８９８年６月20日の手紙）の中で、フロイトはある中篇小説に関し、初めて「ファミリー・ロマンス」の概念に言及し、精神分析の文学作品への最初の応用としてのアウトラインを示した。それは、『女性裁判官（die Richterin）』という小説である。この女性裁判官は、男の子と拒食症の女の子の母親である。フロイトは女の子についてこう言う。「妹の健康状態、つまり拒食症は、まさに小児誘惑の神経症的な帰結であり、兄のせいではなく母親のせいである。パラノイアにおける毒はまさにヒステリー症の拒食症に相当し、子供においてはこのように最もありふれている倒錯の形に相当するのである。この物語においては、攻撃の恐れそのものが現れている（恐怖症としての「攻撃」の恐怖・不安は、子供時代に受けた殴打に帰着する）。このようにして、子供の愛の物語において決して欠くことのない暴力は、この中篇小説でも見出される。暴力は、妹の身体が岩に叩きつけられるという話によって描かれているのだが、この女の子のあまりに恥知らずな態度によって侮辱され、かっとなってしまったという形をここでは取っている」。

フロイトの作品全体を通してみると、拒食症のよりよい理解のために新しい展望を開いてくれるテクストが次々と見出される。

——自我のリビドー／対象のリビドーの二元論を扱った『ナルシズムの導入に向けて』（1914年）。

——『快原理の彼岸』（1920年）。ここでは、フロイトは死の欲動の役割を導入する。

——そして、良しにつけ悪しきにつけ「社会精神分析学」への道を開く、『文化の中の居心地の悪さ』（1930年）。ここでは、人格のすべてのタイプ（ヒステリー、恐怖症、うつ、さらには強迫症、シゾイド）とすべての構造（神経症、精神病、倒錯）が言及されており、これらすべてはまた、他のテクストによって掘り下げられるのである。1914年から1937年まで拒食症はもっぱら内分泌腺の病気とみなされており、この時期は（なんと23年間も！）、医学的な研究が遅れたが、精神分析の研究はそれを免れていたのである。

精神分析と医学の間での拒食症

　カール・アブラハムが果たした貢献は、複雑かつ重要であるが、時には間接的でもある。アブラハムは発達の前性器期段階に関する研究において、特にサディズムやアンビヴァレンス（両価性）の役割、口唇性（むさぼり食う／むさぼり食われる、愛する／破壊する）や父親のペニスを体内化する欲望に特有の罪責感の役割を検討することで、摂食障害の原因を説明しようと努めている。『女性における去勢コンプレックスの表出』（１９２０年）や『性格形成に対する肛門性愛の影響』においてもまた、拒食症における肛門支配の快楽や、「食べる／妊娠している」の等価性を指摘することで、神経性食欲不振症の理論化に応用できる新しい要素を提供している。アブラハムにとって、これらの要素はすべてヒステリー性のものに留まる。しかし、『リビドー発達に関する研究』（１９２５年）において、彼は拒食症をうつ病《メランコリー》と関連づける。これは、フロイトが『草稿Ｇ』の中で先鞭をつけていた道である。

　メラニー・クラインは、太古的ファンタスムの機能に関する研究（『精神分析に関する試論』）を通じて、口唇性の力動を理解するための新たな見方を提案している。クラインはあらゆる心的現象を、それが妄想・分裂型（分断された身体[※27]）であるにせよ、または抑うつ型（対象の喪失）であるにせよ、不安に対する防御という観点から解釈する。「それ自体主体の内部で危険や中毒の源になり得るサディスティックに破壊された対象の前で、まさに主体がこの対象を体内化しようとするとき、妄想性の不安は、口唇サディズムの攻撃の激しさにもかかわらず、主体にこの対象を最大限に警戒するよう仕向ける。その結果、口唇性の欲望が衰弱する……」。クラインのこの考え方はとりわけ、拒食症を一種の「心的装置内部のパラノイア」とするセルヴィニ[※28]によって再発見されることになる。

同じ時代、１９３６年にアンナ・フロイトは、『自我と防衛』において若い女性の神経性食欲不振症を、この年齢に特有の防御様式である、青春期の禁欲行動と名づけたものの中に位置づける。この禁欲主義は、青春期の女性にとって脅威であると感じられる欲動を完全に拒絶することを目指すものである。この拒否は、まず前思春期の近親相姦的な性向に関わり、次に、ありとあらゆる欲動の充足にまで及ぶ。この問題には神話的禁欲主義が関わっているので、アンナ・フロイトとは少々異なる観点から改めて禁欲主義のテーマを取り上げたいと思う。

時代を何年か遡ろう。１９１４年に医師のシモンズが、下垂体悪液質（内

27. 寸断された身体 corps morcelé。自己や他者の身体がばらばらになったり、切り裂かれたりするという身体の切断や解体のイメージを指す。寸断された身体は、たとえばここで言われているように、クラインの妄想分裂ポジションに相当する位置において、他者に対する攻撃性が露呈する際に現れる。

28. マラ・セルヴィニ・パラッツォリ Mara Selvini-Palazzoli（1916-1999）。イタリア人精神分析家。子供の統合失調症と神経性食欲不振症の家族療法を主に研究した。

分泌腺不全を伴う痩身状態）を発見した。すると、拒食症の精神的な原因は忘れ去られ、臨床的な徴候、特に痩せていることは、汎下垂体機能低下症（下垂体機能の全体的な障害）のせいにされ、拒食症者の行動は付帯徴候とみなされた。この見解から得られた帰結によって、拒食症の治療は内分泌腺治療だけになった。しかし、この治療は、効果が証明されることが一度もなかった。そのため、シーハンが1937年に出産に続き起こる下垂体の壊死を記述するまで、混乱は頂点に達していた。この下垂体の壊死の発見によって拒食症の問題が再検討されることになるのだが、なお長期間にわたり、精神科医と内分泌専門医は、精神的な原因と内分泌的な原因との間で揺れ動いた。その間、この2つの原因を結びつけようとする試み（痩せとその行動を説明する視床下部障害の仮説、または、典型的な心身相関の病気に関する仮説）もあるにはあった。完全なものではないが、1937年から1960年までに現れた、神経性食欲不振症の同義語のリストを以下に示す。このリストによって、この病気の原因として情緒的な要因と神経生物学的な要因を組み合わせようと試みた考察の枠組みが伺える。※29

Aubrimont：精神病質的食欲不振症
Babinski：単性食欲不振症

29. ［原注］Mette-Levy-Valensi N.M., Anorexie mentale et image du corps, Mémoires de CES de Psychiatrie, 1981-1982.

Bansi：若年性るい痩
Von Bergmann：心因性悪液質
Carrier：スキゾーズ
Decourt：成熟過程における精神―内分泌腺悪液質
Delay：若年性内分泌性神経症
Dubois：悪液質を伴う神経性強迫
Falta：第一次食欲不振症、内因性るい痩
Henri：心因性一次るい痩
Korbosch：若い女性の胃皮膚粘液の急性萎縮に続発するるい痩
Kretschmer：思春期ジストロフィー
Kundstadier：下垂体るい痩、フォン・ベルクマン病
Kylin：思春期後期女性のるい痩
Lafora：心因性食欲不振症
Leichentritt：思春期神経症
Nicolle：前精神病的食欲不振症
Pardee：神経性悪液質

Schottry：発達変調における非常本能的行動
Sollier：摂食拒否
Soltmann：脳性食欲不振症、中枢栄養神経症
などである。

1950年代には精神分析家の関心は、症状から、母親の役割、そして「母―子」の最初の相互作用の役割へと移る。イェスナーとアブジ[※30]が特に、青春期にある女性の拒食症の形成過程における前エディプス期的要素の役割を研究している。（母親から分離していないことと関係した）前性器期のアンビヴァレンス（両価性）が克服されていない場合、このアンビヴァレンスが、後のあらゆる形態の関係にその痕跡を刻むという結果が生じることになる。主体は、エディプス・コンプレックスに立ち向かうことが不可能な状況に陥るのである。思春期になるとこの行き詰まりは再活性化され、「母親からの分離は、母親との融合と同じくらい危険になる。退行的な解決策が、対象と自我の双方を修復するために、口唇性や肛門性に向けて試される」。

1965年にマイヤーとフェルトマン[※31]の指揮のもと開催されたゲッティンゲン

30.［原注］Jessner L., Abse D.W., « Regressive Forces in Anorexia Nervosa », Br. J. Med. Psychol., 1960, 33, 301-302.

31.［原注］Meyer J.E., Feldmann H., Anorexia Nervosa, Proceedings of a Symposium Göttingen, 24-25 april 1965, Stuttgart, G. Thieme verlag ed., 1965.

のシンポジウムが、神経性食欲不振症《アノレクシア・ネルヴォーザ》（ゲルマン系言語でこのように呼ばれた）に関する精神病理学的な見解における転機を公のものにした。このシンポジウムの結論は、摂食障害の研究の主軸をふたたび身体的な変調へと移すものであった。そして、その結論は以下のように要約され得る。神経性食欲不振症には特有の構造がある。根本的な葛藤があるのは、身体レベルであり、性的に備給される摂食機能レベルではない。拒食症は、思春期に特有な変化を引き受けることに対する能力のなさを表現しているのである。

　ヒルデ・ブルック[※32]は、この見解の変化の中心人物である。[※33]ブルックは今日、異議を唱えられているように思われるが（要するにそれはすべての研究者の運命だ）、間違いなく拒食女性のパロールや、彼女が拒食女性たちに提案する治療に新たな尊厳をもたらした。拒食女性の一人、シーラ・マクラウドの賞賛（H・ブルックの素晴らしい著作『摂食障害……』[※34]）は、その証のひとつとして無視できないものである。ブルックは、根本的な障害は身体イメージの障害であると考える。しかしブルックにとってこの障害は、内受容性知覚の変調や自律性の変調から二次的に生じるものであり、固有の欲望を表現することの無力さ（impuissance）や不可能性（impossibilité）の自己充足的な感情を伴ってい

32. ヒルデ・ブルック Hilde Bruch（1904-1984）。ドイツ生まれのアメリカ人精神分析家。拒食症に関する多数の著作がある。

33. ［原注］Bruch H., Les yeux et le ventre, Paris, Payot, 1977. L'énigme de l'anorexie, Paris, PUF, 1979.（岡部祥平、他訳：思春期やせ症の謎―ゴールデンケージ。星和書店、1979）

34. ［原注］Mac Leod S., Anorexique, Paris, Aubier-Montaigne, 1982.

る。そして、このことは子供時代から見受けられるものである。ブルックは間違いなく、現象学的な次元において神経性食欲不振症を最もよく理解した女性である。彼女の立場は、「正統派」と呼ばれる精神分析に対し非常に批判的だったにもかかわらず、大多数の分析家から支持されているようだ。その立場とは次のようなものである。「治療の目的は、病人に、考え、判断し、感じるための自分自身の内的適性、資質、能力を見つけ出す可能性を与えることである」。この目的に到達するために用いられる手段は、「無知の建設的な利用」であれ、「事実だけに留める非解釈的アプローチ」に関することであれ、実存分析[※35]に着想を得ている。ブルックは拒食症者に惑わされないし、彼女たちを圧倒したり打ち負かそうとしたりしない。しかし、問題の複雑さを知っていたにもかかわらず、それでもなお主として行動主義的な療法を提案するのである。彼女は、一次性の神経性食欲不振症をスキゾフレニーの特殊な一形態とみなしており、長期的な予後診断に関してはかなり悲観的な意見をもち続けていた。

拒食症に対する精神分析を禁忌とするブルックに反して、多くの「正統派」の精神分析家は、神経性食欲不振症の症例の詳細な研究論文を発表し続ける。そこにおいては、女性患者たちやその病気の物語、治療行為やこれらの患者が生み出す理論の物語が詳細にわたり記されている。これらのテクストは夢中にさせてくれるが、同時に不

35. 実存分析。精神科医ビクトール・フランクルによって提唱された精神療法の一種。人間存在に本来的な自由や責任性に呼びかける方法。

満を残すものである。それらは臨床症例のすべての物語がそうであるように夢中にさせてくれるのだが、ある種の紋切り型の見方は器質病論者の主張を強固にするからだ。しかし、それぞれの家族の物語は、多くの場合きわめて誠実に語られ、精神分析家と被分析者のそれぞれの関係のように唯一のものであり続ける。

イギリスのフランセス・タスティン[※36]、アメリカのスティーヴン・リズンやハロルド・ボリス[※37]、ドイツのトマエ[※38]、そのほかの人たちによって語られた患者や治療の物語は、そこから引き出された理論より常に明瞭であるように思われる。この段階では、各分析家はそれぞれの学派の考えを採用し、各学派はフロイトによって開かれた諸道のひとつを深めている。フランスではE・ケスタンベールとその同僚たち[※39]が、非常に詳細に記された3件の臨床観察記録（うち1人は男の子）を発表し、欲動の組織化と退行に特有の様式の記述に取り組んだ。彼らが記載したのは、甚だしい退行状態だ。というのも、性感帯のレベルで固着したり組織化したりする、いかなる地点とも遭遇しないような退行だからである。欲動の組織化については、快楽が欲求の充足の拒否と結びついている一次的

36.［原注］Tustin F., « Anorexia nervsa in adolescent girl », Br. J. Med. Psychol. 1958, 31(3-4), 184-200.

37.［原注］Risen S., « The image and use of the body in psychic conflict. With special reference to eating disorders in adolescence », Psychoanal. Study Child, 1982, 37, 433-459, Boris H.N., « The problem of anorexia », Int. J. Psychoanal, 1984, 65(3), 315-322.

38.［原注］Thomae H., « Some psychoanalyic observations on anorexia nervosa », Br. J. Med. Psychol., 1963, 36, 239-248.

39.［原注］Kestemberg E., Kestemberg J., Decobert S., La faim et le corps, Paris, PUF, 1983.

性的マゾヒズムに特別に訴えることによってなされる。3件の症例のうち2件で、精神分析的なサイコドラマ[40]が、治療のための格好のアプローチ方法となっている。

セルヴィニ[41]は、数年にわたりクライン派の精神分析家として実践を行い、徐々に神経性食欲不振症のシステム論的な構想（精神病を、非論理的で病原的な家族システムに相応する唯一の答えとみなすのである）へと向かい、結果として家族療法という治療法に至った。

セルヴィニは、両親2人のそれぞれを元々の家族に結びつけるエディプス・コンプレックス的なつながりの力や両親の夫婦としての役割を十分に認めていたが、家族療法はこの理論的貢献をほとんど考慮せず、何よりもまず症状が消失することを目指した。理論と実践の断絶は明白である。つまり、家族療法家にとって症状が消失することはそれ自体がひとつの目的であり、自分たちの理論的仮説を有効にするものである。私たちの見地からすれば、多くの場合一時的でしかないうわべの成功だけがそこでは問題にされている。私たちは、この成功が両親や治療者を満足させるということを否定しないが、拒食女性にとっては症状を軽減するために症状を対象とすることは一種の背信である。

サワーズは、〈フロイトが『文化の中の居心地の悪さ』の中で示した観点の流れ

40. サイコドラマ。心理劇とも訳される。ヤコブ・モレノによって創始された集団精神療法の一種で、演劇を通してクライアントの抱える問題を理解し、解決に導く手法。

41. ［原注］Selvini M., Self-Starvation, New York, Jaron Aronson ed., 1974.

を汲む）北米の精神分析学派に特有な遺伝的な観点から、ほとんどラカン的な表題『対象の海の中での餓死』（1980年）のもとで女性患者たちの物語を発表している。サワーズは、あらゆる快楽を監視することへの両親の執拗さ、および肛門支配の活動の重要性を明らかにする。ケアは適切で快楽なしに成し遂げられる。母親は、自分自身の食事制限のファンタスム、すなわち、より本質的には食人的な体内化の欲望を拒みながら、子供の欲求を予測する。子供は「恋する人、否定する人」になる、とサワーズは言う。その後、兄弟姉妹との敵対関係、母親からの分離、エディプス・コンプレックス的競争が、共生的関係を脅かし退行を早めるのである。

ラカンはフロイトと同様にこの問題を解決したわけではないが、彼の理論的貢献は、それでもなお決定的である。ラカンもまたフロイトのように神経性食欲不振症をあまり論じなかったが、諸概念を作り出したことで、そのときまでほとんど、あるいは全く探求されていなかったいくつかの道を切り開いた。特に、欲求、要求、欲望の区別は有効である。「神経性食欲不振症を次のように理解することが重要である。子供は食べない《ne pas manger》のではなく、無を食べている《manger rien》のだということ。[※42] このことは、拒食女性は、生理的欲求のレベルでは（時には欲求の表出以前でさえ）常に満たされているので、あらゆる要求が欲求という観点から解釈されることを許容できないことを意味している。そこで、欲望の次元が存続するために、「無」を食べるということがきわめて重要になる。

ラカンは特に、現実界、象徴界、想像界[※43]の3つの次元を設置したことで精神的・社会的領域における父親の機能に新たな展望を導き出すことができた。父親の機能は、社会的領域においては、家系、親子関係、婚姻関係、そしてより一般的には、血縁関係に適用される法の中に書き込まれている。精神的領域においては、父親の機能は父親を具現する人間の現実がどうであれ、それぞれの主体の中に書き込まれる。「私たちが象徴的機能を実体化するものを認めなければならないのは〈父の名〉においてであり、この象徴的機能は歴史的時間の当初から人間としての父親を法の姿と同一視しているのである[※44]」。

〈父の名〉[※45]とは、姓ではない。また、人間としての父親でもない。父親に特有の記章《insigne》が存在し、父親はもはや何の意味ももたないもの、仮装《mascarade》でしかないものの背後に消え去るということもあり

42. Lacan J., Séminaire sur la relation d'objet, 22 mai 1957.（小出浩之、他訳：対象関係（上、下）。岩波書店、2006）
なお、manger rien（英語で eat nothing）は通常「何も食べない」と訳されるが、ラカンはそれを「無を食べる」と読ませている。

43. 現実界、象徴界、想像界 le réel、le symbolique、l'imaginaire。精神分析におけるさまざまな経験が位置づけられる3つのカテゴリー。象徴界は言語（シニフィアン）の法則によって作動する象徴的秩序である。現実界はこの象徴界が成立する際に生まれる残余であり、言語では表現できない次元である。想像界は他者との双数的な関係が繰り広げられる次元であり、攻撃性や幻想が出現する場となる。

44. ［原注］Lacan J., « Fonction et champ de la parole et du langage », in Écrits, Paris,Seuil, 1966, p.278.

得るのである。ある主体において、父親とは法を象徴するシニフィアンである。どうしてこの「シニフィアン」が、それほど重要なのか。その理由は、それが動物性と人間性の間に違いを導き入れるからだ。「もちろん、死者と同じように、父親であるためにも、シニフィアンを必要とする者はいない。しかし、シニフィアンなしには、これらの存在の状態のどちらに関しても、決して、誰も何も知ることはないだろう」[※46]。

人間が〈父の名〉の機能によって印づけられるためには、〈父の名〉という象徴的な場所が母親にとって存在していなければならない。「私たちが強調したいのは、検討すべきは、単に母親がどのように父親という人間を受け入れるかだけではなく、いわば父親の権威である彼のパロールに母親がどのように敬意を払っているか、言いかえると、母親が〈法〉の推進において〈父の名〉のために残しておく場所がどのようなものなのかである」[※47]。子供は自分を母親のファルスとみなし、二者関係的で致死的な立場に置かれている。父親が介入することによってそこから子供を追い出すことを一人の女性が受け入れると

45. 〈父の名〉Nom - du - Père。母と子（と想像的ファルス）の不安定な関係に介入する代数学的機能。〈父の名〉によって象徴機能の全体が保証され、また不明瞭であった想像的ファルスにも意味作用が付与される。〈父の名〉は、人間が依拠する象徴機能全体に対する支えとなると同時に、エディプス・コンプレックスからの出口を準備する者であるとされる。
なお＜＞で囲んだ語は原文で大文字で書かれているものである。とりわけ、他者に関して＜他者＞Autre と他者 autre では全く意味が違ってくるので留意しなければならない。

46. ［原注］Lacan J., « D'une question préliminaire au traitement de la psychose », in Écrits, Paris, Seuil, 1966, p.556.

47. ［原注］Lacan J., ibid., p.579.

き、彼女は〈父の名〉を統合したことになるのである。

拒食女性は、血縁関係の社会的伝達と精神的伝達を身体的に問うているのだ。そしてそのことは、(母親だけでなく)両親の一人ひとりに、結婚し、この子供を世に送り出したという事実が2人にとってどのような意味があるかに立ちかえらせる。私たちが選んだ異なる女性たちはそれぞれの仕方で、社会的、家族的系譜の秩序における自分の場所に関する問題を提起している。

「子供は最初から、パンと同じくらい、パロールによって生きている。というのも、子供は言葉で死ぬからだ。そして、福音書が言うように、人間は口に入るものだけによって死ぬのではなく、そこから出て行くものによっても死ぬのである……」。このラカンの引用は、人間主体の理解のために彼がなした本質的な貢献のひとつを明らかにしている。

精神分析家ではないが、もう一人の研究者、フランソワ・ジャコブにとって、脳と精神の進化を記述するためのあらゆる試みは、シナリオという形で初めて提示され得る。ジャコブ[※48]は、『可能性の働き[※49]』において、シナリオを2つに分け音楽機器からのアナロジーで戯画化して描いている。ひとつ目は、脳が未使用の磁気テープであるとするシナリオである。もうひとつは、脳が蓄音機

48. フランソワ・ジャコブ(1920-)。フランスの病理学者、遺伝学者。ジャック・モノーとともに遺伝子の発現調節を司るオペロン説を提出し、ノーベル医学生理学賞を受賞したことで知られる。

49. [原注] Jacob F., Le jeu des possibles : essai sur la diversité du survivant, Paris, Fayard, 1981, p.126.

のレコードであるとするシナリオである。最初のケースでは、人間は完全に社会によって作り上げられているとされる。「生物学、そしてその制約は、人間の脳の前で停止するであろう」。2番目のケースでは、精神的能力は遺伝によって決定されるとする。「生物学の制約はそのとき、人間の行動に限界を課す科学的保証として呼び出されるのだ」。ジャコブ自身が3つ目のシナリオを提示している。そのシナリオによると、遺伝的プログラムは、「子供に、環境の刺激に対し反応し、規則性を探し突き止め、それらを記憶し、新たな組み合わせにおいてこれらの要素を調和させることを可能にする」受け入れ構造を設置する。「つまり、生物学的なものと文化的なものとの恒常的な相互作用である」。

どのような方法によってこの相互作用は行われるのだろうか。遺伝的プログラムにより設置されるこの受け入れ構造に、もう一つ別の受け入れ構造——同時に、受け入れるべき構造でもある——を加えよう。それは、象徴的・文化的プログラム、すなわちランガージュ（言語活動）である。それは、子供以前に、より厳密には話さない者[※50]（infans）以前に存在している家族神話の場である。

ジャコブによると、「私たちは、現実を自分たちの視覚と聴覚で作り上げるように、現実を語と文でも作り上げる」。ランガージュは、目、耳、腕、脚と同様の器官なの

50. インファンス infans。「話すことができない」を意味する。子供（enfant）の語源となった言葉。

か？　これは、言語学者のノーム・チョムスキーが立てた仮説である。ランガージュは、象徴化、すなわち可能世界の精神的創造を可能とする。ラカンにとって主体は――生まれる前から既に――それぞれの文化に共通なランガージュの浴槽の中に投げ込まれている。このランガージュは、確かに各文化に共通だが、しかしそれはそれぞれの家族の物語を伝える特別なディスクールに固有のものである。そしてそのディスクールは意識的でもあり無意識的でもある。話さない者（infans）、つまり人間の子供は、他の動物と区別される人間に特有の成熟の遅れによって、周囲との言葉によるコミュニケーションが妨げられている。それにもかかわらず、人間の子供は、生理的な誕生以前から組み入れられているランガージュのネットワークから除外されていないどころか、このネットワークに依存しており、まさにシニフィアンの「連鎖」であるこのネットワークに基づくことによって初めて話すのである。無意識のテクストは、意識的なテクストを越えて持続する。この持続は主として、フロイトによって死の本能と呼ばれた反復において現れる。ラカンによると、この死の本能とはすなわち、「主体の歴史的機能の限界」である。この限界は、致死的な事故ではなく、主体を決定づけるものである。主体は、この反復において自分の姿を認める。あるいはこの反復を拒むと、主体は自己の原因として位置づけられない。同様に、主体はランガージュと自分との関係において、いかに強く望んだところで、自らを話す能力をもつ者にしてくれたシニフィアンの総体を意のままにできるわけでない。このシニフィアンの総体は、主体の先祖の意識的および無意識的なディスクール全体の結果なのである。この総体は、主体に先立ち存在し、主体と共存し、主体の知らぬうちに主体に住みつく。この観点から、私たちがここで選択した拒食症の「すがた《figure》」の分析において次のような重要性が理解される。すなわち、

――物語、つまり時代の物語や家族の物語に付与される重要性、

――これらの拒食症のすがたを取り囲んでいる明白で意識的なディスクールに付与される重要性、

――そしてこれらの拒食症のすがたもまたひとつのシニフィアンとして自らに含んでいる無意識的なディスクールの痕跡や表出に付与される重要性である。

このシニフィアンの連鎖へのさまざまな挿入様式が、神経症、精神病、精神薄弱、そして同様に、「正常な状態」の構造の違いを説明してくれる。ラカンは、あるシニフィアンをめぐって言われ得るすべてが書き込まれることになる場所を〈他者〉と指し示した。「シニフィアンの宝庫」[※51]である大文字の〈他者〉である。症状〈拒食症はそのひとつである〉には、ある問い、すなわち「身体的に」生まれる前にいた場所に関する主体の問いを示す機能がある。この問いは、私たちの4人のヒロインに共通している。つまり、ヒロインの一人ひとりは、自分のやり方で自分の人生や著作においてこの問いを提

51. ［原注］ Lacan J., Le Séminaire livre XX, Encore, 1972-1973, Paris, Seuil, 1975, p.75.

起しているのである。

レヴィ・ストロース以来、私たちは血縁関係の構造を神話をモデルにして分析することができる。もうひとつの受け入れ構造である家族神話は、各構成要素つまり人間主体の各自に、他の人たちの場所によって決定された場所を割り当てる。そして今度は各自の場所が、次の者の場所を決定する。そこでまたも拒食症の症状は、この神話に関する主体の問い――神話の秩序、その欠落、語られたことと語られなかったことに関する問い――、そして主体としての自らの場所に関する問いとして解読され得る。すなわち、この主体は、家族神話の正規の継承者なのか？　その単なるパーツなのか？　代償の役割を負っているのか？　報復者としてか、償う者としてか？　穴埋め、代役、それともあの世から戻ってきた幽霊なのか？

人間主体は、ただ生理的欲求だけから生じるような動機に動かされている単なる有機体には還元され得ない。主体は、さまざまな欲望に駆り立てられている。これらの欲望は、それを認めさせるためにシニフィアンつまり言葉によってのみ伝わることが可能であり、それゆえ象徴的・想像的構造と密接に関連しているのである。

人文科学と社会科学の間での拒食症

ゲッティンゲンのシンポジウムが1965年に神経性食欲不振症の精神病理学的な見解における転換期を公式に告げたのと同様、トロント会議（1981年）は、生物―心理―社会学的な展望を記し、現在、それに従って研究は展開されている。『研究の最近の展開』※52（1983年）が、この会議の主要な研究報告を取り上げている。ヒルデ・ブルックによって真の流行病――このイメージはすぐに感染症という医学的な意味で受け取られ、「疫学者」の中にはそれを文字どおり受け取る者もいる――と呼ばれた神経性食欲不振症の症例数の増加は公式に認められ、「複合的決定要因」の記述へ向けての真のコンセンサスが確立されている。すなわち、遺伝的、生物学的、内分泌腺的な性質の要因、食物の剥奪の副作用、および社会文化的要因が、統合的であることを目指す生物―心理―社会学的な展望の中に結集されたのである。神経性食欲不振症は、心身相関的パラダイム（トマエの1973年の著作の表題）という観点、つまり精神／身体の相互依存という観点において確認されることになる。精神は、神経伝達物質や神経内分泌メカニズムを介しての、免疫システムの防御・保護機能の調

52. [原注] Anorexia nervosa – Recent developments in research, Darby P.L., Garfinke, P.E., Garner D.M., Coscina D.V., ed., New York, Alan R. Liss, 1983.

節や調整に貢献する脳の産物とみなされる。そしてこのことは、若い女性にとって私たちの西欧社会が象徴しているストレスという観点から検討されている。彼女たちは、競争的な世界の中で特別な標的となっており、この世界で成功するには、メディアによって強いられたも同然のいくつかの手本（例えば、モデルのツイッギー[※53]）に賛同することを必要としているのである……。

拒食症の流行は、ひとつの現実なのか否か？　それは医学的神話なのか？　イギリスの有力な医学週刊誌『Lancet』の中で、ある正統的な疫学研究がなされている。この研究は、１９７２年から８１年までに神経性食欲不振症と診断されたすべての患者を対象にしたもので、罹患率の増加はただ単に同時期の女性人口の増加に関連づけられるべきだということを示している[※54]。しかし、再発数は実際に増加している。したがって、流行という呼び方は行き過ぎで、形態に対する文化的変容は影響していないにしても、一方で再発率を見ると、一つの流行とみなされ得る。しかし実際には、医師や専門家側の過大評価の問題にすぎないのであろう。

臨床記述の不変性は依然として明白であったとしても、研究者たちはもはや、ひとつの病因だけを強いられることを望んではいない。拒食症は、相互に作用す

53. ツイッギー Twiggy（1949-）。イギリスのモデル。華奢な体型から「小枝」を意味するこの愛称がつけられた。

54. ［原注］Williams P., King M., « The « epidemic » of anorexia nervosa : another medical myth? » », The Lancet, January 24, 1987, 205-207.

る力の集合の産物なのだろう。より厳密に言えば、個人的および家族的性質の疾病素質的要因、始動要因、慢性化要因の産物ということである。臨床記述は不変で常に非常に謎めいているが、それを前にして、やり玉に挙げられた諸要素は幻覚を起こさせるほどの展望を示している。この展望を評価するために上記の諸要因のリストを、詳細に立ち入ることなしに、再検討すべきである。

素質的要因、つまり個人のレベルでは、これらの要因はアイデンティティの意識の獲得と自立化の困難さに属しているのであろう。拒食症の若い女性たちは、自分の家族や具体的に触れられるもの以外では、「機能する」すべを知らないようである。自我の欠如の問題なのか？家庭内での最初の関係と関連した能力のなさの問題なのか？　発達の遅れや退行の問題なのか？　理論は人によってそれぞれである。ほぼ全員が、身体イメージの混乱を強調することでは一致している。しかし、一方で、それを疾病素質的要因とする者がいるのに対して、他方では、それは病気の結果だという見方もある。これらの若い女性たちの人格そのものに関しては、過度にヒステリー的か強迫症的（もっとも1903年にすでにジャネがヒステリー性拒食症と強迫性拒食症を区別したのだが……）、従順で完璧主義、模範的な子供、優等生、自己に厳しい性格、そして皆に好かれようと気にかける女性として記述されることが多い。ここでもまた、これらの性格の特徴は、疾病素質的要因か副次産物かと見方は分かれる。思考レベルにおいては、彼女たちが見せる自己中心主義は、ピアジェの用語における前概念的段階（具体的操作段階）に属しているのであろう。最後に、産科的合併症または新生児期の合併症、さらにターナー症候群と尿生殖系奇形という2つの特殊な病気さえも、現在研究されている「先天的な神経内分泌の感受性――あるいは脆弱性」のような他の変数とともに要因リストの後尾に記される。

家族面では、疾病素質的諸要因となるのは、遺伝的性質のものとされる。つまり、一卵性双生児、精神病、アルコール中毒（！）などである。しかしそうした諸要因はまた、人間関係的な性質のものでもある。しかしながら、ラコフ[※55]は家庭内力学の錯綜を記述した後、「体系的な仕方で適用され得ると思われる、概念上あるいは治療上の方法は、ひとつもない」と記している。

文化の役割に関しては、『研究の最近の展開』は触れているだけだ。しかし、拒食女性の母親の態度を測定してくれる「フード・フィットネス・ルックス」のような質問表によって、社会科学の医学への貢献の実際的な適用を評価することができる。なぜなら、拒食症者の母親たちは、ダイエット関連分野、体重の制御、身体的外観に対する関心が「高いレベル」にあることが一般に認められているからである。

発症要因あるいは加速要因の中では、その性質や理由がどうであれ、分離が確かな役

55.［原注］Rakoff V., Recent developments, op. cit., pp.29-40.

割を果たしているようだ。分離が、たとえその役割が無視され、あるいは否定されているにしても、あらゆるケースにおいて確かな役割を果たしてはいないだろうか？　慢性化要因に関しては、生物学的あるいは社会的レベルで栄養失調の副次産物に属している（たとえば、あらゆる接触からの逃避、隔離）。

結論として、ガーフィンケルとガーナー[※56]にとっては、提示された「生物―心理―社会学的」病因モデルは治療面への影響があるはずだったが、彼らはあれこれの方法の効果に関するいかなる本格的な研究も、実際にはされてこなかったことを認めている。そして、臨床医すべてが嘆くことを連想させながら、こう締めくくる――「難しい患者たちだ！　……最低限の体重の回復が治療の一部であることは議論の余地がない。それに続いて、精神療法が（各症例に適したそれぞれの形で）試みられ得る」。つまり、大きな回り道の後、スタート地点へと連れ戻されているのである。

ガーフィンケルとガーナーは、社会文化的な要因を概観することで、摂食行動に関する他の障害にも取り組み、神経性食欲不振症につながるひとつの連続した症状群を描写している。「神経性大食症」、「ダイエット混沌」、「体重制御正常・異常症候群」、これらは異常な体重ではないのに、肥満への恐怖に文字どおり取りつかれた人々を形容するために頻繁に使われるようになっている用語である。彼女らは、過度の食餌制限と、人為

56.［原注］Garfinkel P.E., ibid., pp.65-83.

的に引き起こされた嘔吐や緩下薬の濫用を伴う制御できない過食とを交替しながら繰り返す。体重の減少が劇的で明らかな拒食症者とは逆に、このような人々を見分けるのは難しい。社会文化的な要因がこれらの摂食行動の障害に明白に関与しているにしても、症状としての神経性食欲不振症は、特定可能ないかなる「危険因子」がなくとも現れ得ることもまた明らかであることに変わりはない。したがって、現在、多様な経済的、社会的な状況の中で、拒食症は男性や高齢者にも見出されている。拒食症は19世紀に「出現」し、社会的圧力が絶えず変化している間にも症例数が規則的に増加しているため、ひとつの文化的現象に帰すことはできない。より厳密な意味において、ある「文化」がある症候群の「原因」ではあり得ないという事実は別にして、文化は個人に関する精神生物学や家族的背景の媒介を通して初めて作用するだろう。そのうえ、危険因子に関する疫学は、ある者には働き、他の者には働かない特殊病因のメカニズムを説明していない。

これらの研究の重大な弱点は、概念的なところにある。というのも、研究を支えているアメリカの研究者たちは、あたかも全体は部分の合計でしかないかのように、全体を部分に分離する分析が、全体の特性の理解に「十分である」ことが自明であると認めているように見えるからだ。さまざまな観察レベルの「間」の相互作用の研究を含む有機的な考察は現れていない。いかなる組織化モデルも提示されておらず、とりわけ社会文化的な領域に含まれる諸要因の列挙は、まさに現実離れしたものである。

女性の形態に対する文化的圧力に割り当てられた役割を例に取ってみよう。ライルは1939年に、戦争以来の若い世代の「痩身」の流行や、より「情緒的な」（エモーシャルな）ライフスタイルを考慮に入れて、拒食女性の数の増加を予測した。より最近では、1978年にブルックがこの議論を引き継いだ。つまり、モードがスリムな体のラインを評価することで拒食症の流行の原因になっているとされたのだ。新聞、ラジオ、映画、テレビは、愛され、尊敬され、賛美されるためにはスリムでなければならないと一年中、一日中ずっと繰り返す。そのようなスローガンは、男性よりも女性層に受け入れられ信じられるようだ。ガーフィンケルとガーナーは、もしこのような社会的圧力が拒食症候群の表現力を高めるのなら、この症候群はモデルやダンサーのような集団に特に頻繁に見受けられるはずだろうと仮定した。このことは、全く的外れではなかった。ただし、真の神経性食欲不振症と摂食行動障害の区別は、痩せていることが自分にとって明らかに都合が良く、医師の診断を受けない人たちにおいて曖昧であることを除けば、である。

いずれにせよ、社会学のレベルで問題は提起され続けている。なぜ、このようなスリムなタイプが理想としてもてはやされるのだろうか？　べベットとグリンは、この理想と女性の性的解放との関係を提示する。2人は、5世紀以降の理想の女性の3つのタイプを記述する。中世には、太り具合が多産の象徴だった。17世紀には、母性のシンボルである女性の胸部と臀部が強調される。一方、20世紀には、この母性のシンボルが消し去られ、これらの伝統的な役割の放棄が唱えられる。女性のスリムさは、運動能力や、生殖の拘束から解き放たれた性的特徴を象徴する。つまり、ある種の両性具有的な自立である。このようにして、性的・社会的自由の象徴として出現したものが、徐々に女性の身体を対象とする抑圧的で人間疎外的な機能を獲得したのだ。私たちは、肥満が健康や繁栄の「シニフィアン」だった時期からも空間からもかけ離れたところにいる。モードの社会的標識としての機能は、かつてはコルセットの着用のほか、足を包帯で縛る風習（纏足）に読み取ることができた。このような流行の理想に従うという欲望は、皆と同じスタイルを放棄することの表現として始まったのかもしれない。スリムであることと上流社会階級への帰属の関係は、このような紋切り型の行動の発展にとって根本的なものとして理解され得る。スーザン・ソンタグ[※57]によると、拒食症はこの見地から言うと、19世紀の結核に相当するという。非常に人気のある雑誌に掲載された「ビバリーヒルズ・ダイエット[※58]」は、激しい空腹、制限、食事の神話について論じることで、拒食女性のシステムと幻想をポップカルチャーの用語に翻訳

57.［原注］Sontag S., Against interpretation and other essays, Londres, Eyre et Spottiswood, 1967, pp.49-51.（高橋康也、他訳：反解釈。筑摩書房、1996）

58. ビバリーヒルズ・ダイエット。1981年にジュディ・マゼルが提唱した。食事を単純に制限するのではなく、摂取品目にこだわることによって理想的な体型を維持する方法であり、当時の有名人やセレブリティ層からの人気も高かった。

したと言えよう。

モードの神経性食欲不振症への影響について、私たちの見解は全く違う。私たちは、スリムであることの理想化、さらに現在では、女性の身体の筋肉強化の理想化を認めている――認めないでいられようか。食事制限の開始は、数キロ痩せたいという意識的な願望とともに起きることが多い。これは、文化的に正当であると認められた願望である。そしてまた、過度のスポーツ活動にも価値が与えられている。ところで、ラセーグの記述のすばらしさは繰り返し指摘されているが、それは、女性の体型に関する文化的な理想が痩身とはかけ離れていた時代のものである。ひとたび拒食状態に陥ると、拒食女性の言葉の中で彼女たちが「流行」に沿いたいと願っていることを確認できるような言葉は（太らないという強迫観念を流行に沿うという意味で曲解しない限りは）全く何もない。よりスリムになりたいという願望である発症要因はすぐさま、はるかに複雑な症候学における副次的な場に押しやられる。体重が戻るという恐れは流行などの「文化的」なものではないのである。

その一方で、研究（ブランチとユーマン）[※59]の対象とさえなったことでもあるが、大部分の女性（著者たちによると、拒食女性の親や友人の50％）は、拒食女性の外見に感嘆し、その自己抑制・規律の力を羨んでいる。

59.［原注］Branch C.H.H., Eurman L.J., « Social attitudes toward patients with anorexia nervosa », Am. J. Orthopsychiatry, 1980, 137, 631-632.

スリムであるという現代社会の理想に従うことを望んでいるのは、拒食女性たちではない。大部分の女性は、自分たちが熱望しているものを拒食女性がやすやすと実現することに感嘆するのだ。もっとも、同じ理由で、一般の女性が拒食女性に激しい敵愾心を引き起こさない限りにおいてではあるが。

それでは、拒食女性は現在のモードの先駆者であったのか？　もちろんそうだが、念のため言えば、それは彼女たちの願望ではないことを断っておきたい。彼女たちは事実上、スリムであることが流行となるはるか以前から存在していたのだ。拒食女性が今日、女性を特に魅了するのは、拒食女性の身体的・心理的特徴のいくつかが私たちの社会において評価されるという事実とおそらく無縁ではない。そもそも、これらの拒食女性の中には、自分の身体の外見を戯画化するまで演出する者もいる。

このような自制心、このような生理的欲求の支配は、神との一体性に到達することが目的とみられる「儀式的」断食が示すように、いつの時代にも評価されてきた。それは、フロイトの友人（ロマン・ロラン。1927年12月5日のS・フロイトへの手紙）によって宗教心の真の源を説明するために引き合いに出された、大洋的感情なのだろうか。大洋的感情とは、友人に『幻想の未来』を送ったフロイトの仮説に対するロマン・ロランの返答だった。拒食女性が自分の食事制限行為を否認することで感じる、禁欲的な満足感――これは、拒食症と体重恐怖症を区別するための明らかな特徴、いわば鑑別診断の要素だが――、ブルックやセルヴィニによると、この満足感は精神療法にとって確実な障害となる。すべての対症療法にとっても事情は同じではないだろうか。修道士（女）の感嘆すべき禁欲主義は、しばしば他者の病気の身体に対する多大な心遣いを伴っていることを加えておこう。同様に、拒食症の禁欲主義は、食事、特に家族との食事に対する大きな配慮と一対になっている。

拒食症の説明として引き合いに出されている他の文化的要因の中で、現在女性に割り当てられている社会的役割に固有のさまざまな矛盾がある。そしてさらに、新たな社会的制約への回答を与えるべき家族モデルの失敗を挙げておこう。より詳細な研究によると、通常与えられている紋切り型のイメージを超えて、拒食女性の家族の多様性を確認せざるを得ない。

女性の役割が十分明確に定義されていないと考える著者たちもいる。その結果、規範の中にいるという保証もなく、もはや規範が何かもわからなくなっているこれらの女性にとって、選択の（ここでは役割の選択の）自由は大きな代価を伴うようになる。レズリー・シュワルツ[※60]は自問する。「Is thin a feministe issue ? ――痩せていることはフェミニストの問題か？」

60.［原注］Schwartz D.M., Anorexia nervosa – Recent developments in research, op. cit. pp.83-94.

神経性食欲不振症が、ブラックアフリカのようないくつかの地域において見られないということがよく言われる。ジョルジュ・ドゥヴルーは、典型的な症例に出会ったことがないと、そのことを確認してくれた。アメリカではヒルデ・ブルック、オーストラリアではホール（1976年）、南アフリカではノリスが同様にこのことを確認した。

バカンとグレゴリー※61（1984年）が展開する仮説によると、典型的な神経性食欲不振症は、西欧の核家族に多く見られるのに対して、他の家族構造は個人と家族や社会との対立に他の解決策を可能にする、補正的な相互作用を促すという。

一方、モーズレイ病院のチーム※62は、アフリカ・カリブ系の3人の女性が報告されているが、わずかな症例しか報告されていないのは、これらの移民女性が医療機関をほとんど利用しないことに由来しているのではないか、あるいは体質的な次元の要因、さらには遺伝的な次元の要因が彼女たちをより保護しているのではないかと問うている。

レズリー・シュワルツ※63は、神経性食欲不振症を「culture-bound」（文化と結びついた）症候群という定義の枠内で検討することを提案している。しか

61.［原注］Buchan T., Gregory L.D., « Anorexia nervosa in a Black Zimbabwean », Br. J. Psychiatry, 1984, 145, 326-330.

62.［原注］Warren W., « A study of anorexia nervosa in young girls », J. Child psychol. Psychiatry, 1968, 9, 27-40.

63.［原注］Swartz L., « Anorexia nervosa as a culture-bound syndrome », Soc. Sci. Med., 1985, 20, 7, 725-730.

し、伝統的な比較文化精神医学は、西欧の診断体系を異なる文化の研究に適用させるに留まっている場合があまりに多い。

より最新のアプローチは、それぞれの文化が固有のカテゴリーをどのように創出するのかを観察することから成り、文化的次元の関心事の反映としての症候群と症状を分析している。この相対主義には難点がないわけではない。というのも、ある症状が潜在的に普遍的なものとして現れるとき、症状はそれぞれの社会に特有な修正を受けるのだが、相対主義は異文化間比較を不可能にするからである。「culture-bound」的な症状とは何か? この疑問は、未解決のままである。現在は、かくかくしかじかの文化において拒食女性が存在するかどうかはもはや探求されておらず、看護をする人の思考体系を考慮に入れて、看護をする人と病人との間で作用するものを理解し記述する試みがなされている[※64]。そのとき、問題はもはや症状が文化に関係しているかどうかではなく、この新しい概念が有用な研究の枠組みを提供するかどうかである。そこにおいては、神経性食欲不振症はもはや、心身相関的なパラダイムでも、流行病でもなく、概念化の支持体であるのだ。「文化との関係における」症状や普遍的な変化のない症状を突きとめ識別できるのは、摂食行動障害の連続体に関する入念な研究においてであろう。しかし、この考え方は、神経性食欲不振症が摂食障害のひとつであることをアプリオリな認識とし

64.［原注］Cassidy C., Ritenbaugh C., « Commentary », Cult. Med. Psychiatry, 1982, 6, 363.

て想定している。しかしながら、あらゆることが、このように当然に見える認識も自明ではないことを示している。

説明することへの情熱

精神分析学、社会学、人類学の領域から離れ、内分泌学と生物学の問題に取り組もう。私たちは、1975年から86年の間にフランスやアメリカで掲載された多数の生物学の論文を方法論的観点から読んだ。「最先端」と形容されるこの科学分野において、私たちは謎を解く鍵を探すのではなく（レジ・ド・ヴィラールが1982年のビシャ会議で生物学的な方法によって神経性食欲不振症に取り組むことは可能であろうかと自問したが……答えは出していない！）、最も厳密な科学的アプローチを見つけることを予期していた。しかし実際は全くそうでなかった。数十の研究論文から典型的だと思われるものをいくつか分析してみよう。

シュパンとヴニス・ド・ナントが1984年に『脳』[※65]に、「神経性食欲不振症の内

65.［原注］Chupin M., Venisse J., « Les troubles endocriniens et métaboliques de l'anorexie mentale : leur signification », L'Encéphale, 1984, 10(3), 125-129.

分泌・代謝障害」に関するきわめて入念で総合的な論文を発表したとき、２人のアプローチの仕方は非常にはっきりしたものだった。つまり彼らは、ひとつの構成要素を全体から分離し、それを現在のテクノロジーがもたらし得るすべてを使い研究したのである。結論は、アプローチ方法に劣らずはっきりしていた。彼らは、検討したホルモン障害と代謝障害のうち、多くを占めていたのは栄養失調の結果でしかないと指摘し、それを中枢神経の化学的な調節障害マーカーと思われるものと区別したのである。彼らの考えでは、性腺機能障害および「空腹—肥満」現象の抑制障害は、この中枢神経の化学的な調節障害マーカーに属しているからだ。だが現在、これらの調節の性質や関係する神経伝達物質の性質は、依然研究の対象分野であるか、さもなければ仮説の領域のままだ。

ところで、『停滞期における神経性食欲不振症のホルモン構成。身体的な諸要因との相関関係※66』を読むと、このような研究（そして同様の特徴をもつ多くの他の研究）の科学的重要性は認めがたい。これらの研究者たちは、病気の始まりおよび病気における生理の停止の開始は心理的な原因によるものであると断言したあと、ホルモンの測定値と身体的パラメーターの間に相関関係を確立しようと試みる。きわめて精巧な11のホルモンパラメーター（エストラジオール、トリヨードサイロニ

66.［原注］Buvat J., Buvat-Herbaut M., Racadot A., Lemaire A. Et al. « Profil hormonal de l' anorexie mentale à la phase d'état : corrélations avec certains facteurs somatiques », Annales d'endocrinologie, 1981, 42, 131-146.

ン、黄体形成ホルモン（LH）、卵胞刺激ホルモン（FSH）、黄体形成ホルモン放出ホルモン（LHRH）など）が、体重、時間、婦人科の病歴、という「心因性疾患」を扱うにはかなり粗雑である、3つの身体的データに相関させられている。しかし、参照された2つの体系が相関可能かという問題、言いかえるとゲームのルールが同じかどうかという点には一切触れられていない。この著者たちは相関関係が確立すると考えているが、結論を見ると、並列させて満足していることが示されている。2人はこう記している。「無月経の開始は心理的要因に依存しているが、それらの要因は、体重・時間・婦人科の病歴のパラメーターが主として介入する停滞期において、身体的要因に取って代わられる」（傍点は引用者）。もし私たちが、内分泌学における定量やその意味の表面的な科学性に左右されないなら、この研究全体の結論は次のように表現されるべきだろう。神経性食欲不振症において生理の停止は（ときには厳密な意味での拒食症に数カ月先行することもあるが、）これまでに知られていない要因によるものである。この無月経（そもそも拒食症に特有なものは何もないのだが）のホルモン上での影響は、しばらく経ってから測定することができる。このことは、著者たちが軽率にも言うように、心理的要因が身体的要因に取って代わられるということを意味していないのだ！　この影響は、体重が軽く、期間が長く、婦人科の病歴が多いといっそう大きいものとなる……。

　身体と心理の相関という考えをもとにする研究がすべて、同じく過度な単純化を被っているわけではない。ミュンヘンのフィヒテルと彼のチーム[※67]は、神経性食欲不振症のさまざまな側面を相関させ統合しようと試みた。患者24人における行動、態度、栄養摂取、内分泌に関し3年間にわたり研究したのだ。パラメーターは、制度化された基準（たとえば、フェイナーによって確立された診断基準[※68]のリスト）に従って選択され、個別に徹底的に研究された。研究が損なわれるのは、部分を加算することで全体を統合するときであった。「私たちのデータによると、視床下部系の機能不全はこの疾患においてほとんど特徴的なものではなく、主に栄養失調の結果であることを示している。コルチゾールと黄体形成ホルモン（ＬＨ）の分泌の関係、行動、態度、体重の増加は、他の研究者たちが以前に提示したよりさらに複合的である。黄体形成ホルモン（ＬＨ）の分泌モデルと拒食症の症候学の間に、明確な関係は打ち立てられないだろう」。少なくともこれらの研究者たちには、部分の総計が全体にならないことを認める誠実さがあった。

67. ［原注］Fichter M.M., Doerr P., Pirke M., Lund R., « Behavior, attitude, nutrition and endocrinology in anorexia nervosa », Acta Psychiatr. Scand, 1982, 66(6), 429-444.

68. ジョン・フェイナーらによって1972年に作成された精神疾患の診断基準のこと。研究用診断基準（RDC）やDSM-IIIはフェイナーの基準を発展させて作成された。

治すことへの情熱

1945年から1985年の間に刊行された神経性食欲不振症の薬物療法や生物学的治療法に関する文献[※69]を検討すると、理論的な厳密性の欠如や、「あらゆることが試されたし、過度に深入りしなければすべてが順調だ」とでも言っているような混乱した印象を受ける。さまざまな試みにおいて、すべての向精神薬を用いた化学療法が行われた。つまり、クロルプロマジン、インシュリンによる半昏睡状態療法、抗うつ剤、ドーパミン拮抗薬、リチウム塩などである。分析理論と新しい薬物の発見の絡み合いを認めるのは興味深い。リチウム塩と抗うつ剤は、一部の拒食症者の抑うつ的な側面に関する臨床評価に応じて使用されたのである。

その他では、比較に基づく仮説の利用が注目される。つまりこうである。アンフェタミンによる精神病においてドーパミン活動亢進状態がある。それではこのことを神経性食欲不振症に置き換えてみよう！　ところで、ある「補助物」がすべての薬物の試みにずっと共通している。それは、隔離を伴った入院である。私たちは、この実践を問い直すいかなる精神医学の論文にも出会わなかった……。

69.［原注］Sarantoglou G., Venisse J.-L., Besançon G., « Thérapeutiques médicamenteuses et biologiques de l'anorexie mentale », in L'anorexie mentale aujourd'hui, Grenoble, La Pensée Sauvage Éditions, 1985.

他の治療の試みでは、向精神薬を使用しない化学療法が行われている。内分泌専門医が最終的に正しいのだという希望は常に残っている。しかし、行動の変更を望むときに決定的な区別となる、ホルモン障害は原因なのか結果なのか、という問題は解決していない。

精神外科医も手をこまねいているわけではない。1970年にラブカリエとバレス[70]が、「電気けいれん療法は、まさに拒食女性の感情の調節や病的な意識に対する中枢性の作用があるので、最も効果があり、最も確かで、摂食の不安を最も減らすことの可能な方法である」という事実を強調した。

精神外科は1973年にクリスプとカルーシー[71]によって再度言及される。彼らは治療した250人の患者のうち5人にとってロボトミー（前頭葉白質切除）を「最後の頼みの綱」とみなしている。たとえ、これら5症例のうち1人が自殺し、そのことでクリスプとカルーシーが病人に「新たな身体的な現実」を受け入れるための心理療法を「熱心にそして真剣に」勧めることに至ったにしてもである。近く市場にマイクロサージェリー[72]が現れると誓っても良い！その前兆として、1983年にデニケールとスシーニ[73]による、神経性食欲不振症におけるCTスキャン（レントゲン写真型検査）の寄与に関する論文が発表

70. ［原注］ Laboucarie J., Rascol A., Karkous E., Queritet M.-C., et al., « L'anorexie mentale. Données résultant d'une expérience clinique et thérapeutique de 173 cas », Revue Médicale de Toulouse, 1966, 2, 193-210.

71. ［原注］ Crisp A.H., Anorexia nervosa : Let me be, Londres, Academic press, 1980.

72. マイクロサージェリー microsurgerie。顕微鏡下で行う外科手術。

された。その論旨は次のとおりである。神経性食欲不振症は、性腺軸の視床下部の損傷を示す心身相関の病気である。したがって、脳レベルまで損傷を観察するべきだろう。気脳性の脳波記録法[※74]は難点がないわけではない（！）ので、より侵襲性の少ないＣＴスキャンが体系的な研究を可能にするだろう。実際、知能を損傷することなしに可逆性の脳萎縮が観察され、病因に関するさまざまな仮説が提示されている。

まず比較によるひとつの仮説がある。そこでは、副腎皮質機能亢進症において同様の画像が見受けられるということで、尿遊離コルチゾールの増加（Cushing 症候群）が言及されている。しかし、この増加は、神経性食欲不振症において頻繁には起こらない（ここで研究された症例数は10であることを記しておこう）。２つ目の仮説は、細胞内外の区画の不均衡を関与させるものだ。結果は、脳萎縮の画像は、神経性食欲不振症の心身症的性質を裏づけている！　この「心身症的性質」は基本的前提なので、補足的な検査によりこの種の前提が確認され得ることを認めるのはかなり難しい。治療に関しては、たとえ著者たちが、神経性食欲不振症のプロセスが心理的混乱によって基礎づけられていることを認めているにしても、「器質的異常を修正する

73. Deniker P., Susini, J.-R., « Apport de la tomodensitométrie cérébrale dans l'anorexie mentale », Entretiens de Bichat, 1983, 217-218.

気脳性の脳波記録法 électroencéphalographie gazeuse。CT がなかった時代には、脳脊髄液を抜いて脳室の中に空気を入れてからレントゲン写真を撮影する侵襲的な方法が使われており、これを気脳写と呼んでいた。ここで言われているのは、おそらく同様の手法で脳波記録をとるということであろう（実際にはこのような検査は行われていなかったと思われる）。

こと」を提案している。この「修正」は、このプロセスの純粋な否認ではないのだろうか？　そこで著者たちは、困難を漠然と意識しながらこう付け加える。「体重喪失の結果生じた器質障害の存在は、精神療法の助けと同時に、「契約」によって受諾された再栄養摂取の治療を必要とする」。「契約」によって受諾する拒食女性を再び栄養摂取させる？　それこそ実現するのが最も難しいことではないか？　これで問題はほぼ解決したとし、拒食症の治療問題に関しさらにこれ以上無知でいられるのだろうか？

著名な栄養学者で医師のマリアン・アプフェルバウムは、彼自身が「マンダリン的」[※74]と形容する立場を掲げる。[※75]「私は、最近の若い女性の拒食症をどのように治すかを知っている。つまり、拒食症も若い女性も年を取ってはならないのだ。それゆえ、精神分析家は若い拒食女性を治すことができる治療者がほかにいることを知るべきで、彼女たちをその治療者のもとに行かせなければならない。結果は1年間の体重の曲線につれ評価され、それ以上は必要ない」。入院させずに、アプフェルバウムは病人たちにはっきりとこう言う。「もう見飽きた。あなたたちといるのは退屈だ。症状はみんな同じでありふれている」。そして彼はコンピュータを使って適切な栄養再摂取のための処方を作成する。彼は加えて言う。「そしてこれで、さよ

74. マンダリンとはそもそも中国清朝の高級官吏を意味するが、有力者、大学教授などの意味に使われる。

75. ［原注］ Apfelbaum M., « De rien à n'importe quoi », L'Ane, 1983, 4, 36-37.

うならだ……。私はこれがすべてうまく行くということを知っているので、効果的に治療することができる。たとえ、再発という大きな問題が予想どおり起きるかどうか知ろうとする、勇気や好奇心のある女性たちが中にはいるにしてもである。私は、1年間、患者一人ひとりを観察する。それで終わりだ……。彼女たちは、5年、10年、20年後、また病気になるのだろうか？　私にはわからない」。

マリアン・アプフェルバウムには少なくとも、明晰さと信念を兼ね備えているという長所がある。彼は精神科医ではないので、隔離を課すことによって自分の権威を行使せず、「われを愛する者われに従え」型の、ある種の受け身で誘惑者的な直接行動主義を取る。神経性食欲不振症を純粋な摂食障害とし、治療法の唯一の論理的結論を引き出す。再摂食計画である。この治療は非常に退屈なので、マリアン・アプフェルバウムがあくびをするのは当然である。しかし、彼が1年後に眠り込むのは残念である。拒食症のいかなる真剣な治療も、適切とみなされる評価基準（ここではもちろん体重である）がどうであろうと、これほど短い時間では評価され得ない。実際、全体として「短期的には」すべてうまくいく。長期的には、今日に至るまで、統計値を向上させたものは何もない。成功が50％、失敗が50％である。

情念の生物学。[※77]このようなタイトルは大いに期待がもてるように私たちには見えた。

76.［原注］Vincent J.D., Biologie des passions, Paris, Ed. Odile Jacob, 1986.

ついに、ヴァンサンのおかげで、生理的なものと精神的なものの間の関連づけを見出したと思った。ところで、ヴァンサンは何を言っているのだろうか？　彼は、情動行動（飢え、渇き、怒り、喜び）の研究を導入しようとして、神経性食欲不振症を情動行動のひとつの反例、情動行動の消去として示した。「この疾患を特徴づけるものは、非空腹、完全な満腹の状態であり、その状態は病人にあらゆる食物を拒絶させ、致命的な痩せへと追い込む。知性はしばしば鋭敏で保たれているにもかかわらず、拒食症者の全人格は、生活に必要不可欠な行動の妥協不能な拒絶によって変貌させられる。欲望より強い非欲望、欲求の破棄、自分の痩せを認知することの拒否、食事への強迫的な恐れが見られる。これは、理性は無償のままだが情動の障害を回避できなくする消極的な熱情性狂気《folie passionelle》の典型例である」。

　ヴァンサンがこの疾患を特徴づける際に誤った臨床観察から出発していることを本当に残念に思う。ラセーグの観察においては、若い娘は消化の苦しみを避けるために食べないのであって、食欲の欠如からではないと言っている。彼女たちは空腹であるだけでなく、空腹感を覚えなくなったときには、空腹の感覚を積極的に探し求める。問題になっているのは、「非空腹、完全な満腹」の状態ではないし、また「行動の断固たる欠如」でもなく、反対に、空腹の感覚の情熱的とも言える積極的な探求、そして満腹感に耐える能力のなさである。欲求は少しも破棄されていないが、欲望が欲求より強いのである。続いてヴァンサンは、ひとつの仮説に言及する。その仮説によると、「食欲を引き起こすのを促す物質の欠如か、あるいは反対に満腹感を起こす要因の過剰かのどちらかを問わず、生化学的性質の何らかの要素が拒食症者の脳において働いている」。そうであっても何ら不思議はない。ただ、さまざまな研究が進行中ではあるが、正しい臨床観察から出発すべきであろう。科学者たちはこのことを少し別の分野に置き換えてみて、対象に対するフェティシストの情熱がその対象によって引き起こされるのか、あるいはホルモン分泌によって引き起こされるのかを問うべきだろう……。

ここでもまた、状況は見かけより複雑である。現在、異なった諸レベルによって細分化された研究がなされているが、レベル間での相互作用の総合的理解が可能になるときはまだ来ていないようだ。認識論全体が問い直されないかぎり、おそらく他の科学分野のモデルがこれらの組織化のシェーマを提供してくれるだろう。臨床症候学の観点からは、神経性食欲不振症とある種の共通点をもつ薬物中毒に関して、問題はほぼ同じように提起されるが、それは同時に医学の無知を暴露する問題提起の仕方である。薬物中毒の臨床を前進させるために、専門家（クロード・オリヴェンシュタイン[※78]を超える専門家がいるだろうか）ならば、他の分野を統合せざるを得ないと感じるのである。「現代科学以前には原子力物理学がなかったのと同様に、精神分析学、神経

77. クロード・オリヴェンシュタイン Claude Olievenstein（1933-2008）。薬物中毒を専門とするフランスの精神科医。『老いのレッスン』が邦訳されている（紀伊國屋書店、1999）。

化学、神経生理学、さらには熱力学、相対性理論、アンリ・アトランの自己制御システムや不安定平衡に関する諸理論を現在のように獲得する以前には、薬物中毒の臨床はなかったかもしれない。薬物中毒の臨床が、あらゆる純粋精神医学や純粋心理学のように、個体発生的であれ系統発生的であれ、構造的であれ場所論的であれ、現象のほぼ線形な秩序を前提とするかぎり、薬物中毒の臨床はなかったかもしれない。このことにおいて薬物中毒の臨床は、固体力学より流体力学にいっそう類似している。（……）薬物中毒の臨床は、不確かな時間に突発した不確かな出来事に科学的方法を適用することを強いるのである」[※79]。

思想史教育は、世界観の変化はただひとつの局部的な出来事によってではなく、全く異なった規模のさまざまな動揺の収斂によって引き起こされるということを教えてくれる。

たとえば、量子物理学と精神分析学の収斂は、これらの分野が私たちにとって非常に離れていると思われるだけにいっそう驚かされる（専門家ではないが関心のある読者はこのテーマに関する最も明晰な論文[※80]を参照してほしい）。そこでは、連続して見えるものの中に不連続性（量子力学における光の二重の性質、つまり連続した波動の性質と不連続な粒子の性質。フロイト理論においてはパロールの中の不連

78.［原注］Olievenstein C., Destin du toxicomanie, Fayard, Paris, 1983.

79.［原注］Jadn J.-M., « Physique quantique et psychanalyse », LeFeuillet, 1986, 12, 19-29, Coret A., Comment la théorie quantique peut-elle s'entendre ?, ibid., 11-18.

続性）を導入することで認識論の根本的な再検討をもたらした2つの科学分野が間違いなく問題となっている。おそらく、他の分野でも矛盾と無理解が認識論を進歩させることだろう。

現在のところ、神経性食欲不振症は依然謎に満ちたままであり、次に挙げるようなさまざまな面においてスキャンダラスなものであり続けている。[※81]

――個人に関して：すべて自分一人でやろうとする意志、身体に対する完全な制御の意志、欲求、意識、摂食や性的な禁欲、第二次性徴の拒否、不満な状態に対する執拗で理詰めの拒否が、何らかの形で、あるときは賞賛を、あるときは嫌悪や拒否や無理解を生み出さずにはおかない。

――家族に関して：拒食女性は、外見上は団結し、私たちの社会規範にかなったような家庭において最も頻繁に発生し、社会の基本構成単位としての家族に疑問を投げかける。誰もこの問題提起から免れることはできない。

――共同体に関して：豊かな社会に見られる飢餓行為は、むしろ上流社会階級に関わっている。（特にイギリスにおける）フェミニストによる拒食症の取り込みの試みは、私たちの社会における女性の隷属という大きな問題を拒食女性に担わせることもまた可能であるということを示している。よってハンガーストライキは、ある種の理

80. ［原注］Jeammet Ph., L'anorexie mentale, Encycl. Med. Chir., Paris, Psychiatrie, 1984, 2, 37350 A[10] et A[15].

想的女性像に対するストライキかもしれない。「空腹感もなく、休息もなく、愛もなく」[※82]、この言葉はヴァレリ・ヴァレールの言う「私は彼らには屈服しない」と出会うとき、拒食女性の存在を認識する表現であり得るだろう。このことは、あらゆる譲歩は拒食女性にとって裏切りであることを私たちに叩き込んでくれるに違いない。２つの英単語「disease」と「illness」は、フランス語では同一の訳語「maladie」しかないが、この２つの英単語は、常に客体的なものとして取り扱われてしまう恐れのある、あの避けては通れない主体的な次元を特徴づけてはいないだろうか？

結論を下すのは危険が多いと思われるので、過去への小旅行を提案したい。それは、精神物理学の手法のおかげで、ある司法官が快楽を直接測定する方法を考え出した時代への回帰である。作品のタイトルは、『味覚の生理学、あるいは、超越的美食学をめぐる瞑想録―パリの食通たちに捧げられる理論的、歴史的、時事的著述』だが、『味覚の生理学』[※83]のタイトルでより知られている。

81. ［原注］Raimbault G., Clinique du réel, La psychanalyse au frontières du médical, Paris, Seuil, 1982.

82. ［原注］Brillat-Savarin, La physiologie du goût, Belley, Libraire Gustave Adam, 1948(nouvelle édition publiée d'après l'édition originale).

83. ジャン・アンテルム・ブリア＝サヴァラン Jean Anthelme Brillat-Savarin（1755-1826）。フランスの法律家、政治家で美食家と知られる。

ブリア＝サヴァラン※84は、食べものに対する欲望を実験的に計測する方法を想像した。「私たちは、成功を奪い取る成果を得て研究に従事した。私たちがここに（……）美食家判定法の発見を発表することができるのはこの辛抱のおかげである。この発見は19世紀の名誉となるべきものである。（……）この判定法は、次のような言葉で書き込まれた。評判の高いすぐれた風味の一品が給仕されるときは必ず、会食者を注意深く観察し、その容貌に恍惚の表情が浮かばない者はすべて失格者として評定されるのである（……）」。

ブリア＝サヴァランが考えたように、私たちの目に彼をこれほど現代的に見せるのは美食家判定法でも会食者の行動の観察でもない。ロラン・バルトによる『味覚の生理学』の再版の序文の言葉に注目しよう。「美食家判定法によってブリア＝サラヴァンは、どれほど考えが奇抜であろうと、非常に重大で現代的な2つのファクターを考慮に入れている。それは、社会性と言語である。彼が実験のために被験者に出す料理は、彼らの社会階級（所得）に応じて変わる。貧しければ、子牛の腿肉、ウフ・ア・ラ・ネージュ。中流ならば、牛のフィレ肉や天然イシビラメ。金持ちなら、トリュフ詰めのウズラの牛骨髄入りソースやメレンゲ・ア・ラ・ローズなどなど。このことは、味覚は文化によって、つまり社会階級によって形成されることをほのめかしている。さらに、驚くべき方法だが、味覚の快楽を読み取るために（これが実験の目的だから）、ブリア＝サヴァランは、身振り（おそらく万人に共通しているであろう）ではなく、最高に社会化されたメディアである言語を検討することを提案する。言語表現は、味わう人の社会階級とともに変化するからである。貧しい人は、ウフ・ア・ラ・ネージュを前に「うまい」と言うだろう。一方、プロヴァンス風ズアオホオジロに対し金持ちの口からは、「あなたの料理人はなんて素晴らしい人なのでしょう！」という言葉を引き出すであろう」。ブリア＝サヴァランは、ラカンによって再び取り上げられるフロイトの仮説を見事に先取りしている。その仮説によると、言語の機能は、知らせることではなく喚起することなのである。

私たちは、私たちが選んだ4人の登場人物の人生の研究のために、ブリア＝サヴァラン、フロイト、ラカンに負っているものを否定することはできないであろう。あらゆる精神分析家のように私たちは、言葉、テクスト、書かれてあるもの、発言について検討した。表面上は、それは時には私たちを私たちのテーマから遠いところに連れていくこともあった。ひとつの手がかりが、謎の鍵を見つけるために、探偵を発見から発見へと導くように。

参考文献

Brusset B., L'assiette et le miroir. L'anorexie mentale de l'enfant et de l'adolescence, Toulouse, Privat, 1977.
Chantelet N., Le corps à corps culinaire, Paris, Seuil, 1977.
Changeux J.P., Entretien avec M. Mounier-Kuhn : « Les science du système nerveux vivent aujourd'hui une révolution », Le courrier du CNRS, avril-juin 1984, 5-11.
Dolto F., L'image inconscient du corps, Paris, Seuil, 1984.（榎本譲訳：無意識的身体像——子どもの心の発達と病理１、２。言叢社、1994）
Freymann J.-R., « L'a-structure anorexique », Apertua, 1988, 2, 63-75.
Hurstel F., « La fonction paternelle aujourd'hui : problèmes de théorie et questions d'actualité », Enfance, 1987, n°40(1-2), 163-179.
Lacan J., Écrits, Paris, Seuil, 1966.（佐々木孝次、他訳：エクリⅠ、Ⅱ、Ⅲ。弘文堂、1972、1977、1981）

第2章

拒食の女帝、シシィ

THE QUEEN OF ANOREXIA, SISSI

分解し、還元し、説明し、特定すること……。
それは、知性にとって確かに利得に違いない。享楽にとって明らかに損失なのだから。

G・カンギレム

シシィ、このヨーロッパで最も美しく、しかもこのうえない権力をもった女性には、ある強迫観念があった。それは、体重が50キロ（身長は172センチだった）を超えないこと、である。

ウィーンの人々の反感を買う一方で、ハンガリー人のあいだでは絶大の人気を得ていたオーストリア皇妃シシィは、世間を騒がせることもあったが、ヨーロッパ中で崇拝された。シシィは15歳のときに、オーストリア皇帝フランツ・ヨーゼフと結婚し、ハプスブルク家の一員となる。彼女の仕事は、「結婚すること、皇妃でいること」[※1]だった。もちろん、子供をもうけること（特に男児を産むこと）もだ。

フランツ・ヨーゼフはまさにシシィにひとめぼれをした。一方シシィは、皇帝としての夫は好きになれなかったので、彼そのものを愛そうと努めた。ハンガリーに関することは以外は政治に関心がなかったし、またオーストリアの文化にも無関心だった。彼女は、できるかぎり皇妃の務めを引き受けたが、礼儀作法を守り体現するという役割は、自分の存在を否定し、自分を迫害するものだと感じ、決して受け入れようとしなかった。

自分の身体を崇拝することが、シシィの生活の大事な営みのひとつだった。ふくよかな貴族女性はせいぜいパラソルの開け閉めぐらいしかしなかった時代としては、こ

1.［原注］Morand P., La Dame blanche des Habsbourg, Paris, Librairie Académique Perrin, 1980, p.16.

れは驚くべきことである。そのうえ女性たちは、それで満足しており、痩せた女性や細い女性は流行のものではなかった。

シシィは、きびしい食餌療法を自分に課した。食事は、卵であれ、乳製品であれ、オレンジであれ、肉汁であれ、1品で済ませた。きわめて派手な贅沢の中にありながら快適さを拒絶した生活を送り、極端なまでに体を動かした。しかし、運動でシシィが疲れることは決してなかった。前代未聞のことだが、シシィは化粧室の中にジムを作らせ、長時間、器械体操をし、その後で水浴をした。これに加え、時期によっては、選りすぐりの騎手をもくたくたに疲れさせるほど乗馬をした後、6時間を超えるハイキングをした。途中、時々訪れていた精神病院にでも立ち寄らないかぎりは、侍女たちは誰も、シシィについていくことはできなかったという。

シシィが23歳となる1860年以降、彼女は、自分にとって生きがいとなるもの（可愛がっていた動物たち、夫との2人だけの食事、1人きりの散歩、子供たちのところへの不意の訪問）がすべて禁止されていたウィーンを離れた。孤独で傷つきやすく、さらには失望した彼女は、すぐに冷めてしまう一時的な情熱にまかせ、際限のない旅に出るようになったのだ。シシィはこう記している。

「私はカモメのように漂っていたい
自由に、波の上を
私の住まいはどこにもない」

しかしながら、モーリス・バレス[※2]によると、シシィの遍歴には、渡り鳥が見せるおだやかな規則正しさや、決然とした態度のようなものは何もなかった。むしろそれは、休息したり何らかの目的に向かったりすることを許さず、やみくもに羽をばたつかせる、故郷を失った魂のうつろいであった[※3]。

「ハプスブルク家の人々は、アトレウス[※4]の子孫のような殺人者の家系ではない。むしろ殺された者の家系である[※5]」。シシィ自身、驚くほど数多くの死別を経験した。最も彼女に打撃を与えたのは、おそらく子供たちの死である。長女のゾフィーは2歳半で亡くなり、皇位継承者だったルードルフは31歳で自殺する。今日もマイヤーリングの伝説[※6]として語り継がれる自殺である。シェークスピアの登場人物のような従兄弟のバイエルン王ルートヴィヒ2世は、軟禁中に水死する。シシィは彼に非常に

2. モーリス・バレス（1862-1923）。フランスの小説家、政治思想家。

3. ［原注］Christomanos C., Élisabeth de Bavière, Impératrice d'Autriche, Pages de journal. Préface de Maurice Barrès, Paris, Mercure de France, 1986.

4. アトレウス。ギリシア神話に登場するミュケーナイの王。多くの殺人を犯した。

5. ［原注］Morand P., op.cit., p.8.

6. マイヤーリング事件。1889 年に起こった、ルードルフと男爵令嬢マリー・フォン・ヴェッツェラの心中事件のことを指す。不倫愛の末の情死と考えられているが、暗殺説もある。

親近感を抱いていたとされ、死亡時、ルートヴィヒ2世はシシィに会いに行こうとしていたとも言われている。また、義弟マキシミリアンはメキシコで残虐な方法で処刑され、妹のアランソン公妃のゾフィーは慈善バザーの火災[※7]で亡くなっている。さらに、姉ヘレネも死去する。このヘレネこそが両親、義母や最も親しい友人たちによって、当初、皇帝フランツ・ヨーゼフとの結婚が予定されていたのであり、いわば、シシィがヘレネの代理となったのだ。

シシィ自身、ごく若い頃から死ぬことを夢見ながら、よく言っていた。「私は、このほんの小さな隙間から、煙のように逃げ去るのです」と。1898年に61歳で暗殺されたとき（犯人は裁判で「仕方がなくやった！」と言った。この男はアナーキストで、オルレアン公爵を殺そうと計画していたのだが、公爵が直前に旅行を延期したのであった）、彼女は自分の願いがかなったことに気づかなかった。心臓にまでも達した激しい短剣の激しいひと突きさえ感じることなく、不意をつかれたように、一人死んでいくのである。

7. 慈善バザーの火災。1897年5月にパリで起きた火災を指す。映画の上映技師の不手際によって出火したと考えられている。

幼年期から結婚まで

シシィが受けた教育は、権力や名誉を追い求めたり、そこから何らかの快楽を引き出したりするようなものでは全くなかった。今では、シシィは幸福な幼年期を過ごしたと考えられている。なぜなら彼女は、当時の女性が受けていた貴族教育の厳しい拘束を奇跡的に免れていたように思われるからである。しかし両親は2人ともバイエルンの王家一族の出身だった。いったいどういうことだろうか?

シシィの母親ルドヴィカは、バイエルン王家の9人の王女の1人だった。結婚適齢期になると彼女は、政治という巨大なチェス盤のひと駒となり、結婚を自分で決めることはできなかった。姉妹たちはみんな、不幸ではあるが華やかな結婚をした。輝くばかりに美しいルドヴィカだけが、唯一従兄弟のマックス公との結婚によって社会的に地位を下げた。マックス公は、王家の分家出身で、夫妻にはミュンヘンの宮廷での公務が全くなかった。このため2人は貴族的な暮らしをまぬがれ、自分たちの好みのブルジョワ的な田園生活を送ることができたのだ。しかしながらルドヴィカは、社会的により恵まれていた姉妹、特に3歳年上の姉ゾフィーに対して、うやうやしく、しかも隷属的でさえある態度をとった。ゾフィーを自分の子供に手本として示すなど、うまくはいかなかったものの、ゾフィーからの特に教育に関する忠告にはしっかりと従うよう努めた。

ルドヴィカは自分の母親がいつもこう言うのを聞いていた。「結婚すると女はとても見捨てられたと感じるものよ」。ルドヴィカにとって、夫のマックス公との結婚生活はあまり幸福ではなかった。夫は結婚してすぐに、ルドヴィカを愛していないと告げ、ブルジョワ女性たちとの関係を続けた（そのうえ、夫は女たちと幾人もの子供を作った）。夫は旅行から帰るごとに妻に子供を1人ずつもうけた。旅行に出ることが多く、都合8人の子供に恵まれ、シシィはその3番目だった。

後年、シシィの末娘マリー・ヴァレリーは婚約時の日記に、母親のシシィが結婚を「人間の本性にもとる」と思っている、と記している。

ルドヴィカは田園や自然が好きで、政治、宗教、外見、礼儀作法などには気をかけなかった。自分が受けたリベラルな教育を誇りにしており、子供たちにもその教育を伝えた。そして、当時の慣習に反して子供たちを1人で育てた。ルドヴィカはおそらく、夫からは決して得られなかった喜びを子育てから手に入れていたのだろう。しかし、自分の娘たちに示した女性としてのモデルは、曖昧であることを否めない。ルドヴィカの結婚は愛情面では失敗であるが、母性と生活によって満たされているように思われる。その反面、娘たちが、愛情面では違っていても、社会的には、自分の姉妹のような人生を送ることを公然と願っていたからである。

夫のマックス公は、繊細で教養があり、とても庶民的で風変わりな男だった。彼は、家庭教師と個人的に勉強する代わりに、公の学校に通った後、ミュンヘン大学（歴史・科学）に入学する。読書、旅行、詩作などのほか、チターの演奏が好きで、市民階級の学者や芸術家らと付き合った。マックス公の政治的な意見は、彼が匿名で雑誌に発表した多くの歴史記事が物語っているように、リベラルで民主的だった。1848年の革命時（シシィは当時10歳だった）には、バイエルンの王室一家がマックス公の館に逃げ込んだ。ミュンヘンを揺るがす騒乱の間、民衆から制裁を加えられる危険が少ないと思われたからだ。

マックス公は、他の王族と同様に地中海諸国に対し強い関心をもっていた。しかし彼は自分のために新古典主義の記念碑を建設させることなどはしないで、自分でそこを訪れた。

また彼は、館の中庭にサーカスを設営させて、自分で乗馬や兵隊のアトラクションの出し物を演じた。その一方で当時、神経衰弱の発作、あるいは人間嫌いの発作と呼ばれていたものに苦しんだ。在宅時、子供たちとの関係は全く自由で、行動を制約したり作法を強要したりすることはなかった。これは、親、特に父親と子供を隔てるという、当時の慣習とは大きく違っていた。

シシィが父親に最も愛された娘であるということは、おそらく伝説であろう。それは、兄弟姉妹よりもシシィの幼年時代のほうが明らかによく知られているということだけなのだ。彼女が父親を好きだったということ、父親に似ていたということは確かである。シシィは、家庭教師と勉強するよりも、父親と一緒に田園を歩き回ったり、さらには父の愛人を訪問したりすることのほうが好きだった。ルドヴィカが子供に課そうとしたわずかな貴族教育も、マックス公によって強く批判された。彼は自分の意のままに生き、子供たちが望むのなら自分の世界に彼らを引きずり込んだ。マックス公はシシィのよき理解者であるというよりも、儀礼的ではなく、自然を慈しみ、社会的地位にかかわらず他者を尊敬するという生き方や考え方を教え込んだ人物である。マックス公は、自分の望みや意に従い、娘の教育を根底から覆し、娘を一種の遊び仲間のように扱った。彼はまた、女性性によって構成される社会構造へとつながる道をすべて崩してしまった。もっともマックス公には、シシィが一人前の女性になるのを見る時間がほとんどなかった。というのもシシィは婚約時まだ15歳だったからだ。シシィの結婚に関しては、マックス公は妻からも義姉ゾフィーからも全く無視された。さらに、この既成事実を前に、形式的な同意を与える必要すらもなかった。それはバイエルン王のマキシミリアン2世の役目だったからである。妻から男としても父親としても否定された彼はまた、社会的な価値もなかったということになる。そしてシシィが家を出て行くと、彼はもう彼女のことを気にかけなかった。

子供たちを結婚させるのは、ルドヴィカの役目だった。本当は長女のヘレネがフランツ・ヨーゼフと結婚することになっていた。シシィは自分の失恋の苦しみから気を紛らわせるため、婚約者2人が出会うことになっていた旅行に加わっただけなのだ。シシィの失恋は、後の皇妃としての人生に比べて過小評価されがちだが、そこには既に、挫折と死の刻印が押されていた。母ルドヴィカもまた結婚の前に失望を味わったことがある。ルドヴィカと未来のポルトガル王との恋愛は、バイエルン家が望む同盟関係には適さないということで結婚には至らなかったのだ。

シシィが夢中になった若い男は、父親のマックス公に仕えていた者で、将来の展望は何もなかった。男はただちに宮廷から遠ざけられた。その後彼は病気になって宮廷に戻るが、まもなく死ぬ。シシィの苦しみは、重い抑うつ状態に非常に似ていた。ルドヴィカは娘をそこから抜け出させようと気晴らしをさせ、さらにはフランツ・ヨーゼフの弟で従兄弟にあたるカール・ルートヴィヒと近づけようとする。カール・ルートヴィヒは、幼い頃からの遊び仲間で、既にはっきりとシシィに恋しているのが見て取れた。

全く意外なことに、フランツ・ヨーゼフがシシィにひとめぼれをし、皆を驚かせる。もちろん一番驚いたのはシシィだった。

「皇帝はどうして私なんかを気に入るのかしら？　こんなに取るに足りない人間なのに！」

　そもそもシシィは、誰から見た自分がそれほど「取るに足りない」とみなしていたのだろうか？

　シシィが受けた教育からすると、配偶者の選択において、自分の感情は関係ないものであった。また、シシィが自分を大事にしてくれると思える人はわずかしかいなかった。父親と初恋の相手ぐらいだ。しかしシシィは、父親が自分の将来に興味がないことを知っているし、初恋の相手は死んだばかりだった。

　フランツ・ヨーゼフがシシィを選んだところで、この結婚に象徴されるオーストリアとボヘミア間の同盟関係には何の変化ももたらされなかった。ルドヴィカは当然、シシィが皇妃としての職務に順応する能力があるかどうか非常に心配していたが、相談に乗るというよりは警告するに留まった。すっかり怖気づいたシシィは、事態をより人間的な次元に置き戻そうとする。

「私は皇帝をとても愛しています。彼が皇帝でさえなかったらいいのだけど！」

　しかし、後にルドヴィカがくり返し言うように、「オーストリア皇帝を追い払うわけにはいかない！」のであった。

金の鳥かご

監獄の中で目覚めると、
手には鎖がつながれていた。
郷愁は膨らみ続け、
自由よ！　おまえは私から奪われた。

オーストリアのエリザベート「詩篇」

シシィの人生と、今日の拒食女性の人生に共通するものはあるだろうか？
拒食女性は、自分の家庭環境を仕事、義務、死者の世界として、あるいは欲望、幸福、生のない世界として描写する。しかしシシィが生まれたのは、そのような世界ではない。
シシィは15歳で、仮面を被った表象《うわべ》の世界に入る。そして人々はシシィをその世界にはめ込もうとした。そこはまた、役割のために個人の欲望が押しつぶされる世界でもある。さらにシシィはごく幼い頃から、彼女の時代や、世界史とも重なる彼女の個人史に特有な、〈死〉との関係によって印づけられていた。19世紀のオーストリアでは、死は生の一部だということが人々の間で広く信じられていた。宮廷、庶民の間を問わず、日常生活において見受けられる死の崇拝や、複雑で金のかかる礼式がそのことを示しており、これらはただ単なる派手好みというより、より深い確信からきていた。[※8] 死者や過去に対する度を越した敬意は、生者への無関心を助長し、変化に対する敵意を表す。フランツ・ヨーゼフの統治が例外的に長かったことが、このことを端的に象徴している。

オーストリア帝国には、分裂へと向けてゆっくりと進む衰退の空気が充満していた。そのような中で、死は解放の約束であり、生における重大な経験のように思われていた。頻繁に死に見舞われていた皇室においても、自殺が頻発するインテリ層においても、死は緊密に生の一部であった。

ブルーノ・ベッテルハイム[※9]は、帝国の劇的な衰退の中に、「ウィーンの文化的エリートを外界から孤立させ、内省に向かわせた」理由を見ている。彼は次のように説明する。

「知的エリートは、崩壊しつつある帝国で自分自身の周りに起こることを全く重視せず、内なる世界にすべての注意を向けていた。エリートたちは、外界の変化より、それまで隠されていてほとんど知られていなかった人間の内面のほうが興

8. ［原注］Johnston W.-M., L'esprit viennois, Une histoire intellectuelle et sociale, 1848-1938, Paris, PUF, p.204.

9. ［原注］Bettelheim B., « La Vienne de Freud », in Vienne 1880-1938, L'apocalypse joyeuse, Paris, Éditions duCentre-Pompidou, 1986.

味深く重要だと思っていたのだ」。

米外交官ジョン・モトリーが[※10]「住民全体が、おそらく最も読書をせず、最もダンスに興じている都市」と評したウィーンは、侵入してくる頽落と懸命に闘っていた。ロベルト・ムジールが「陽気な黙示録」と表現したムードが住民全体に感じられていた。というのも、ハプスブルク帝国の凋落は、ウィーンの文化生活の絶頂期と軌を一にするからだ。しかし、文化的エリートは、主として中産階級の人々であり、貴族階級には入り込んでいなかった。宮廷での大舞踏会は、社会の上流階級だけのものだった。ただ宮廷での大きな行事（結婚、誕生日）だけが皆で祝われた。帝国を祝うことで、その衰退の深刻さを否定したのだ。[※11]死以上に現実的なものは何もないという雰囲気の中で、外の現実を前に繰り返しなされる逃避は、死の欲動[※12]に対し戦う快原理[※13]の支配を連想させる。

「たとえ、あるオーストリア人が同時に、シェークスピア、ガリレオ、ネルソン提督、ラファエロであったとしても、16代続いた貴族でなければウィーンの社交界に入ることを認められないだろう」とジョン・モトリーは記している。これは、どれほど宮廷が外界から孤立していたかを物語っているが、

10. ［原注］Hamann B., Élisabeth d'Autriche, Paris, Fayard, 1985, p.101.

11. ［原注］Bettelheim B., op.cit., p.34.

12. ２頁注参照

13. 快原理。心的機能を支配する２つの原則のうちのひとつ。興奮量の増大（不快）をさけ、快を目指す傾向のことを指すフロイトの概念。快感原則とも言う。

宮廷そのものの内部でも、どれほどシシィが孤立していたかがわかるだろう。帝国の貴族は、軍人や高級官僚を送り出し、きわめて厳格な礼儀作法に従って生きていた。この礼儀作法とは、16世紀のスペイン宮廷（カルロス5世）以来継承してきたもので、日常生活のすべての行為を規定し、行為に唯一の明確な役割を与えて、あらゆる自発性や気まぐれを排するものだった。帝国が衰退すればするほど、宮廷はますます自分たちの価値や特権を強硬に貫こうとする。つまり、貴族年鑑における地位、財産、土地などを守ろうとするのである。

皇帝の尊厳や王朝の威信の象徴的な表現であった儀礼やしきたりは、シシィの結婚時には、よりいっそう厳密に守られた。帝国が１８４８年の革命で大きく揺れた後、帝国を構成するモザイク状の国々（ハンガリー、チェコ、スロバキア、北イタリア、ガリシア、クロアチア）に対するオーストリアの権威の復興には、皇帝の威信の回復が必要だったからだ。

ゾフィーに育てられたフランツ・ヨーゼフにとって、儀礼の厳格さは、第2の本性のようなもので、自身の権力を外に示すために必要不可欠だった。一方、そもそもそうした儀礼を説明してくれる人が誰もいなかったシシィにとってそれは、まさに個性を圧殺されることであった。

シシィにとって、ゾフィーの体現する世界は何からなりたっているのか？

ゾフィーもまた、自分の意向に反し、身体、精神ともに虚弱な、そのうえさらに癲癇もちの、フランツ・カール大公と結婚するという不幸を経験していた。大公は、同様に虚弱だったオーストリア皇帝フェルディナントの弟でもあった。

ゾフィーは、夫を決して成長することのない子供とみなし、果敢に自分の人生を引き受けた。結婚6年間で二度流産したが、その後、1830年から1842年の間に5人の子供（男児4人と女児1人）を産んだ。娘のアンナは4歳で悪性熱のため死んだが、4人の息子は心身ともに健康だった。さらにゾフィーは、長男のフランツ・ヨーゼフの皇帝即位に関して決定的な役割を果たすのである。彼女は、妹のルドヴィカとは対照的に政治に非常に関心を抱き、できるかぎり政治に関与した。人々はゾフィーを「一家の唯一の男」と評した。

ゾフィーは、君主制の原則は神授権に属していると心の底から確信しており、それに基づいた政治思想をもっていた。つまり、君主の絶対主権、帝国に脅威を与えるあらゆるナショナリズムの制圧、議会制度の拒否、〈革命〉の挑戦に対抗するための国家と教会の親密な同盟などを重視した。

さらにゾフィーは、中央政権に対するあらゆる解放運動を、攻撃、憎むべき侵害、悪の力の噴出として受け取った。とりわけハンガリーを危険な反逆者としてみなし、執拗に憎悪を抱き続けた。ゾフィーは、フランツ・ヨーゼフの教育を成し遂げ、彼に対する影響力を確保した。しかし彼女は決定を下すことには関与しなかった。また、閣議にも、謁見にも出席せず、重要案件に関しても何も知らなかった。ゾフィーの役割は、君主国家の、現代で言う、PR（広報活動）のようなものだった。皇室は、通常の人間性を超越し、近寄りがたく、攻略不能の存在で、皇室に権力を与える神の恩寵の生ある顕現でなければならなかった。ここから、いかに彼女が儀礼に偏執的に執着したかが理解できる。ゾフィーの目には、儀礼におけるいかなる違反も君主制を象徴するイメージに対する重大な侵害と映ったのだ。

シシィの感じたゾフィーの世界は、義務と責務からなる物質的な世界であり、そこにおいて欲望の次元は、完全に欠けているか排除されている。この点で、この世界は拒食女性の親、特に母親の世界と似ているのである。ゾフィーの世界には、感情も人間味も全くない。実際ゾフィーは、野望のためにあらゆる個人的な欲望を抑圧したのであり、フランツ・ヨーゼフはその野望の道具であった。ゾフィーは、「個性にわずかでも重要性がある」とは思ってはならないと考えていた。彼女は「世界にほんのわずかの違いをもたらすことなく一人の人間を他の誰かに取り替えることが可能だ」[※14]といつも言っていた。ゾフィーは、形こそ異なるがルドヴィカと同様に、男、特に夫をほとんど重視していなかった。ゾフィーは、自分の息子を皇位に就けるためにタイミングよく2つの譲位を得た。義兄のオーストリア皇帝フェルディナントの退位と、皇位継承権のある夫のフ

14.［原注］Hamann B., op.cit., p.33, letter à la princess Metternich.

ランツ・カール大公の皇位放棄である。

ゾフィーは、君主国家と、息子のフランツ・ヨーゼフ（一家の最初の「男」）とのおそらくは近親相姦的な関係のためにすべてを犠牲にした。彼女の人生にはそれで十分だったのだ。拒食女性の母親の中には、子供のために自分を犠牲にしていると言う者がいる。こうして、ただ義務と役割だけが彼女たちの人生を満たしていることが明らかにされる。これらの女性たちは、彼女たちにとって人生の理想の要約である「生存する」ということがいったん保証されると、人生が何からできているかについて何も知ろうとしない。しかし、彼女たちはまた、たとえ大義、神、理想のための犠牲であろうと、犠牲は現実の破壊を含んでいることをも知ろうとしないのである。

虚弱で社会的価値のない父親と、息子の代わりに欲望する母親の息子であるフランツ・ヨーゼフは、夫として認められることには苦労し、息子の父として認められることにはさらに苦労した。彼はこの世界から抜け出すことができなかったし、その術も知らなかった。シシィはそれまで、召使いのほかに、誰かが働くのを見たことがなかった。ところが夫は、強迫的な仕事や礼儀作法に神経症的に熱中して、人間関係におけるあらゆる自発性や私生活を消し去った。存在ではなく外見が重要なのだ。こうした生活様式はまた結果として、シシィをゾフィーに引き渡すことにもなった。シシィはこのことを、まさに出口のない迫害として感じた。皇帝からも自分の母親からも支えはなかった。2人は完全にゾフィーの意のままだったのだ。この頃シシィはこう記している。

「青空の下、監獄の中で
むなしく私はしおれ
ざらざらした冷たい格子は
私の郷愁を嘲る」

皇帝はシシィを愛していた。しかしこの皇帝でさえ、シシィが固有の欲望、さらには固有の欲求さえももてるのだということを想像できなかった。
シシィはフランツ・ヨーゼフから愛を得た。その愛は大きくなるばかりだったが、シシィは決して満足することはなかった。彼女が求めていたのはそれではなかったのだ。

「愛などいらない、
ワインもいらない。
愛は私を衰弱させ、

ワインは私に吐かせる」

シシィは自分が欲しかったものを、フランツ・ヨーゼフからも、次々と変わる情熱の対象からも得られなかった。彼女は、探し求めた人生のさまざまな（あらゆる意味における）センス（意味、方向）を受け取ることができなかったのだ。

閉じ込められることは、まさにシシィの生活条件の一部だった。この閉じこめの特徴は、決して一人でいることはなく、他人に対し心身両面で適切な距離を保つという点にある。つまり、皇妃の威信を損なわず、他者に対するすべての権力を維持し、あらゆる影響力から守られることが重要だった。そこにおいて、身分意識の欠如と形式に対する軽蔑という父から教え込まれたものが、どれほど否定されるべきものとして映ったかがよくわかる。

宮廷においては、すべての食事は公式の儀式であり、その度に衣装替えが伴う。シシィは、食卓で手袋をはめていなければならず、毎回違う靴を履かなければならなかった。皇帝が食事を終えると全員が食事を止めなければならなかった。皇帝が最初に給仕されるのであるが、彼は小食だったうえ、会食者は多く、食卓は豪華ではなかったので、最後の招待客は、自分の料理を味わう時間がほとんどなかったという。代表団は立ったまま迎えられた。シシィは誰かに手を差し出すことはできなかった。貴族のうち選ばれた者だけに彼女の手に口づけする特権が与えられた。またシシィに声をかけることも許されなかった。会話を始めるのは彼女で、しかも最も儀礼的なやり方によってであった。舞踏会では、夫婦は一緒に踊ることができず、儀典に従い念入りに選ばれた相手と踊らなければならなかった。

シシィの1日は、ダンス、外国語、フランス語の会話術のレッスンなど厳密にスケジュールが決められていた。ゾフィーが選んだ侍女が常に傍らにいたが、個人的な関係を一切もってはならなかった。シシィは毎日姿を見せ、特に妊娠中には人々の面前に出なければならなかった。ゾフィーによるとそれは、帝国の屋台骨を支え、その繁栄に寄与するためであった。休みなく向けられた他者の視線はシシィにとっての最初の監獄であった。婚約期間中からシシィはすでにこのように記している。

「どんなに嬉しいだろうか、すべての束縛を壊し、
すべてのつながりを断ち切れたら。
ああ、もしおまえとともにあの高みを、
限りなく青い天空蒼穹を、自由に漂うなら、
どんなにか喜んで讃えるだろうか、
自由と名づけられた神を」

獄中生活のような、この見せかけの世界にいることの報いは一切なかった。シシィは、政治情勢について全く知らず、彼女に教えようとする者もいなかった。儀礼は儀礼であり、それ以外の何ものでもないのである。

この世界がいかに特別なものであろうと、それは、拒食女性にとっての、欲望の形式主義、人生を構成しているものについての母親の無知、生ある世界への関心の欠如などを想起させずにはいられない。これらはすべて、私たちの分析実践では身近なものである。

拒食症の若い女性たちの人生そのものは、もはや何かをすることを欲する余地もないほど、義務（余暇も仕事も同じく）の積み重ねでできている。物質的な生活が満たされるとその分、内面の想像的な生活が空になる。母性の全能に屈服することは、個人を、欲求的存在へと追いやる。拒食女性は、母親における欲望の支えになる対象を絶えず求めるのだ。これらの「完璧な」母親たちは、言葉も父親の権威も重視せず、自分の娘に伝えるものを何ももっていない。父親は、自分に対する母親の言葉に密接に依存しており、彼らが自分の社会的役目を良くも悪しくも果たしているにしても、自己の役割に関し象徴的に無意味な存在へと追いやられるのである。

殺された女、殺す女

シシィの拒食症の行動が実際に始まったのは、長女の死後だ。長女の名前は義母と同じゾフィーで、命名に際してシシィには発言権さえなかった。

シシィは、結婚後次々に2人の女の子を授かり、1855年に長女、1856年に次女が生まれている。しかしシシィは出産後すぐに娘たちから引き離された。子供たちは、ゾフィーの監督下に住まわされ育てられたのである。この状況は、シシィにとって屈辱的であり、欲求不満をもたらす不当なものであった。シシィはこの事態に対し必死に闘った。そしてついに2人の娘を、夫妻の初のハンガリー公式旅行に同行させることを勝ち取る。そのとき長女ゾフィーは2歳半であった。しかしこの旅行中、数日の間にゾフィーが死去する。小児病[※15]から回復したばかりの妹ギーゼラがおそらく病気をゾフィーに感染させたとみられている。

シシィはその後、長女の死に責任を感じひどく落ち込む。彼女は殺される側から殺す側となったのだ。娘の死はある意味で、義母の原則を覆したことでシシィが罰せられた、とも受け取れた。そして、娘のゾフィーが義母の名前と同音であることから、どう

15. 小児病。百日咳やジフテリア、はしか等の子供に特有の疾患を指す。

してもある疑問が生じてしまう。なぜ死んだのはもう1人のゾフィーではないのか？

シシィの人生において実際に起きた出来事は、ほとんどの若い拒食女性のファンタスム[※16]の中に見受けられる。彼女たちは自分の状況について考えるとき、誰が「殺人者」なのかを知りたいと言う。拒食症の一人、ヴァレリ・ヴァレールはこう綴っている。「でも私は、どんな罪を犯したの？　私は誰かを殺し、その記憶を無くしたというの？　私は殺し、盗んだの？　違うわ、私はひとつの選択をしたのよ[※17]」。もう一人の拒食女性、シーラ・マクラウドは言う。「私は、自分が犯していないある罪のために恐ろしい罰を受けているような気がしていた[※18]」。

現実に起きた幼いゾフィーの死と、おそらくは願っていたが実現しなかった義母の死に対峙したシシィは、もはや死んだ幼い娘の生ける代理でしかなかった。シシィはすでに、欲望には無関心になっていた。さらに気がかりなことに、喪中に宿った3番目の子供ルードルフも夭折する運命にあるのである。

シシィは、母親であると同時に拒食症でもあった。シシィは、私たちが通常なら2世代に渡って認めるもの、つまり母親と拒食症の娘の2人を、一身に集

16. ファンタスム fantasme。主体が自らの欲望を維持するために用いる想像上のシナリオや枠組みのことを指すラカン用語。ここでは、拒食症者が立てる空想的な問いのことを指す。

17. ［原注］Valère V., Le pavillon des enfants fous, Paris, op.cit., p.9.（吉井祐子訳：食べることをやめた子。PHP 研究所、2003）

18. ［原注］Mac Leod S., Anorexique, Paris, Aubier-Montaigne, 1982, p.58.

中させているのである。私たちはシシィの幼少期の母親ルドヴィカとの関係についてほとんど何も知らない。しかシシィとフランツ・ヨーゼフの婚約以来、ルドヴィカとゾフィー、および他の姉妹との間で交わされた手紙では、シシィのことが頻繁に言及されている。ルドヴィカの手紙はきわめて儀礼的なもので、日常生活の些細なことが記述されている。子供たちが結婚し、自分の責務を果たしたルドヴィカは、もう子供たちにはあまり関心をもっていないような印象を与える。確かにシシィの健康を気遣い、特にゾフィーとの衝突を心配しているのだが。ルドヴィカのゾフィーへの手紙の口調は、いつも敬意にあふれ、娘の非常識な言動の責任から逃れようとしているのがわかる。

例えば次のようなくだりがある。

「確かにシシィの今の境遇について話すのは非常に辛いです。彼女が自分で、いろいろと軽率な言動によってそれをみずからに招いただけになおさらです。それはまた、傲慢さが招いた、とも言えるかもしれません。というのもシシィは私たちの誰の意見も聞こうとしなかったのですから」。

ルドヴィカは娘の性格を十分知っており、シシィがウイーンの宮廷の厳格なしきたりに従うことができるか当初から疑問に思っていた。しかしルドヴィカは、ゾフィーに抵抗することができなかった。姉とは全く趣味が合わなかったが、姉を羨んでいた。ルドヴィカの卑屈な態度がそれを示している。それはシシィから、母親の側から支えられるという希望をすべて奪い取った。ルドヴィカは、婚約式のときに既に、シシィを自分の姉に与えたのである。しかしルドヴィカはそれでもなお、姉に借りがあると感じる理由を見つけている。残念なことに、ふたりの姉妹の幼少期の関係については何もわかっていない。

既に死んだ誰かの代わりでありたいというシシィの欲望は、彼女の詩が示すように、かなり若い時期に始まっている。そしてその欲望は恐らく、母親によって示された女性の同一化のタイプと関係がある。ゾフィーに魅了され、愛情面でも社会的にも失敗したこの多弁な母親にとって、男性は重要でない。シシィが、意識的にせよ無意識的にせよ、そのような女性の人生を望まなかったということは、ほぼ確かである。失われた自由、そして非常に強く追い求めた自由、それは子供時代の自由だった。父親のおかげでシシィは間違いなく別の生き方を感じ取っていた。その生き方とは、順応主義ではなく、後に禁止されてしまう欲望や快楽をより重視するものであった。シシィにとっては、ゾフィーに同一化することもまた全く不可能だった。というのも、もしそうすれば、シシィは自分の母親の欲望に無条件に従うことになるのだから。ルドヴィカは、この件に関しそれほど幻想を抱いていなかったに違いなく、シシィの宮廷生活について彼女が心配するのも全く当然のことであった。ルドヴィカが、代母だったにもかかわらずギーゼラの洗礼式にも、またシシィの最初の出産時にもオーストリアに出向かなかったのは、娘や姉と対立したくなかったからなのだろうか？ もっとも、兄弟姉妹の中で、シシィだけが既存の秩序に対する服従を拒否したわけではなかった。兄弟の1人は、ブルジョワ出身の女性と恋に落ち結婚までした。妹の1人は私生児を産んでいる。ルドヴィカはそのことを激しく非難したが、父親のマックス公はすなおに受け入れている。

「やはり私は人殺しではない。じゃあ私は一体、誰なの？」

「彼女は死んでいたけれど、それは彼女には隠されていた」

拒食女性患者の夢から引用したこれらの表現は、ひとつの基本的ファンタスムであるように思われる。拒食女性は、死のうとはせず、死の間際にいようとする。つまり、生きながらえている死者、つねに生き延びている死者である。しかしまた、母親（シシィの場合は、伯母でもある義母）が生きることの不可能さや罪悪感を娘にもたらすとき、この母親の死に関するファンタスムという意味でも拒食女性は死に隣接しているのである。

皇妃のギリシア語の若い朗読係りコンスタンチン・クリストマノスは、シシィに対しプラトニックな愛情を抱いていたとされるが、彼女を見事に観察し、こう記した。「彼女が生きている場所の空気は、私たちが呼吸している場所のものとは別だ。私たちの目には、彼女の生は全くもって非生命的に映る。つまり彼女は、生きている人間そのものとして、生を排除した状態にあると言ってもよいだろう」。さらに、「彼女の胸の奥では、途方もない苦悶が湧きだしているに違いない。彼女の目には、絶望が言い表せない恐怖を生みながら足繁く通り過ぎている」[※19]。

そして、シシィはこだまのように答える。「死を思うことは、心を浄化し、庭で雑草を抜く庭師の役を務めてくれます。しかしこの庭師は、いつも1人でいたいと願い、野次馬が塀から覗くと怒るのです。そのようなわけで、死への思いが私の中で静かに庭仕事ができるように、私は自分のパラソルに顔を隠します[※20]」。

身体の崇拝

皇妃の主な社会的役割の1つは、できるだけ多く人々の前に姿を現すことだった。ところでシシィは、自分を形成しているものを表に出さずにはいられず、自己の人格を圧殺するものを見世物に変えることに成功する。最も単純な儀礼的出現が、群衆を引きつけるショーとなる。しかしシシィは、群衆に関して幻想は一切抱いていなかった。「なぜ人々は皇妃を愛するのかというと、特に皇妃への愛によって、幸運にも自

19. ［原注］ Christomanos C., op.cit., pp.163-164.

20. ［原注］ Christomanos C., op.cit., pp.89-90.

分自身が何かでいられるからだ」。警察大臣のケムペン男爵によると、「皇妃の美しさを見ようと、普段は来ないような人たちが、大勢宮廷にやって来た」という。

しかし、ほどなくシシィはますます頻繁にウィーンを離れるようになり、この儀礼的な生活から抜けだそうとする。旅行中、彼女は、人に気づかれないように努めるのだったが、実際のところそれは全く不可能だった。その後、息子が死んでからは、人前で常に顔を黒い扇子で隠した。それは彼女がたいへんうまく表現したように「死への思いが、静かに庭仕事をできるために」であり、また人前に姿を見せなければならないときでも、他者の視線から逃れるためでもあった。人前に出ることが少なくなればなるほど、人々は彼女をますます待ち望み注目した。「私には、内なる仮面舞踏会において自分が分厚いベールに包まれて、皇妃に変装しているように思われることがよくあります」[※21]とシシィは言ったという。

1862年(25歳のとき)に彼女は、深刻な栄養失調の明らかな臨床所見(痩せすぎ、下肢浮腫、神経炎)を見せる。しかシシィは、苦痛にもかかわらずなお、運動をへとへとになるまで続けるのである。また、世界で最高の美女の写真を収集することを決める。それは、あらゆる社会階級を対象にしたもので、公爵夫人からオスマントルコ帝国のハーレムの女性、サーカスの曲芸師まで含まれる。オーストリア帝国の全大使が写

21.［原注］Christomanos C., op.cit., p.88.

真を集めるために動員された。そのコレクションは今日なお残っている。

若い拒食女性には、身体を隠すべきか、かつ／または、見せるべきかという矛盾した動きや、女性美に対する称賛が見受けられる。女性の身体としての身体は、覆い隠されるべきである。拒食女性から見た理想的な身体は、形・重さ・容積がなく、平面的なものと言える。身体は、もはやひとつの身体でなく、身体のイメージとなり、そのイメージは時にはほとんど妄想的なものとなり、その中に彼女は飲み込まれる。食事や義務が、生きることではなく地獄となる。ところが、拒食女性は極端な頑固さをもって、この状態に留まりそれを見せることに執着する。「この人生を生きるために食べる？　いいえ、断じてそんなことはしない」、と。

しかし、この精神的かつ身体的な現実をもはや生きないということは、自分が実現している裁判を放棄することにつながる。ほとんどの場合、彼女はそれがどのような裁判で、誰に対してなされるのかも知らないのであるが、それはあたかも彼女が、自分が言えないものを示すことに真の喜びを感じているかのようである。彼女は真のパロールを口に出せずに、自分でも意味のわからない常軌を逸した身ぶりを生みだすのだ。

シシィは、女性美と、女性美が表すものに対する抵抗を、同時に体現している。このことによって彼女は、社会的には、ウィーンの人々から憎まれる一方で、ハンガリーの人々からは愛され、絶大な人気さえあった。ハンガリー人は君主制国家に対する自分たちの闘いとシシィを同一視したのだ。シシィにとって、ハンガリーはもう1人の自分自身、自分で選んだ国、自分が大切に世話をする身体であった。一方、フランツ・ヨーゼフは、大きな苦しみを抱いていたにもかかわらず、結局シシィをいつもあるがままに受け入れた。彼は、シシィに対し時には心配して、生死の境に留まることをやめて、もっと食べ、身体的な無茶をせず、長い旅行から戻るように求めた。しかし、その返答は、彼女が保っている極限状態にますます磨きをかけるだけであった。

シシィや多くの拒食女性は、女性美の中でも自分の手が届かないと思われるものを称賛する。そのうちの1人は、「私の夢では、すべての女性は欲望を引き起こすものをひとつもっていた。私はそれを欲し、そして拒否した」と述べている。また「私は何かが欲しかった。でもそれが何かわからなかった。私はそれを得るために必要なものをすべてもっていた。でも誰も私にそれを与えようとはしなかった」とも言う。この欲望を引き起こすものこそが、〈欲望〉である。

シシィと彼女の大義：ハンガリー

シシィに関するすべての伝記が強調することによると、彼女には夫の仕事である政治に対する関心が欠如していた。婚約時には帝国の歴史に関してはほとんど全く無知だったし、その後は、フランツ・ヨーゼフによって政治的現状から遠ざけられ、政治的義務を履行することだけが彼女に課されていた。それは、帝国内を構成する少数民族の言語の学習、儀礼への出席、公式旅行、さまざまな分野の開会式などである。彼女に届くものといえば不幸な知らせだけだった。紛争や戦争、そして多くの場合それに続く、フランツ・ヨーゼフの統治下に各地で広がる敗北である。敗北のたびに皇帝の権力は弱まった。シシィはウィーンで皇帝の傍らにつき、自分の役割（負傷者の受け入れ、病院の組織化や訪問、さまざまな慰問活動）を完璧に果たし、それとともに、ウィーンの人々の間で彼女の評価は上昇した。シシィは、ほとんどの拒食女性のように、敗者の救済に不変の情熱を示した。

シシィが個人的に取り組んだ唯一の政治目標（cause）は、ウィーンの中央集権政権からハンガリーを（相対的に）解放するというものだった。私たちは、拒食症に関する仮説をもとに、ハンガリーの政治的変化と、シシィを奮い立たせた正義と自由の要求を比較検討することにする。

正しい信条（cause）から来る理念に基づく行動への厳格で不休不屈の全体的献身は、生きる理想を支えてくれる。こうした献身は、多くの拒食女性に見られる……そしてハンガリー人にも見られる。臨床においては、拒食女性が擁護する「大義（cause）」とはまず、症状そのものである。つまり、医学的秩序によって体系化されているような、生物学、生理学、自然の法則に挑戦することで、若い女性は、食べないのは破壊でなく自分にとって唯一の「生きる」方法であると、万難を排して断言する。彼女の生きる欲望、〈存在〉への訴えは、生きることがすべてではないということを意味している。一人ひとりの女性に関し、自分の家族構造や文化において自分の拒食が実現しているものが何を意味しているかを分析することで、彼女の選択の原因を明らかにすることができる。

拒食女性の問題がもはや症状を護ることだけではなくなったとき、自分の身体や知的な才能を活用し、社会的な行動を展開できる。彼女たちの大義の多様性は表面的なものにすぎない。女性活動家（シモーヌ・ヴェイユ）、モデル（ツイッギー[※22]）、作家（エリザベス・バレット・ブラウニング[※23]、シルヴィア・プラス[※24]、ヴァージニア・ウルフ[※25]、カーレン・ブリクセン[※26]、ヴァレリ・ヴァレール[※27]）、神秘

22. 69頁注参照
23. エリザベス・バレット・ブラウニング Elisabeth Barett-Browning（1806-1861）。ヴィクトリア朝時代の英国詩人。
24. シルヴィア・プラス Sylvia Plath（1932-1963）。アメリカの女性詩人、作家。

主義者（シエナのカテーリナ、リジューのテレーズ[※28]）、企業トップ（名前は挙げないが）などで、追求される無意識の目的は常に同じである。それは、親族の関係の中で、婚姻の法則と象徴的秩序が前世代で不当に扱われていた場合、それらを回復させること、および、生の質は生き延びることより重要であると示すこと、あるいはこのどちらか一方である。

以下にわかるように、ハンガリー人の大義とは、彼らの歴史的・文化的な特異性を認知し、それを誇りとして生き続けるという問題である。

1人の女性患者を理解するために家族の歴史に関心をもつのと同様に、ハンガリーが希求したものを理解するために、回り道をして歴史を見てみよう。

ハンガリーは常にオーストリア帝国に属していたわけではない。オーストリア帝国は、独立した政治体の自発的な連合から生まれたものであり、唯一のつながりは同じ君主を戴いているということだった。ハプスブルク家は徐々に、諸国の制度的な自治を縮小し、ウィーンに権力を集中化させることで、帝国の統一を図ろうとした。それはそれほどの労苦なく実現した。ただしハンガリーだけは別である。ハンガリー王国は長い歴史をもつ

25. ヴァージニア・ウルフ Virginia Woolf（1882-1941）。イギリスの小説家。夫婦で出版社ホガース・プレスを設立した（フロイトの標準版全集を出版した会社としても有名である）。

26. カーレン・ブリクセン Karen Blixen（1855 － 1962）。デンマークの作家。

27. 22 頁注参照

28. リジューのテレーズ（1873-1897）。「幼きイエスのテレーズ」として知られるカルメル会修道女。

政治的に統一された集合体を形成しており、オスマントルコからオーストリア帝国の統治下に移ったのはやっと17世紀になってからのことだった。それ以降、ハプスブルク家が力づくでハンガリーを属領のひとつにしようとしたが、そのたびに大きな抵抗にあい、結局敗北した。フランツ・ヨーゼフの皇帝即位前には、オーストリア皇帝は、絶対専制主義体制のもとにあったが、領土の一部に立憲体制を認めなければならなかった。それがハンガリーである。

1848年（シシィはまだ10歳だった）、攻撃をしかけたのはハプスブルク家でなく、ハンガリー人を含む少数民族だった。彼らはオーストリア帝国の絶対主義に対し蜂起したのだった。目的は、帝国の多民族構造に適った立憲君主制国家の実現に向かうことだった。同様の騒ぎがフランスやイタリアにも広がっていることを知ると、革命家コシュート[※29]はすぐに行動に移り、ハンガリー自治政府の樹立を議会に要求した。この前例は、他の地域に伝染する可能性をはらみ、特に、ドイツの再統一の過程が始まっていた北部を中心に、帝国にとってまぎれもない危機となった。

ハンガリー人は昔から、誇りが高く、威厳があり、清廉潔白で、自分たちの価値観を守るために戦うのならば死も辞さない民族だった。ハンガリーは、オーストリアの臆病で硬直した保守主義に対し目覚めていくことになる国民的な要求の、ある種の前衛を象

29. コシュート・ラヨシュ（1802-1894）。ハンガリーの政治家、革命家。

徴していた。

拒食女性もまた、正義、自由、真実などを一徹に要求したり、身体的な外見を自分に課して、あるタイプの女性性を拒否したりするとき、多くの点で先駆者のようにも見えるのである。

すべてが揺らいでいたときであった1848年の情勢に話を戻すと、男性を常にチェスの駒として扱い、息子のフランツ・ヨーゼフに対しても同様だったゾフィーは、彼を君主制国家の最後の砦である軍隊に預け革命から遠ざけておくという素晴らしい考えを思いついた。もしフランツ・ヨーゼフが革命と関わりあいにならなければ、後に祖国を救う者として戻り、君主制国家の継続を保証することができると考えたのだ。

ウィーンでは、憲法の草案を前に情勢は急を告げていた。草案は保守的すぎるとみなされ、民衆の圧力のもと、撤回された。ウィーンで危険にさらされた皇室一家は、インスブルックに避難した。そのときやっと、反革命的な再建の動きが始まり、それはフランツ・ヨーゼフの皇帝即位へとつながるのである。

ゾフィーの影響のもと、革命との関わりが大きかったオーストリア皇帝フェルディナントが退位しフランツ・ヨーゼフが即位するという話は、ゾフィーが息子の即位に必要な、皇帝の弟である夫フランツ・カール大公の皇位継承権の放棄を自分の仕事として引き受けることでいっそう進展した。経済危機と失業を背景に、革命に対する大衆の支持は減少していくのだが、最終的な危機を引き起こすことになるのはまたもやハンガリー情勢であった。

そのときまで、オーストリア政府のハンガリー政策は、ハンガリーがオーストリア帝国との軍事協力や外交における連帯を継続することを条件に、ハンガリーの自治の拡大を受け入れていた。しかし、再びコシュートの求めでハンガリー議会が自国の財源をもとに国民軍の召集を決めたことに加えて、ハンガリー議会がウィーンを通さずフランクフルト政府と外交関係を結んだとき、オーストリア帝国にとって容認できる線は越えられてしまったのだった。

オーストリア政府が軍事介入を準備する中、ハンガリーに向け発つ予定の1連隊の反乱が文字どおり火薬に火をつけ、軍事担当大臣は、怒りを爆発させた群衆によって激しく投石された。皇室は、軍の庇護のもと、オルミュッツに移動する。ウィーンでの革命はそこで、過去の騒乱と全く関わりをもたない新政府が成立する前に鎮圧される。

1848年12月2日、オルミュッツにて、皇帝フェルディナントは、18歳のフランツ・ヨーゼフに権力を移譲する。フランツ・ヨーゼフは、起きたばかりの騒乱の影響を強く受け、軍事体制を重視する姿勢を明らかにした。そして彼は、革命の瓦礫の上に絶対君主主義を再建することを目指すことになる。この方針は、母親のゾフィーが強く推進していたものであった。

新政府の最初の仕事、つまり新憲法の作成は、すぐに深刻な政治危機を引き起こした。しかしそれは、フランツ・ヨーゼフの権力を問い直すものではなかった。

一方、君主国の権力が再確認されるのを数カ月間にわたり妨げることになるのは、またしてもハンガリー戦線であった。新憲法は、ハンガリーの運命を決定するものだが、そのためにはまず、現場において実際に失地が回復されていなければならなかった。理論上は、ハンガリーの敗北は明らかであった。ハンガリー憲法は廃止されなかったが、内容は空洞化された。君主が再び政治体制の中心的な顔となり、行政権全体を保持した。さらに、ハンガリー王国の統一性は無視された。ハンガリーは歴史的な、そして立憲制の特性を考慮されることなく、帝国の一地方に格下げされた。

しかし、現実には、ハンガリー人の戦闘性はひどく過小評価されていた。ハンガリー人は、有能な軍隊をすぐに再編成し、オーストリアとの国境地帯まで帝国軍を撃退した。この予想外の劇的な挽回を背景に、ハンガリー人は新憲法に異議を唱えた。フランツ・ヨーゼフの即位を無効とみなし、ハプスブルク王朝の廃位を宣言したのだ。オーストリア政府にとっては我慢ならないことだった。秩序を維持するために帝国中に軍が動員されていたため、解決策はひとつしかなかった。それは、外部に支援を要請することであり、それにはロシアの支援以外はなかった。しかしニコライ1世の軍隊に大規模な介入を要請せざるを得なかったフランツ・ヨーゼフにとっては、自尊心を傷つけられることになった。

ハンガリーは、一方をロシアに、他方をオーストリアに包囲され、瞬く間に降伏へと追い込まれた。しかしハンガリーは、フランツ・ヨーゼフにではなくロシアに降伏し、敗北においてまで、オーストリアに屈辱を与えたのである。

ひとたび平和が戻るとフランツ・ヨーゼフは、自身の性格に加え側近からの承認を受けたことで、典型的な弾圧の道を進むことになった。処刑、懲役刑、財産没収などに加え、ハンガリーは征服された国として扱われ、憲法は無条件に廃棄された。

しかしながら実際は、ハンガリーをオーストリア帝国の単なるひとつの構成要素へ降格させることが、唯一可能な方策ではなかった。ハンガリーには常にハプスブルク家との妥協に好意的な党派が存在していたからだ。しかしこれらの「古い保守主義者たち」も、ハンガリー国家全体に革命の結果を受け入れさせるのを当然とするフランツ・ヨーゼフの施策に対し異議を唱えた。そしてその後も、革命前に存在していたハンガリー憲法の復活を求め続けるのである。

1848年から、シシィが初めて旅行した1857年までの間、ハンガリーは強力な軍事力で抑えつけられていた、反抗的な一地方であり続けた。1853年、婚約式の直前には、フランツ・ヨーゼフが襲われ首を負傷し、数週間動けなくなるという事件が発生した。犯人は、コシュートを信奉する若いハンガリー人だった。これによりハンガリー人に対するゾフィーの先祖代々の憎しみが、再び活性化したとしても不思議はなかった。

シシィは、ボヘミア出身で、そこではオーストリアの支配が最も古く、また最もよく定着していた。そんなシシィにとってハンガリーのイメージは違っていた。彼女が、1848年の騒乱時にはまだ10歳だったということを思い出そう。5年後の婚約式のとき、シシィは君主国の歴史をほとんど知らず、彼女の最初の教師はハンガリー人のヨハン・マイラートだった。マイラートは70歳で、マックス公の側近で教養のあるマジャール人だった。このことはそれなりの重要性をもっている。彼はオーストリア帝国に完全に忠実で、その支持者であった。しかしなお、彼はまだ帝国の支持者として充分ではないと考える者もいた。またマイラートはそれでもハンガリー人であることを誇りにしていた。そしてシシィに1849年のフランツ・ヨーゼフによる旧ハンガリー憲法の破棄について教え、さらに共和制の長所も説明したと言われている。保守主義者とみなされていた彼としては非常に大胆なことであった。

皇帝夫妻の最初のハンガリーへの外交上の旅行は1857年に行われた。既に見たように、シシィが2人の娘を連れて行くことができた旅行である。シシィのおかげでハンガリー滞在は外交面で成功した。シシィはまだ、ハンガリー語を話せなかったが、すぐに温かく受け入れられた。ハンガリー人は、シシィとゾフィーの対立のことを聞いていた。そして、このことで何らかの利益を得られると考えたのだろう。彼らはまた、シシィを見たがっていた。シシィの美しさの評判はヨーロッパ中に広がっていたのである。

シシィ自身はというと、ゾフィーにより束縛され侮辱されていると感じており、娘を旅行に連れて行くことは、彼女の最初の勝利だった。シシィはハンガリーですぐに心地よさを感じた。そこではじめて、自分の不公平感を共有し、自分の反抗の価値を認め、皇妃としての行動を評価してくれる人々に出会ったのだ。彼女はもはや批判されず、歓待された。ウィーンでは象徴的な存在だったが、ハンガリーでは皇帝を代理する者であり、おそらくは主体であると錯覚していた。

フランツ・ヨーゼフが与えた大赦と財産の返還は、シシィの功績によるところが大きかった。夫は、外交面でのシシィの有用性に気づいていたのだ。娘のゾフィーの悲劇的な死により、数カ月が予定されていた旅行の日程は短縮された。しかしその分だけシシィの人気は上がった。ハンガリーにおける娘の死が一生涯シシィをこの国と結びつける、忘れがたい仲介役となった。

その後も数年にわたりハンガリー人は、結果は得られなかったものの、うむことなく憲法を求め続けていたが、シシィもウィーン宮廷に対しハンガリー人と同じ立場をとった。つまり、ハンガリーはシシィにとってもう一人の自分自身となり、自身の解放を呼び起こすための道具、大切に手入れをする身体となった。シシィはまず、ハンガリー語を学ぶことを決める。そのために、初めて自分自身で選んだ侍女を宮廷に招き入れる。もちろんハンガリー人である。田舎貴族の若い娘イーダ・フェレンツィだ。彼女が宮廷にいることは、政治的に大きな意味をもっていた。イーダは、家族を通じ知っていたハンガリーの自由主義者たち（特に国民的「賢人」のフェレンツ・デアーク）の信頼を得ると同時に、ゾフィーの影響を完全に免れていたという点でシシィの信頼も得ていた。ハンガリー語はすぐに2人の秘密の言葉となった。シシィは、この国に根を張ることを決め、この言葉を母語のように使った。一方で宮廷では、シシィが示すハンガリーに対する情熱的で一徹な関心は、絶えざる挑戦の様相を呈していた。

一方、フェレンツ・デアークの後継者であるジュラ・アンドラーシが示した関心には、政治的な魂胆がなかったとは言えないだろう。アンドラーシは、1849年にコシュートとともに帝国軍と戦った。このことは、少なくともウィーン宮廷に、彼に対する不信感を抱かせた。そのうえ彼は、欠席裁判で死刑判決を受けており、大赦の恩恵を受け亡命先から帰国したのは1858年になってからのことだった。アンドラーシは、プレイボーイで外見的には非常に魅力的であり、外交分野に関する完璧な知識を備え、ユーモアのある雄弁家として知られていた。彼は、シシィに保護されることで期待できるメリットを超えて、シシィに魅了されていたにちがいない。ウィーンの人々は、シシィがハンガリーに対し愛情を向けているのは、アンドラーシに好意を抱いているからだと思った。一見してシシィは、肉体的愛にほとんど関心がないように見えた。また実際に、彼女がお付きの者にすぐに知られることなしに一瞬でも1人でいることは全くもって不可能だった。確かに2人は、イーダ・フェレンツィを通じて多くの手紙を交わしたし、それを通してシシィはハンガリー情勢に通じていた。アンドラーシもまた、同様のルートでオーストリアの情報を得ていた。フランツ・ヨーゼフは、ハンガリーとの間の緊張緩和政策を始める必要に迫られ、1866年1月にシシィを伴って2度目のハンガリー公式訪問を行った。この訪問は、絶大な人気を博し、それはシシィにとって、ウィーンで感じる扱われ方とまたも好対照であった。シシィはオーストリアのために身を投じることを拒んでいたが、ハンガリーのためだとそれが負担にならなかった。シシィはアンドラーシにこう打ち明けている。

「もし皇帝の仕事がイタリアでうまくいかないとつらくなります。しかしそれがハンガリーだったら、私は生きていられません」。

それでもやはり、フランツ・ヨーゼフはハンガリー独立政府の樹立を拒否する。彼は次のような表現を使うのだが、それはむしろ彼が自分の妻について語ったり、医師が拒食女性について語ったりするような口調である。「ハンガリー人の性格に対しては、断固とした態度を取るとともに信頼を示し、さらに丁寧な物腰や熟練した手腕が必要である」。

そのとき、ドイツの支配を賭けて、プロシアによって引き起こされたヨーロッパの危機が勃発する。この戦争はフランツ・ヨーゼフにとって災禍であった。彼は7週間で北ドイツを奪われた。この悲劇的な時期、シシィはウィーンの皇帝の傍らで自分の役割を完全に引き受けた。

シシィは自分に託された唯一の真の外交的使命を成功裏のうちに達成した。つまり、シシィのおかげでハンガリーは、劣勢にあるオーストリア帝国にとって予想外の支持者となるのである。プロシアがウィーンに侵攻し、危険が迫っていた。フランツ・ヨーゼフはシシィをハンガリーに送った。表向きの理由は宮殿に設置された病院を訪問させることだったが、実際はオーストリアに対するハンガリーの支援についてアンドラーシと交渉させることだった。現地でシシィは、アンドラーシの忠誠を取りつける。そして、フランツ・ヨーゼフにアンドラーシを外相に任命するよう手紙で依頼するが……実現しない。彼女はあらゆる手立てを講ずる。魅惑し、優しくしたり、離れたり、そして脅しもする。シシィは、自分が望むことを得られないとみて、夫に手紙を書く――「たとえ何が起ころうと、息子のルードルフに〝私は自分のできることはすべてやりました。あなたが不幸になっても私は良心をさいなませることはないでしょう〟と言えると思うことで、自分の気持ちを鎮める以外にもはや他の方法はありません」。それでもうまくいかなかった。フランツ・ヨーゼフは、彼女の要望に応じてアンドラーシと面会したが、他の指導者たちとも会った。そして、すぐには決断を一切下さなかった。そのうちにプロシアとの和平交渉が始まり、侵略の危険は排除され、ハンガリー問題は、しばらくは二の次となった。

伝記作者たちはフランツ・ヨーゼフの態度について様々な疑問を出している。他の民族に配慮する必要性？　過度の日和見主義？　政治的な勘の欠如？　アンドラーシの首相任命を何度も主張するシシィに対しフランツ・ヨーゼフは冷淡に答える。

「私は、おまえの見解でもあるハンガリー人の見解のみから、自分の態度を決めることはできない。誠実な忠誠を誓い、言語を絶する苦しみに耐えてきた国々を無視するのは私の務めに反するであろう」。

フランツ・ヨーゼフは、シシィが選択した一徹で執拗な態度を非難する。この態度は、ある信念のために拒食女性が見せる、揺るがない決意の典型でもある。

オーストリア政権のトップにアンドラーシを任命するのが時宜に適っていたかを判断することとは別にして、ハンガリーはフランツ・ヨーゼフに、政治的にも個人的にも、言語を絶する苦しみに耐えさせせた。１８４８年の革命と母親の意志で誕生した皇帝は、ハンガリー人がオーストリア政権を率いるのを容認することは決してできなかっただろう。この点に関し彼を譲歩させることができる女性はいなかった。たとえシシィであったとしても。シシィの企ては、ただ単にウィーン宮廷に対する挑戦だっただけではなく、ある意味において、ハンガリー人に対し公然と憎しみを示すゾフィーを拒絶するよう夫に求めることで、彼との個人的な関係を危険にさらすものでもあった。

フランツ・ヨーゼフの苦しみは終わらなかった。ほとんど評価されることのなかった政治的洞察力をさらけ出し、自らの敗北を決定づけるプラハ和平条約の調印前夜、彼はゾフィーに手紙を書く。

「これは、終わりの見えない、私たちの完全な破壊を予想させる、生死をかけた闘いです。世界中を敵に回し、誰も助けてくれません。成功する望みはほとんどないのです。しかしできるかぎり守り抜かなければなりません。自分の務めを最後までやり通し、名誉のもとで死ぬのです」。

大義は、それを守ろうとする方法によってのみ価値があるということを示すこの発言には、アンティゴネーも反駁しないであろう。

和平条約が調印されると、フランツ・ヨーゼフはついに新しい外相を任命する。ザクセン人のボイストである。この人事はシシィにとって敗北を意味するが、それでも、彼女は挑発の手を緩めなかった。ハンガリー語を上達させるために、アンドラーシの友人のユダヤ人ジャーナリスト、マックス・ファルクを側近に置くことにしたのだ。彼は、新聞法違反で投獄されたこともある人物で、後に、ドイツ語のリベラル派の新聞「ペスター・ロイド」の編集長を経てハンガリー議会のメンバーとなった。ファルクは、ハンガリー語の教師として宮廷に迎え入れられたことを非常に驚いた。しかし、長くはその職責に留まらなかった。語学教育はすぐに二の次になったのだ。実際のところファルクは、シシィが触れることのなかった情報や考え方を提供し、毎日傍らにいることで明らかに政治的な影響を及ぼした。

　1866年の末、シシィは側近をウィーン人からハンガリー人に変えた。読書係り、教師、侍女と全員がハンガリー語を話すようになる。だがそのうえに政治的にも公認されるようになってきた。外相のボイストには何も期待していなかったが、そのボイストを通じて、ある政治的決断が届いたのだ。その間、彼女はイーダ・フェレンツィとマックス・ファルクからオーストリアとハンガリーの交渉に関する情報を完全に得ていた。フランツ・ヨーゼフは、大臣の助言に従うとともに母親と妻に配慮して、ハンガリーの首相にアンドラーシを任命するというのである。それは「1867年の妥協[※30]（和協）」の名称で知られる協定の調印直前のことであった。ハンガリーは、再びオーストリア帝国から独立した王国になった。2つの君主国は、革命前のように、ハプスブルク家の継承権によって結ばれた。ハンガリー憲法が再び発効し、オーストリア＝ハンガリー帝国と呼ばれる時代に入ったのである。

　オーストリア皇帝フランツ・ヨーゼフはハンガリー王を、皇妃シシィはハンガリー王妃をそれぞれ戴冠することを受諾した。これは、たとえ他の諸民族がなお明らかに不利な状況に置かれていたとはいえ、実際のところ絶対権力の弱体化、民衆の意思に対する譲歩、多民族国家の誕生を記すものである。

30. 1867 年 2 月の「アウスグライヒ」と呼ばれるオーストリア帝国の外交政策を指す。

信じがたいことに、オーストリア王朝はハンガリーで人気が出るようになる。それはシシィの功績である。彼女は、さまざまな要求を抱えていたハンガリーのために、自分自身のためには決してできなかったことを実現できた。自分自身のためにはできなかったこととは、欲望とは何であるかを見つけることである。ハンガリー人は、法的手段によって、自分たちの独立と伝統の維持、象徴的地位などを保障する憲法を勝ちとった。シシィは、自分は何に囚われているのかを自らの名の下に言うことができず、身体を投じて行うことに人生を費やしていく。だが彼女はこの身体ぐるみの参加に社会的な意味を付与することは決してできない。ハンガリーのためという以外は。

シシィがハンガリー王妃として戴冠したことは、ウィーン宮廷に対する個人的な勝利であり、2つの君主国の和解は彼女の功績である。この時期は幸福で穏やかなはずだったが、家族の悲劇が次々とシシィを襲った。シシィは、戴冠の準備のためハンガリーに行かなければならなかったが、それは訃報によって妨げられた。義妹ゾフィー（弟カール・テオドールの妻）——またもやゾフィーである！——がこの時死亡したのだ。さらに数週間後、アルベルト大公の娘マチルデが18歳で焼死する。

戴冠式は結局1867年6月8日に行われた。シシィは30歳で、美の絶頂にいた。このときに皇帝が与えた恩赦は、帝国の他の地域ではかなり不評だった。しかし、これは彼女の功績とされ、シシィは絶大な人気を得た。ハンガリーの新聞はこぞってそれを報じた。

革命家であった過去をもつアンドラーシは、ハンガリー閣議の議長となり、王の次位の役を務めた。オーストリア人は評価しなかったものの、皮肉なことである。アンドラーシはフランツ・ヨーゼフの頭に、そして古来の慣習に従って、王妃シシィの右肩に、それぞれ冠を戴せた。

2週間後、フランツ・ヨーゼフの弟マキシミリアンがメキシコで銃殺された。シシィとフランツ・ヨーゼフは、何とこの事件をヘレネ（シシィの長姉）の夫の葬式で知ったのだった。

さらに、2人の最後の子供マリー・ヴァレリーを妊娠したのもこの時期であった。シシィは今回はハンガリーで出産した。オーストリアで生まれハンガリーで死んだ、義母に奪われた子供の代わりとして産んだのである。またもハンガリーの大義のために自分の身体を投じたシシィは、自分の行為が表す社会的かつ個人的な問題点の意味を完全に自覚していた。

妊娠中のシシィはこのような詩を書いている。

「ハンガリー、ハンガリー、愛しの地よ！
私にはおまえの鎖の重さがわかる。
どうしておまえに手を差しのべて

奴隷のおまえを救えないのだ！

祖国のために、自由のために
どれほど死んだのか、ああ崇高な英雄たちよ？
どうしておまえたちと強い絆を結べないのか
そして今、おまえの子供たちに王を授けられないのか？

それは、鉄と青銅の英雄
純すいの血をもつハンガリー人
強く賢い人
その胸はハンガリーのために高鳴る

羨望を超えて彼はおまえを自由にする。
永遠に自由で誇り高い、ああハンガリーの民よ！
すべての者と喜びや苦しみを分かち合い
この人がついにおまえたちの王となるように！」

ハンガリーへの贈り物として生まれたこの子供が女だったため、ウィーンの人々は安堵した。もしハンガリーで男子が生まれていたら、この国の君主となり、最終的にはハプスブルク帝国からのハンガリーの分離を意味しただろう。さらに、子供の国籍が親の国籍ではなく生まれた場所で決まることに注目されているのも興味深い。

ハンガリーの地で、娘のゾフィーの死からマリー・ヴァレリーの誕生までと、ひとつの周期が終わりかけていた……。マリー・ヴァレリーだけが、欲望から生まれた子供だった。シシィが選んだこの土地に対する愛と、そこに根をおろした結果の果実であった。

シシィはこの子供に特別の愛情を注ぐ。一見、過度の愛情にみえるが、シシィにとってはこの子供の価値に見合ったものだった。それは、自分の欲望を獲得した証拠だった。他方、最初の娘の死後は、シシィは他の2人の子供、ギーゼラとルードルフに全く関心を示さなくなっていた。シシィは2人を奪われ、2人を見捨てることでしかその状況を克服することができなかったのだ。シシィはマリー・ヴァレリーについて侍女にこう話している。「私は今、子供がどれほどの喜びをもたらすかわかりました。というのも今、自分がこの子を愛し手もとに置いておく勇気をもてたからです」。しかし、この侍女は明晰にもこう書いている。

「皇妃には節度が欠けている。寵愛するあまり、幸福より苦しみを感じている。ヴァレリーの健康を心配して身を震わせ、誰かが自分から子供を奪おうとしていると強く疑っている」。

身体の物理的現前と不在の問題は、きわめて大きな重要性を帯びている。彼女がした旅行は、オーストリアからの（同時に夫の身体からの）、一種の物理的な撤退とでも言えるようなものであり、今日の精神安定剤が果たしてくれる役割をもっていた。つまり旅行は、社会的関係の苦しみを消してくれるのだ。マリー・ヴァレリーに関しては、彼女の存在もまた、根本的に物理的なものであった。婚約式のときにマリー・ヴァレリーはこう記している。

「ママは、もし私が結婚したら、私に会ってももう嬉しくないと言う。そして自分は、子供に誰かが触れたとたん見捨ててしまう多くの動物のようだと言う」。

そして結婚式のときには、もっと残酷にも、「ママによると、両親にとって新生児をすぐに死なせることより気高い行動はないらしい」。

自分自身の一部を犠牲にすることでしか、自分を生かしてくれたものの意味を見出すことのできない者の極端な態度である。

死、ついにやってきた死

おまえは大胆であるか
一度でも私を得ようと考えるほど
私の冷たい情熱は死を呼ぶ。
そして私は死体の上で踊る。

オーストリアのエリザベート「詩篇」

現代におけるシシィの熱狂的なファンの一人であるシオラン[※31]はこう記している。「彼女はどのような状況であろうと落胆したであろう。彼女は落胆して生まれてきたのである。(……)「狂気は生より真である」と皇妃は言った。彼女は、ただひとつの落胆さえ経験しなくともこの結論に到達していたであろう。

なぜ彼女はこれほどシェークスピアの道化者が好きだったのだろうか? なぜ、行く先々で精神病院を訪れたのだろうか? 彼女は、極端なもの、平凡な運命から逸脱しているもの、疎外されたものすべてに非常に熱中した。狂気は彼女の中にあり、彼

31. [原注] Cioran E.M., « Sissi ou la vulnérabilité » in Vienne 1880-1938, L'apocalypse joyeuse, Paris, Éditions du Centre-Pompidou, 1986, p.14.

女はそのことを知っていたし、その脅威はおそらく彼女を満足させていた。自分は変わっているという気持ちが彼女を支え背負っていた。そして、家族に襲いかかる悲劇も、人から遠ざかり自分の務めから逃げる決意を助長させるだけだった。こうして世界に、逃亡の得がたい一例を提供したのだ」。

シシィは、すべての社会的つながり（ウィーン、夫、子供たち、職務）を捨て去ることで、「生」を捨てた。つまり彼女は、常に生かされておくべき死者であり、死の瀬戸際で、生き延びているのである。生き延びることによって拒食女性は、死者と生者の違いに関する問いを提起する。私は誰？　私は生きている者？　死んだ者？　シシィの義姉妹の1人は、ルードルフの死後、シシィがすべて手放した宝石のひとつを受け取った。このプレゼントを受け取ったとき、次のようなシシィの言葉がついていたと彼女は伝えている。

「これは私が生きていた時代の思い出です」。

1891年、シシィの訪問を受けたフランスの元皇妃ウージェニーは、こう書いている。

「あたかも幽霊と一緒に旅行したかのようだった。彼女の精神は別の世界にいるようだった。彼女には自分の周りで起こることが全くと言っていいほど見えておらず、挨拶をしてくる者にもほとんど注意を払っていなかった」。

シシィは、時間の知覚、瞬間の流出を忘れることができなかったが、それを非―生のための鍛錬とした。時間の感覚について拒食女性たちは辛そうに話すが、時間の感覚は通常、生の感覚を与える。シシィにとってすべての知覚は、死への期待を膨らませる。しかし彼女は心臓まで突き刺さり……自分を殺す短剣を感じないのである。もし私たちが映画館にいるなら、そのときブラームスのドイツ・レクイエム[※32]が聞こえてくるだろう。そのメインテーマは、生のただなかで、私たちは死に包囲されている、というものだ。

32. ドイツ・レクイエム。ブラームスが作曲した宗教曲。歌詞は、ルターが訳したドイツ語の新約聖書の言葉を再構成したものである。「生のただなかで私たちは死に包囲されている」もまた、カトリックの交唱歌「Media vita in morte sumus」をルターが訳したもの。

参考文献

Bled J.-P., François-Joseph, Paris, Fayard, 1987.
Cars J. des, Élisabeh d' Autriche ou la fatalité, Paris, Librairie Académique Perrin, 1983.
Cars J. des, Louis II de Bavière ou le Roi foudroyé, Paris, Librairie Académique Perrin, 1975.
Corti E.C., Élisabeth d' Autriche « Sissi », Paris, Payot, 1936.
Kaiserin Élisabeth, Das Poetische Tagebuch, Vienne, Verlag der Österreichischen Akademie der Wissenschaft, 1984.
Haslip J., L' empereur et la comédienne, Paris, Mercure de France, 1985.
Johnston W.-M., L' esprit viennois, Une histoire intellectuelle et sociale, 1848-1938, Paris, PUF, 1985.
Schnitzler A., Une jeunesse viennoise, Paris, Le livre de poche n° 3091.
Schorske C.-E., Vienne fin de siècle, Paris, Seuil, 1983.

第3章

アンティゴネーの選択

ANTIGONE'S CHOICE

死ぬことは
ひとつの芸術、ほかのものと同様に
私はそれを見事にやりとげる

シルヴィア・プラス

アンティゴネーの物語は、既成秩序に挑戦する女性としての人生の入り口にいる若い娘の物語である。その点では拒食症者の物語と変わらない。既成秩序とはアンティゴネーにとっては政治の秩序に相当し、拒食症者にとっては医学の秩序に相当する。そして両者にとって家族の秩序もまた既成秩序に相当する。2人とも、禁欲と自己犠牲を通して、人間の秩序とは何かという問題を提起している。

アンティゴネーはおそらく、今日の医学で言われるような意味での拒食症者ではない。いずれにせよ、拒食女性というかなり現代的なイメージのある対象を扱うために、ギリシア悲劇のヒロインであるこの神話上の人物をもち出すというのは意外なことだろう。だが、ギリシア神話と精神分析は、さまざまな面でつながっている。というのも、フロイトはソフォクレスの悲劇『オイディプス王』から精神分析の理論的基盤を構築したのであり、精神分析の基礎はギリシアに根ざしていることになるのだ。もうひとつの共通のルーツは、ギリシア語の動詞「Kathairo」のフランス語の名詞形である「カタルシス（catharsis）」にある。「Kathairo」は、「浄化する」や「純化する」から「一掃する（purger）」や「償う」まで、いくつもの意味をもっている。医学用語としては「便通、下剤を意味する purgation」という散文的な語が採用されている。その一方で、「カタリ派の教義（catharisme）」は初期キリスト教徒の純粋さへの回帰を意味する言葉になった。そして、本書で扱うヒロインの1人であり、すでに神話的な人物となっているシモーヌ・ヴェイユは、このカタリ派という異端の純粋性を、彼女自身が拒絶する教義《ドグマ》と対立させることができた。さらに言えば、「カタルシス法（méthode cathartique）」は精神分析家にとっての基礎である。なぜなら、ブロイアーとフロイトは当初、ヒステリー症状の治癒は、病因となっている情動を解放し「正常な」道に排出することによって得られると考えていたからである。しかし、この方法は、催眠と密接につながっており、フロイトの臨床経験や、絶えず加えられる理論的変更に応じて大きな修正を受け、その結果として「精神分析」に取って代わられることになる。それでも、カタルシス（浄化）が分析的手法を取り入れた精神療法の重要な一部であり続けていることに変わりはない。悲劇に関して言えば、アリストテレスは観客に生じる作用をカタルシスとして記述している。それによると、「悲劇は、恐れや同情を通じて、このような情念の浄化を呼び起こす高潔で完璧な行為の模倣である」[※1]という。ラカンは、ソフォクレスの作品、正確にはアンティゴネーという登場人物について行った分析の中で、アリストテレスと同じように述べている――「アンティゴネーのイメージを介して、私たちからこれらの情念が浄化される。恐ろしいまでに意志が強い犠牲者であるアンティゴネーは、象徴的に区別された2つの領域の中間にひとつの場所を占めており、私たちを魅了す

1. ［原注］Aristote, Poétique, 1449, b27, Lacan, J., Le Séminaire livre VII, L'Éthique de la Psychanalyse, Paris, Seuil, 1986, pp.285-332. に引用。（松本仁助、他訳：詩学。岩波文庫、1997。小出浩之、他訳：精神分析の倫理。岩波書店、2002）

る[※2]」。

中間とはどのような場所であろうか？　それは、アンティゴネーが宣告された、生きたまま幽閉されるという刑罰が表す第2の死の場所である。そのとき、彼女の生は死と重なりあう。「死が生の領域を侵食し、生が死を侵食する[※3]」のである。アンティゴネーの刑罰は、父親のオイディプスが受け入れた運命の頂点としてあらわれている。というのも、私たちはテセウスの指摘に対するオイディプスの返答に彼の運命を見ることができるのである。テセウスは言う――「あなたは自分の人生の終わりについて語るが、しかし、今からそのときまで間があることを忘れているか、考えていない」。それに対しオイディプスは答える――「私にとって、間とは人生と一体である[※4]」、と。

一方、拒食女性の側ではどうだろうか。若い拒食女性の骸骨のような姿は、身体が死の極限にあるかのような、想像を絶する生ける存在の姿を私たちに突きつける。この存在は、どのような意志に、どのような欲望に駆り立てられているのだろうか？　拒食症は、学者にとっても一般の人々にとっても同じように謎のままである。それは、拒食症が『アンティゴ

2.［原注］Lacan J., ibid., p.290.

3.［原注］Lacan J., ibid., p.291.

4.［原注］Sophocle, « Œdipe à Colone », in Tragiques grecs, Eschyle, Sophocle, Paris, Gallimard, 1967(coll. La Pléiade), 583-585 行 .（高津春繁訳：コロノスのオイディプス。岩波文庫、1973）

5. コロス。古代ギリシア劇に登場する合唱隊のこと。

ネー』の中でコロス[※5]が賞賛する「不意を襲うことのできない普遍的な霊」の領域にそのまま属するためかもしれない。コロスの言葉はこうである――「人間は、絶望的な場合でさえ治療法を見つけたが、冥府の期限だけは逃れることはできない」[※6]。この『アンティゴネー』の360行から363行目にかけての詩句には、別の翻訳もある。ジャン・グロジャンはこう訳している――「人間は、抗しがたい病気に対する治療法を見つけた」[※7]。このバージョンは、もちろんソフォクレスが目のあたりにしていた当時の医学の発展を参照している。ジャック・ラカンは、人間の無意識的な心的能力を強調する翻訳を提案している――「人間は、死から逃れることを可能にする魔力をもつことだけは決してないであろう。（……）しかし、人間は素晴らしいことを考え出した。それは、不可能な病気へ逃避することである。不可能というのは、そうした病気を作り出したのが人間だからだ」[※8]。不可能な病気、神経性食欲不振症については、〈科学〉は普遍的な回答をもってはおらず、〈主体〉を無視することはできないだろうということを私たちに思い出させてくれる。

　ソフォクレス作品に対する私たちの読解の基本的な前提、そして私たちが行う拒食女性の精神分析の基本的な前提は、分析作業の前提と同じである。つま

6. ［原注］Sophocle, « Antigone », in Théâtre de Sophocle, t.I, Paris, Classiques Garnier, 1958, traduction de Robert Pignarre, 360-363 行 . 私たちは通常、この希仏対訳版を参照している。（呉茂一訳：アンティゴネー。岩波文庫、1961）

7. ［原注］Pléiade 版の Jean Grosjean による翻訳。

8. ［原注］Lacan J., op.cit., p.321.

り、パロールには意味があるという前提である。語りは、聞かなければ（écouter）[※9]ならないというより、むしろ聞こえなければ（entendre）ならない。聞こえるためには、聞くだけでは十分でない。分析家は、聞こえることなしには済まされない。患者にはなおさら自分自身が言うことが聞こえていなければならない。患者は聞こえるようになるために数年要するだろう。その年月の間に、混沌とした、統合されない形でテクストが展開していくが、それは弁証法的に繰り返される。もちろん、ひとつのテクストをもとにして物事を一般化することはできない。しかし、ここで若い拒食症者のテクストのような複数のテクストが聞こえてくると、それぞれの主体の立場の類似性や、彼女たちのそれぞれの内面世界の類似性が浮き彫りになる。私たちは、このような臨床作業に基づいてアンティゴネーを描き出すことにした。つまり、私たちの観点から見てこの「子」（アンティゴネーはテクストの中でこのように示されている）と拒食症者に共通していると思われるテーマ、言葉、パロールを比較するのである。しかしそれに際して、必ずしも実際に両者が重なるかどうかを問題としたりはしないし、ましてや神話上の人物を新たに類型化することを問題とするのでもない。

私たちの観点からすると、拒食症とその他の神経症では、欲望に関する違いがあ

9. Écouter は音楽や話などを意識的に聞くことを指し、entendre は雑音などのように意識せずに耳に入ってくることを指す。Entendre には理解するという意味もあるが分析では逆に理解することはさけなければならない。

る。神経症では、子供は両親の欲望に囚われているのだが、たとえそれが疎外を招く欲望であったとしても、それはやはり生の欲望である。一方、拒食症者が家族から感じ取っているのは、生ける世界への関心の欠如と、家族が彼女に対して示す欲望の形式主義だけであることが多い。彼女はそのとき、〈他者〉によって彼女に伝達されたシニフィアンの「〈宝庫〉」の無意味さを永続させるよう定められている者のように見える。ここで言う〈他者〉(本質的には、母親)とはパロールの場、象徴的なものの場であり、シニフィアンが位置づけられる場であるという意味をもっている。拒食症者の家族におけるこの「〈宝庫〉」もしくはシニフィアンの一揃いは、心配事、仕事、単なる事実や雑多な物事から構成されており、真のパロールも快楽も欲望も含まれていない。[※10]そのため拒食症者は、強い空虚さを絶えまなく感じている。それを埋めるために、彼女は忙しく動きまわる。この活動亢進状態が彼女を窒息させるのである。彼女が苦しんでいるのは物質的な空虚さ——場合によっては、食事によって埋めることができるような空虚さ——ではなく、彼女の両親の内面世界の空虚さである。彼女は、人間の生からあらゆる意味を取り上げるこの無意味なものに対して、自分の拒食症によって抗議しているのであり、彼女のやせ細った身体は〈他者〉の代理のように立ち上がるのである。この〈他者〉は、生ける者の語り《パロール》の場ではなく、共通のディス

10. [原注] Raimbault G., Clinique du réel, la Psychanalyse aux frontières du Médical, Paris, Seuil, 1982.

クールの場である。それは、彼女がまさに生まれる前から浸かっていたディスクールであり、単に欲求だけが扱われるようなディスクールである。そのとき、食べることは母親の全能性に屈服することを意味する。母親の全能性は、現実の対象物である食べものを子供に押しつけ、養われている存在を単なる欲求の存在へと還元するのである。拒食女性は、執拗な拒否を行い、母親における欲望の証を要求する。つまり、「神経性食欲不振症は、子供は食べない、ではなく、子供は無を食べる、と理解しなければならない」[※12]のである。[※11]拒食症者が食べることを拒否するとき、彼女は自分が望んでいることを言おうとしている。すなわち、パロールである。このパロールこそが、人間的なものを生み出し、人間を物語の中に組み入れ、食べものとは違った依存関係の中で人間を〈他者〉と結びつけ、人間を欲求の存在としてではなく欲望の存在として刻み込むのである。

さらに、臨床において観察できる典型例がもうひとつある。若い拒食女性は、彼女の家族に固有の象徴化の過程における空白、欠如、骸骨のイメージを、行動や姿において、見せびらかすほどに表現することがある。多くの場合、この空白は誰かの死に際して露呈する。それは喪の作業がなされ得なかった死であり、この喪は不可能であるがゆえに永続化する。象徴化におけるこの空白は、拒食女性

11. manger rien は「何も食べない」と訳されるが、ラカンは rien を「何も」という意味ではなく「無」という意味に取り「無を食べる」と解釈する。

12. ［原注］Lacan J., La relation d'objet, 22 mai 1957。（小出浩之、他訳：対象関係。岩波書店、2006）

の身体という現実の中に、死者を現前させるのである。

これと同じように、アンティゴネーは、生きたまま地下に閉じ込められるという無謀で毅然とした選択を行う。それによって、政治によって制定された法に対して、別の法の名において挑戦したのである。その法とは、パロールの法、「言語的動物」(Zoov Phoveev)[※13]の法である。アンティゴネーは、妹のイスメーネーを単に生存するだけの人生へと差し向けるのであるが、アンティゴネーはそのような人生を軽蔑している。それはまた、欲求を満足させるだけの人生、暴君によって強いられた秩序に服従するだけの人生であり、先祖から受け継いだ、書かれていない自然の法が忘れられた人生であろう。ここでいう暴君は紀元前6世紀のギリシアでの意味で理解するべきである。暴君とは、成立途上の都市国家にとって何らかの仕方で父親を体現する者であり、また同様に、性的な領域も含んだ、規範に対するあらゆる点での過剰を体現する者である。アンティゴネーが擁護する法は、伝統の役割や、先祖と土着の英雄や神の創始者とを結ぶ血統の連鎖を指し示している。それは、記憶を保管する法である。私たちは、彼女の行為をこの意味において読解する。すなわち、人間存在としての彼女の兄は、たとえ犯罪者であったとしても、シニフィアンの連鎖から、すなわち人間の秩序から除外されてはならないということなのである。

13. [原注] Steiner G., Les Antigones, Paris, Gallimard, 1986.(海老根宏、他訳:アンティゴネーの変貌。みすず書房、1989)

マルグリット・ユルスナールは『アンティゴネー、あるいは選択』の中で、「アンティゴネーの選択は正義である」と書いた。彼女は、これに先立って次のように予告している——「それ自体がまさに古典時代になされた先取りによって、書物という舞台の上で最初の主体の顛末を追う筆の光束は、今や、強制収容所の不吉なスポットライトになろうとしている」[※14]。収容所では、身体の収容は、番号に取って代わられ、人々を消滅させることを目指している。この人々は、死後は殺戮の統計の数字となるのである。この狂気を終わらせるためには、煙となっていかなる痕跡も残さずに消えた人々を、どのような記憶の中に書き込めば良いのだろうか？　生存者や子孫はこう問いかけるのである。

「数多くの拒絶の代償として、運命は1人の女性をもつことを私に許してくれた。悲劇的な状況において、かのアンティゴネーにいかなる点でも引けをとらないような女性である」。フロイトは、1934年3月のアーノルト・ツヴァイク宛ての手紙でこう書いている。ナチスがツヴァイクの蔵書を奪ってしまったので、フロイトの娘アンナは「失ったすべての代わりに」父親の著書すべてをツヴァイクに送るよう勧めたのであった[※15]。

14. ［原注］ Yourcenar M., postface à un texte de 1935 publié dans le Feux, Paris, Gallimard, 1974.（多田智満子訳：火——散文詩風短篇集。白水社、1983）

15. ［原注］ Freud S., Zweig A., Correspondance, 1927-1939, Paris, Gallimard, 1973, lettre du 23-3-1934, pp.103-105.

オイディプス王

お光よ、おまえを見るのはこれが最後だ。
私は生まれてはならない人から生まれ、結ばれてはならない人と結ばれ、殺してはならない人を殺した。

オイディプス（ソフォクレス作『オイディプス王』から）

悲劇『アンティゴネー』は、アンティゴネーがソフォクレスの作品に登場する3部作のうち最初に書かれた悲劇であり、この若き娘はすでに孤児になっているという設定である。アンティゴネーの来歴を知り、彼女の家族のよく知られた運命をたどるためには、ソフォクレスがとった創作順序[※16]から離れ、まず『オイディプス王』から読み始め、次に『コロノスのオイディプス』と続けなければならない。

『オイディプス王』は、オイディプスが謎かけの怪物スフィンクスに勝利した直後から展開する物語である。テーバイの王となったオイディプスは、イオカステと結婚し、4人の子供をもうける。アンティゴネー、ポリュネイケス、エテオクレス、

16. ソフォクレスが執筆した順番は『アンティゴネー』、『オイディプス王』、『コロノスのオイディプス』であるが、話の筋は『オイディプス王』、『コロノスのオイディプス』、『アンティゴネー』の順である。

イスメーネーである。そこに、「空から降った災厄が都を荒廃させる」。(26行)それは旱魃《かんばつ》を引き起こす呪われたペストであり、劇の起源におかれたシニフィアン、不毛と死を表している。オイディプスは急遽デルフォイ[※17]のアポロン神殿に義弟クレオンを派遣し、都を救うために何をすべきなのか、あるいは何を言うべきなのかを神から知ろうとする。この戯曲の現代の観客である私たちは、ライオスとイオカステから生まれたオイディプスの素性を知っている。つまり、自分の息子に殺されることを神託によって知ったテーバイ王ライオスが、妻イオカステとの間に生まれた息子オイディプスを殺す決定をしたということを知っている。イオカステは、素性を明かさずにこの子供を羊飼いに託し、今度は羊飼いがこの子供を主人であるコリントス王ポリュビオスと妻のメロペのもとに連れて行く。子供ができなかったこの王夫妻は、オイディプスを養育した。しかし、その養育はオイディプスが酔っ払いに「王の実子ではない」と責められることによって破綻してしまう。ポリュビオスとメロペはそのことを否定する(養父母によるお決まりの否定である!)。しかし、それにもかかわらず、オイディプスは同じデルフォイのアポロン神殿で神託を聞くことに決めるのである。そこでオイディプスは、自分の父親の殺害者となり、母親と結ばれ、そして、人々の目におぞましい子孫をさらすというおのれの定めを知る。彼は、この呪いが実現するのを避けるために、自分の両親だと

17. デルフォイ。古代ギリシアの都市国家。アポロンの神殿の神託が有名。

信じている人たちのもとを去る。しかし、悲しいかな、三叉路で二輪馬車との通行の優先をめぐるいざこざが、激しい言い争いとなって爆発する。その結果、オイディプスは、自分の本当の父親とはいざ知らず、ついにライオスを殺すに至るのである。

ヴェルナンによると、神託のパロール、占い術は、未来の出来事を対象とするが、それと同様に生ける者が知らない過去の出来事をも、それがまだ現在に影響を及ぼす限りで対象としている。そのパロールは、「未来の予言であり、運命の表明である（……）それは同時に2つの異なる平面に記入され、作用する。（……）人間存在のレベルでは、運命は、出来事の変遷を通して成立するにつれて少しずつ明らかになっていく。表面上は一貫性のない出来事の連続は、最後に、すべてが最終的に成就したときに初めて意味をもち、理解可能なものになる。一方、神のレベルでは逆である。つまり、各人の運命は当初から、生まれる前に既に決められており、決定的に確立されている。なぜなら、死の完了だけが人間の存在に与える究極の意味は、そもそもずっと神に属し、初めからその存在の中に含まれ、永遠に固定されてきたからである。神託のパロールが人生の途上において明らかにするとみなされているものは、誕生してすぐに神の見地から書き込まれた、運命のこの秘密の意味である。人間にとっては、死後になってやっとその意味への接近が可能になる。（……）実際には神託は、運命を告げると同時に隠している。つまり、神託は運命を告げる（semainei）だけなのである」[※18]。「相談者」の出す質問に対する神託の答えは、常に相談者を自分自身へと送り返す。神託は示すだけであり、人間がそれを解釈しなければならない。しかし、傲慢さに目がくらみ、神々と対等であろうとする人間は、たえず間違って解釈し、返答が聞こえないので、理解しない。デルフォイのアポロンは、遠まわしで曖昧（loxias）である。言い換えると、神託は、主体の運命においても神経症においても聞かされるあの「パロールの連鎖」、主体が世に生まれる前から組み込まれている連鎖を読み、告げる者であろう。マルグリット・ユルスナールは「オイディプスは、運命と目隠し鬼ごっこをすることだけに人生のすべてを費やした」[19]と書いている。さらに私たちは、もしオイディプスが神託とは別の想定的知の主体[20]——たとえば精神分析家——とともに自分の物語を解明していたら、彼は〈運命〉から逃れることができたとまで言いきれるのだろうか？（ラカンは、知の想定を転移の原動力とし、それが分析療法における効力であると認めている。この場合の想定的知の主体とは、例えば、精神分析家である。）おそらく逃れることはできなかっただろう。しかし、そうしていればオイディプスはおそらく自分の大それた「無意識の」（！）傲慢さ、つまり「オイディプスは、すべてを知り、すべてを見た人間ではないの

18.［原注］Vernant J.-P., Vandermeesch L., Gernet J., Bottero J., et al., Divination et rationalité, Paris, Seuil, 1974, pp.22-23.

19.［原注］Yourcenar M., op.cit., p.58.

20. 想定的知の主体 sujet supposé savoir。ラカンが転移に与えた定義。分析家が、被分析者（分析主体）に関する知をもっていると想定することが転移の条件であると考えられた。想定されるのはまた主体でもある。

か？」という傲慢さの一部分を失ったことだろう。

　オイディプス神話を私たちの運命の姿として読むフロイト的な読解は、精神分析家にとっての要であり続けている。しかし、フロイトの家族の物語が示す偶然性を事後的に探ってみると、主体がシニフィアン連鎖に書き込まれ、シニフィアンの連鎖に支配されていることをここでも確認させざるを得ない。マリー・バルマリは、精神分析的なアプローチによって、フロイトによるオイディプス悲劇の意味の解釈を実際に明らかにすると同時に、フロイト自身がこのギリシアの英雄に同一化したいきさつについてフロイトが知ろうとしなかったことを明らかにした。[※21] フロイトのファミリーロマンスの中では、父親の2人目の妻[※22]という謎めいた存在は姿が見えず、隠されたままである。したがって、フロイトのオイディプスへの同一化は、父方の先祖における隠された過ちと関係している。それは沈黙であり、フロイトの運命を判読するための研究の原動力となるひとつの断絶を形成している。

　少しの間、スフィンクスと謎かけに戻ろう。オイディプスは、その謎かけに答えたことによって、父親に代わって母親の床（ベッド）に入ることができた。ヴェルナンは、パウサニアスによってテーバイから伝えられたひとつ

21. ［原注］Balmary M., L'homme aux statues - Freud et la faute cachée du père, Paris, Grasset, 1979.（岩崎浩訳：彫像の男―フロイトと父の隠された過ち。哲学書房、1988）

22. フロイトの父ヤーコプには、最初の妻サリーがいた。彼女が死去した後に、アマリエが後妻となり、フロイトを産んだと考えられていた。しかし、バルマリらの調査によって、サリーとアマリエの間に「2番目の妻」レベッカがいたことが明らかになっている。フロイトはこの事実を抑圧していたとされる。

の解釈を提示している。「ある者たちの言うところによると、スフィンクスは女であり、ライオスの非摘出の娘（nothé thugater）であった。ライオスは、この娘に対し特別な愛着を感じていたので、デルフォイがカドモス[※23]に言い渡していた神託を明かした。この神託は、歴代の王以外は誰も知らなかったものである。そういうわけで、兄弟の1人が王位継承権をめぐってスフィンクスと話しに来たとき――ライオスには内縁関係からの息子が数人いたが、デルフォイの神託には、イオカステ1人とライオスがイオカステと儲けた息子である兄弟たちが関係していた――スフィンクスは兄弟たちを罠にはめる。彼女は、もし彼らがライオスの息子ならば、カドモスに下された神託を知っているはずだと言った。彼らは答えられなかったので、スフィンクスは彼らを死刑に処した。というのも、結局のところ彼らが家系にも王位にも有効な権利がないことが証明されたからであった。しかしオイディプスは、その神託の内容は夢で見たので知っていると申し出た[※24]」。この見解で言えば、ライオスの非嫡出の娘である女のスフィンクスの役割は、王の息子全員について非嫡出か嫡出かを区別するために彼らを試すことにあったのだろう。

ラブダコス家は呪われた一族である。そのことは周知のことであり、あちこちで強調されているが、しかしそれでもなお未知のままであるとも言える。というの

23. カドモス。テーバイの伝説上の建設者。

24. ［原注］Pausinias, IX, 26, 3-5. Vernant J.-P.,Vidal-Naquet P., Mythe et tragédie - deux, Paris, La Découverte, 1986, p.53. に引用。

も、先祖伝来の呪いの起源はあまり考慮に入れられていないからである。たとえば、アイスキュロス[※25]は、原初の過ちよりも、呪いの伝達や消滅に対してより関心を向けている。[※26]アイスキュロスにとっては、女のスフィンクスはライオスに侮辱され怒った結婚の神ヘラ[※27]によってライオスの大罪を罰するためにテーバイ人のもとに送られたのである。この点に関しては、ソフォクレスもフロイトも問題にしていない。フロイトは、共時的側面から神話を扱っており、家系に関してはある種の盲点を残したままである。その盲点とはすなわちシニフィアンの連鎖を遡行することである。私たちは今、それに取り組もうとしている。

　ソフォクレスのテクストに戻ろう。オイディプスによりアポロンの神託のもとに送られたクレオンは、その任務から戻ると、今度は少し慎重になった。「もしおまえが、みんなの前で私の言うことを聞かねばならぬと思うなら、すぐにでも話そう」。オイディプスは懇願する。彼は知りたいのである。結局、クレオンは神託のお告げを言わざるを得ない——神々は、テーバイをペストから救うために、ライオスを殺害した者を罰し、復讐を果たすように命じたのであった。オイディプスは、ふたたびライオスの復讐の意志を大声で叫びながら、まさしく無意識の知に強いられたかのような言葉を口に出す。実際、オイディプスはテーバイ

25. アイスキュロス。ギリシアの3大悲劇詩人の1人。

26. ［原注］Eschyle, « Les Sept contre Thèbes », in Tragiques grecs, op.cit.（高津春繁訳：テーバイ攻めの七将。岩波文庫、1973）

27. ヘラ。ゼウスの妻。

に到着する前やスフィンクスと会う前に起こった出来事を正確には知らないと主張しながらも、次のように明言するのである――「私は、彼が自分の父親であったかのように、彼のために戦うのだ」（263行）。オイディプスは、殺人者を知るために、アポロンに肩を並べる博識で予言の王者であるテイレシアスに助けを求める。占い師には、二重の視覚をもつという才能がある。そしてたいていの場合――テイレシアスがそうである――失明している。それはまるで視覚の喪失が、通常の人間以上に見えるということで埋め合わせされているか、あるいは、視覚がこの力のために払うべき代償であるかのようだ。テイレシアスは、真理が暴露されるとどうなるかを知っており、それを恐れている。テイレシアスは、結果として起こるかもしれない災禍を知るのに有利な立場にいないだろうか？　なぜなら彼は、女性の享楽の秘密を暴いたことに激怒したヘラによって盲目にされたのだから。彼の傷跡は、神話のシニフィアンの連鎖の一部ではないのか？　結局、彼はオイディプスに警告しようとする。その言葉は、私たちにとってもきわめて予言的である――「学問が学者に背くとき、学問は恐ろしいものになる」[※28]。テイレシアスは結局、オイディプスの激情には勝てず、秘密を明かしてしまう――「あなたのたずね求める先王の殺害者は、あなた自身だ。（……）この地を

28. ［原注］317-318 行 , Flammarion 版での Robert Pignarre の翻訳。Garnier から出版されている同じ著者による直訳では「賢明さ sagesse、賢明な sage」。Pléiade 版の Jean Grosjean による翻訳では「知る connaître」と訳されている。「知ることが無益である場合、知ることはおそろしいものである」。

汚す不浄の罪人、それはあなたなのだから」（362―364行）。

オイディプスは憤激する。あまりにも突然なされたこの告発は、彼を引き裂いた。そしてその反応として、最初にそれを発言した者に対して、同じ暴力性が投影される。つまり今度は、テイレシアスが裏切り、クレオンと共謀してオイディプスの失墜をたくらんだと非難されるのである。この予兆的な解釈はまんざら的外れではない。それは、常に根拠に欠けているわけではないのに妄想的と形容される直観的体験に負けず劣らず、脅威をもたらす体験をはっきりと含んでいるからである。テイレシアスの言葉によって突然ベールがはがされて触発されたこの解釈は、私たちにとっては、場違いな分析的解釈が引き起こす行為への移行《パサージュ・ア・ラクト》や怒りの混じった否定に呼応するものである。それは確かに正しい解釈かもしれないが、あらゆる精神的作業に必要な時間を軽視している。この場違いな分析的解釈は、象徴化への門扉を開くべきなのに、逆にその野蛮さが恐るべき傷を残してしまう。オイディプスで言えば、義弟クレオンに対する嫉妬が破裂する。嫉妬は、クレオンをライバルとして、そして原初的な攻撃性が始動する相手である他者、兄弟として指し示すのである。この「自分か、相手か」という葛藤に、パラノイア的迫害という次元の基礎がある。（『アンティゴネー』における）悲劇の展開においても同様であり、アンティゴネーとクレオンの間の容赦ない敵対は、兄弟のために死をかけた戦いの延長線上に発展している。しかし、テイレシアスは、自身のうちに真理の力を育てている。彼は自分の任務を果たすことを余儀なくされ、次のように言う――「ライオスの殺害者はここにいる。その者は不幸なことにテーバイに生まれた」。そしてこう予言する。「その者は、目を失い、富を失うだろう。そして盲目の乞食となり、杖をたよりに歩みを進めるのだ。見知らぬ地をさまよい、自分が自分の子の兄弟であり父親であること、自分を生んだ女の息子であり夫であること、近親相姦の競争相手である父親の殺害者であることが暴かれるだろう」(452―459行)。いくらテイレシアスがオイディプスによく考えるよう命じても無駄である。オイディプスは次第に与えられていく手がかりをつなぎ合わせようとはしないのである。

多くの注解者が、オイディプスの――劇中では「炯眼《けいがん》」と言われているが――この盲目性、あるいは他人の意見を聞かないという点を取り上げている。合理的精神にとっては真実味に欠けるように思われるこの部分について、ソフォクレスを非難する者もいるし、擁護する者もいる[※29]。精神分析的な視点から見た場合、このような「無意識」は、この謎の探求者において、自分が知っていると思っていることと、自分が知っていることについての無知との間の分裂を示す、分析家にとって全く間違いのない印である。そしてこの無知こそが、何があろうとも自らの探求を続けることをこの探求者に強いるのだ。その点において、彼はフロイトと同じ欲動によって突き動かされているように思わ

29.［原注］Tragiques grecs, op.cit., R. Dreyfus の序文をみよ。

れる。というのも、フロイトは、より現代的なある種のペスト、つまり文化の居心地の悪さ[※30]によって、探求を続けることを強いられ……そして、精神分析を作りあげるに至るのである。フロイトがユングとともにアメリカへ旅行したときに、2人の回想によれば、彼らが荷物の中に入れて運んだものをフロイトはペストと命名したという。それは、無意識の発見へと彼を導いた道のりの記念なのだろうか？

　悲劇は入念に仕組まれている。オイディプスは激怒し、クレオンが自分を退位させようとしていると疑い、彼を殺すと脅す。仲裁者として請われたイオカステは、オイディプスの心を落ち着かせようとする。彼女は、オイディプスがライオスを殺した犯人であるという糾弾の根拠がわずかしかないことを示そうとして、オイディプスに神託のことを話す。ライオスは自分の息子の手によって死んだわけではないので、神託が実現しなかったことは明らかである、と。あらゆるミステリーの謎……もしくはあらゆる分析のように、既にそこにあり、表明されている真理が目もくらむような光を放ちながらついに認識される瞬間が、一連の波乱によって再び遅らされるのである。イオカステは主張する。まず、ライオスの息子はひと気のない山に捨てられたので、自らの父親の殺人者にはなり得なかった、だから神託はほとんど信頼するに足らない、とイオカステは強調するのである。しかし、いくつかの細部がオイディプスを動揺させる。彼は、ライオス

30. フロイトの論文のタイトル。

を殺害したのは自分であると認めるのを恐れ、自分が神託によって発せられた呪いについてイオカステに語る（はたして、このことを語ったのは初めてだったのであろうか？）。この呪いのせいで自分は、両親だと信じていた人たちのもとから逃げたのだ、と。使者の到着が小休止をもたらす。使者は、ポリュビオス（オイディプスの養父）が、息子の手によって殺されるのではなく、あらゆる老人と同じように自然死したと伝える。しかし、それでもオイディプスの不安は続く。というのも、予言の後半は――それは2度に渡って言い渡されたがゆえに――「汝は自分の母親の床に就くだろう」と続くため、その後半部分は実現するおそれがあるのだ。使者は、オイディプスを安心させて喜んだが、そこで真理のもうひとつの側、飲んだくれによって発せられ、養父母によって堅く否定された真理を突きつける。イタチゲーム[※31]のように、真理は、沈黙すると、さまざまな形で姿を見せたり、期待されていないのに再び現れたりする力をもつのである。メロペはオイディプスの生みの母ではなかった。使者はそのことを知っていた。なぜなら、拾った赤ん坊を王夫妻に届けたのは彼だからである。この使者は、オイディプスの名前の由来となった踝の腫れという特徴を述べることさえできる。つまり、「オイディプス＝腫れた足」である。この傷は、ナルシズム的毀損という想像的次元で考察すべきではなく、身体

31. イタチゲーム jeu du furet。何人かで輪を作り、真ん中に１人入りイタチの歌を歌う。歌の間、周りの人たちはイタチを表わす環を見えないように渡していく。歌が終わると中の人は誰がイタチをもっているか当てる。当たったら当てられた人と中の人は交替する。

への象徴的な書き込み、つまりラブダコス家全員の身体に対する呪いの跡として検討すべきである。[※32] このことが暴かれるとき、多少なりとも懐疑的な人なら、イオカステが自分の夫のこの身体的欠陥にそれまで気づかなかったのかといぶかるかもしれない――しかし、このような捜索において盲目になるのはお決まりのことである。真実が明らかになり、彼の素性に関する秘密が暴かれる。つまり、ポリュビオスとメロペはオイディプスの両親ではなかったのである。オイディプスは言う、「明らかに私は、禁断のうちに生まれ、禁じられた婚姻を結び、自然の摂理に背いて、殺したのだ」（１１８５行）。

オイディプスを真実の探求において常に前へ前へと駆り立てる無知は、イオカステの側にもあったのだろうか？　彼女は知っていたのか？　この疑問は、しばしば議論されてきた。というのも、このような問いに対してはっきりと断定的に答えるには証拠が不足しているのである。またこの母親であり女性でもある人物に関して、この問いが意味するものを説明するためにも証拠が不足している。しかしながら、彼女が知らないわけではなかったということが、劇中で明らかになる。彼女はオイディプスに次のように言う。「あなたは近親相姦の脅威を恐れてはなりません。多くの人が夢の中で母親と床をともにしたのだから」（９８０行）。さらにその後で彼女はこう懇願する。「もしあなたが自分の命を大事に思うなら、もう探求するのはおやめください。（……）すべておや

32.［原注］Lacan J., Logique du Fantasme, 未刊のセミネール、1966-1967.

めになってください（……）不幸な人よ！　自分が誰であるかを、どうか決して知ることがありませんように」（1060―1072行）。近親相姦はイオカステの欲望だったのだろうか？　イオカステは子供との関係を呪いに拒まれたのである。イオカステの子供についての欲望は、ライオスとの間の唯一の子供に対する彼女の過度の感情を説明してはいないだろうか？　この母親の欲望はまさに、あらゆる主体が立ち向かう「〈他者〉は私に何を望むのか？」という謎である。ラブダコス家の人々の歴史物語の時代を画する並外れた母親たちの系譜を考えてみると、イオカステの姿はスフィンクスの姿の背景に浮かび上がる。スフィンクスは非嫡出の娘であり「生肉を食べる女性」であったが、近親相姦と食人の関係は、いくつかの言語において同じ語によって指し示されていることも含め、何度も指摘されてきたのである。※33

オイディプスを自分のそばに引き止め、彼のアイデンティティの探求を徒労に終わらせ、自分が知っている知が暴露されることを妨げようとする女性―母親の享楽。この享楽は、オペラ『オイディプスの名』※34の中でアンドレ・ブクレシュリエフによって完璧に表現されている。エレーヌ・シクスー作のテクストを伴った音楽的表現が、イオカステのこうした立場を際立たせている――イオカステはオイディプ

33.［原注］Lévi-Strauss C., La Pensée Sauvage, Paris, Plon, 1962.（大橋保夫訳：野生の思考。みすず書房、1976）

34.［原注］Boucourechliev A., Le Nom d'Œdipe, Opéra, textte de H. Cixous, 1978.

スが誰なのかを知っているのである。〈名前〉を明らかにすることは、〈父〉に象徴的場所を返すことになるだろう。それは、母イオカステが最初の瞬間からないがしろにしていた場所だ。彼女は、禁忌であったにもかかわらず、子供を1人産むことに成功したのではなかったか？　彼女は嘘をつき、自分たちの息子を殺すという夫の命令に背いたのではなかったか？

　このオペラを音楽理論家として分析することは私たちの能力から外れている。しかし、開幕の部分から、音楽的な意図は精神分析的な仮説と符合している。7分の間、コロスのすべての声は中央の音階のレを維持している。最初はほとんど聞き取れず、染み出るように。ついで、声は増大し豊かになり、「恐れ」「死」の言葉が現れるささやき声と交ざりあう。そこでは、「このレは、孤独、不動、空虚によって、ひとつの鏡である――そしてまた、空虚で開かれた記憶である」。このように、このレは、「死」の象徴として置かれているのである。[35] 歌う役者と語る役者という登場人物の二重化は、鏡の効果に貢献している。この鏡は、狂おしく殺人的な二者対決の中に観客を巻き込み、「名前」を求めて死ぬまで繰り返されていく対決の中に観客を捉えておく。この作品の中でのイオカステは、勝利した英雄に王位をもたらす妻として、都市《シテ》が感謝のために贈った褒美ではない。イオカステとオイディプスを結ぶ愛は、狂気の愛である。その愛は、神も法

35.［原注］Boucourechliev A., Le Nom d’Œdipe, protocole musical, l’Avant-Scène, 1978, 18.

も時間も思考も知らない。歌は、母親の初恋の歌である。それは、子供が母親の肉体へと回帰することでしか満足することのない致死性の愛である。

ソフォクレスの芝居では、イオカステの最期は〈使者〉により語られる。オイディプスは、2人の寝室で彼女がスカーフで首を吊っているのを発見する。この自殺方法は、神話の中では、悲劇のヒロインや若き娘、つまり処女に頻繁に見られる。この耐えがたい場面は、アンティゴネーの最期を予告している（あるいは、テクストを読む順序によっては、反復されている）。愛するアンティゴネーが亜麻のスカーフの結び目に縛られ首を吊っているのを、ハイモンが発見する場面がそれにあたる。

オイディプスは、死者の衣服を飾っていた黄金の留め金をもぎ取り、それで自分の眼を突き刺す。盲目的な者が盲目になるのである――この行為への移行《パサージュ・ア・ラクト》は、テイレシアスの予言の実現であり、実際的かつ具体的にオイディプスの彷徨《さまよい》を象徴している。『アンティゴネー』のコロスが運命の力についてのナレーションで描写するイオカステの黄金の留め金が、この恐ろしい傷を現実化していることに注目しよう。そこでコロスは、ピネウスの2人の息子を例として挙げている。彼らの継母は、「剣を持たず、杼《ひ》の先端と血まみれの指だけで」眼球を突き刺す（『アンティゴネー』973―976行）。この意味で、アブラハムなどの精神分析家たちは、自然の象徴体系を用いて「イオカステ＝ク

36. ［原注］Abraham K., Œuvres Complètes, t.II, Paris, Payot, 1966, pp.141-145.

モ」であることに言及している。[※36] いずれにせよ、オイディプスの激しい行為は、悲劇の観客を激しい恐怖でいっぱいにすることが常である。その行為は、外傷を引き起こす事実を暴露されて否応なしに聞かされたとき、主体はその事実をそのまま受け入れることができないということを明らかにしている。私たちはラカンの言葉を言い換えて、真理とは単に欠如した知であるだけでなく、それから身を守るべきものでもあると言おう。分析の場合のように、知られていないもの、個人史の中で抑圧されたものが突然に白日のもとに晒されると、他者や自分自身に憎悪や暴力を撒き散らす。この自傷行為＝去勢によって悲劇的叙事詩を封印することで、このような結末が、快原理[※37]を超えて位置づけられるのである。[※38]

残酷に傷ついたオイディプスは嘆く。悲劇の冒頭では、彼は尊敬され、いわば神々と対等に（isotheos）、神々と同列に置かれていたのではなかったか？「確かに、私たちはあなたを神とみなしているのではありません。しかし、この危難のとき、神々との間を執りなしてもらうためにすべての人の中から選出したのです……。何も知らなくとも、ひとつの神のご加護だけに支えられ、私たちに生を取り戻してくださったのです」（30―33行）。親殺しと近親相姦は、

37. 快原理。心的機能を支配する２つの原則のうちのひとつ。興奮量の増大（不快）を避け、快を目指す傾向のことを指すフロイトの概念。快感原則ともいう。

38. ［原注］Freud S., « Au-delà du principe de plaisir », in Essais de Psychanalyse, Paris, Payot, 1981, nouvelle trad. de P. Cotet, A. Bourguignon, A. Cherki.（須藤訓任、他訳：快原理の彼岸。『フロイト全集 17 巻』所収、岩波書店、2006）

神々の王国ではありふれたことである。しかも、オイディプスはその罪をそれとは知らず、つまり「何も知ることなく」犯したのであるが、自分の王国からは追放され、不可触賤民の地位に貶められることとなった。神々と等しかった彼は、今や無と等しくなった。彼は、ファルマコス（生贄）である。それでもオイディプスの誇り、hybris[※39]は無傷のままである。彼の呪いは、子供だった彼の命を救った羊飼いから、彼と対立する神々まで、すべてに広がる。オイディプスは次のように言う。「かつて私の足を野蛮な枷から解き放ち、命を救い、私を不幸に捧げた羊飼いは滅びよ……神は私、不浄の血筋の子である私と敵対している」（1348―1360行）。彼はどんな戒めも受け入れようとしない。とりわけコロスの長の戒めには「私がこうしてしたことが、最上の処置ではなかったなどと、決して言ってはくれるな。もはや忠告もしてくれるな！」（1368―1370行）と答えている。彼の悲嘆は娘たちにまで及ぶ。「おまえたちは、子供をもつこともなく、生涯独身だろう」（1501―1502行）。悲劇の開幕時に存在していた不毛（＝不妊性）は、原初の呪いがその運命を書き込んでいたように、アンティゴネーの運命をも印づけるシニフィアンとなる。オイディプスは、クレオンが自分に示した同情に感謝しながらも、それでもなお、自分の欲望を貫くことに固執する。今やオイディプスは、子供たちと一緒に国外に追放されることを望んでいるのである。

39. ユブリス、度を過ごすこと、思いあがり、過大な自尊心。

る。クレオンは嘆きの声をあげる。「結局、あなたは常に支配者でいたがるのだ」（1522—1523行）。実際にオイディプスは支配を続ける。彼は自分が病気や自然の事故では死なないことを知っているのである。

物語を続ける前に、ソフォクレスによって劇化されたオイディプス王の伝説の中にフロイトがどのような運命の悲劇を読み取ったかを思い出さなければならない。悲劇の効果は、運命と人間の意志との間のコントラストというよりも（というのも、このコントラストは、より現代的な悲劇によって探求され表現されたが、決して観客に同じインパクトを与えないからだ）、このコントラストを描き出すのに役立つ素材の性質にかかっている。フロイトは言う、「彼の運命は私たちの心を動かす。なぜなら、その運命は私たちのものであったかも知れないからだ。私たちの誕生のとき、神託は私たちに対してこれと同じ呪いを発したのだから……自分の父親を殺し母親と結婚したオイディプスは、私たちの子供時代の欲望のひとつを果たすだけである」[※40]。この解釈は現在、一般的なディスクールにも受け入れられている。つまり、自分のオイディプスを経験したか、しないかということである。しかし、フロイトがこの解釈を生み出したとき、多くの怒りや反発が巻き上がった。というのも、この解釈を理解することの拒否や、万人に共通の幼児的願望を達成した者に出会うときに生まれる激しい恐

40.［原注］Freud S., L'Interprétation des Rêves, Paris, PUF, 1976, pp.148-240.（新宮一成訳：夢解釈。『フロイト全集4・5巻』所収、岩波書店、2007、2011）

怖を説明するために、フロイトの解釈はこれらの欲望に対して拒否する者自身の裡に働く抑圧を問題にするからである。

「エディプス・コンプレックス」は、フロイトの理論形成の中で重要なものであり続けることになる。特に『トーテムとタブー』※41のように、宗教とモラルの発展の歴史や人間性の歴史のために応用されることも、エディプス・コンプレックスの重要性を示している。フロイトは、1913年に書き始めたこの著作の中で『オイディプス王』に関する研究を再開し、人類は絶えず繰り返される古来の罪の中で連帯し続けていると仮定している。歴史学者によって議論されているこの仮説は、神話として理解されるべきである。エディプス・コンプレックスは、現実の状況に還元可能なものではなく、禁止する審級を介入させること――近親相姦は禁止されている――からその有効性を引き出す。その禁止の原則は、求められた満足の獲得を阻止し、ラカンの言葉で言えば、欲望と法を不可分に結びつけている。

ソフォクレスの数年後、プラトンは性の〈規則〉を制定し、ライオスには男性的な愛の創始者としての役割があることを指摘している。そして、オイディプス、テュエステス、マカレウスを自分の子供、母親、姉妹に対する欲望に屈し、自分の過ちが発覚すると急き切って己を罰そうとする者たちの例として挙げている。こういった性的

41. ［原注］Freud S., Totem et Taboo, Paris, Payot, 1947.（須藤訓任、他訳：トーテムとタブー。『フロイト全集 12 巻』所収、岩波書店、2009）

欲望の情熱を消すためには、短い言葉で十分であるとプラトンは言っている——「これらの行為にはいかなる神聖さのかけらもなく、それはむしろ神性にとって憎悪の対象である。そして、最も下劣なものの中でも最も下劣である！（……）それに対して違うことを言った者は誰もいない。それどころか逆に、私たちの一人ひとりが、この世に生まれてこのかた、常にいたるところで、そう聞かされている」[※42]。立法者は、人間を法外な力で狂気に導く情念を屈従させることを願っている。立法者はまた、「この全員一致の公的な声に宗教的な性格を与えさえすれば」この情念を矯正することができる。プラトンは、人間に動物より優れていることを求めるこの法を、立法者がどのように適用し得るのかを問いながら、同性愛や近親相姦の問題を片づけるはずの法が与えるすべての恩恵を記述する。「宗教的な敬意、名誉への配慮、魂の存在のあり方への情熱」に基づくことによって、罪人に対して市民権の剥奪を宣言する法を制定することがおそらく可能だろう。何世紀も後に、レヴィ・ストロースは『親族の基本構造』[※43]の中で、近親相姦の禁止を、ある「文化」が「自然」と区別されるための普遍的で最低限の法であるとしている。

　オイディプスの神話に着想を得た作品の中でも、イーゴリ・ストラヴィンス

42. ［原注］ Platon, « Les Lois », VII, in Œuvres Complètes, Paris, Gallimard, 1950(coll. La Pléiade). 637-838 行 , p.9349.（森進一、他訳：法律。岩波文庫、1993）

43. ［原注］Lévi-Strauss, C., Structures élémentaires de la Parenté, Paris, PUF, 1949.（福井和美訳：親族の基本構造。青弓社、2001）

キーによる『オイディプス王』は、とりわけエディプス・コンプレックスの普遍性を説明しているように思われる。アンドレ・ブクルシエリエフの言葉によれば、「彼の音楽は、ある原型の型に流し込まれた硬直化によって続くのである。（……）その型は歴史を嘲り、（……）演劇的なビジョンが、主人公たちの個人的運命ではなく、彼らを駆り立てる〈運命〉を強調する」[※44]。この「原型的悲劇」とは何か、ということについて、作曲家はまず言語の次元を考察している。ストランヴィンスキーは次のように書いている。「テクストは、作曲家にとってはもっぱら音声的素材となる。作曲家は、テクストを好きなように分解することができ、テクストを構成している基本要素にすべての注意を向けることができる。つまり、音節に対してである」。これに、ブクルシエリエフがつけ加える――「音楽的取り決めは音楽をあらゆるコノテーションや情動へのあらゆる服従から解放する。それと同時に、声楽作品ではシニフィエから言葉自体を自由にし、純然たるシニフィアン、つまり〝純粋に音声的な素材〟として言葉を音楽家に対して復元する」。精神分析家もまた、シニフィエから言葉を解放することや、音声的な素材の中に再出現するシニフィアン――言語の織物の2本の横糸の刺し縫いボタン[※45]のように繰り返されるシニフィアン――を聞き

44. ［原注］Boucourechliev A., Igor Stravinski, Paris, Fayard, 1949.

45. 11 頁注参照

46. ［原注］Lévi-Strauss, C., « La Structure du mythe », in Anthropologie Structurale, Paris, Plon, 1974, pp.227-255.（荒川幾男、他訳：神話の構造。『構造人類学』所収、みすず書房、1972）

取ることを学ぶのである。テクストをこのように理解する様式は、レヴィ＝ストロース[※46]によって提示された神話の物語に類似してはいるが、レヴィ＝ストロースとは異なる物語の読解へと私たちを導いてくれる。レヴィ＝ストロースは、二次元の観察記録のページをめくる。これらの記録は、それぞれに異本が当てられており決して同じであることはなく、いずれも平面的に並べられている。そこで彼は、これらの記録を論理的な操作に従わせることによって、神話から構造的な法則を取り出し、三次元の全体像に到達するのである。同様に、精神分析家は、患者のディスクールのページをめくることができ、反復されていることを聞きとり、それらを並べ、ひとつの系譜から「語る」連鎖を取り出すことができるのである。

ANTIGONE'S CHOICE

コロノスのオイディプス

たとえ私が、自分がしたことを知っていたとしても、罪にはならないだろう。
しかし、私は自分が到達したところにやってきたとき、何も知らなかったのだ。
オイディプス（ソフォクレス作『コロノスのオイディプス』から）

2番目の悲劇『コロノスのオイディプス』は、テーバイから追放された後から謎を残しながら死ぬ瞬間までのオイディプスの人生を描いている。この長い彷徨の中で、オイディプスはアンティゴネーに付き添われながら、まるで自分の傷をさらすかのようにさまよっている。「履物もなく、食糧もない。（……）彼女〔アンティゴネー〕は、父親が食べるものがありさえすれば、泊まる場所がなくともいいのである」（350―352行）。劇のはじまりの場面で、アンティゴネーはオイディプスに次のように念を押している。「もう長い間お世話をしてきたのですから、盲人の世話をしろと今さらおっしゃるまでもありません」（21―22行）。テーバイに残っていたイスメーネーは、神託を伝えるためだけに彼らに合流する。クレオンは、オイディプスの地位を継いでテーバイの王位についた。そして2人の兄弟、ポリュネイケスとエテオクレスは、兄のポリュネイケスのものとなるはずであった王権をめぐって戦った。この悲劇では、ポリュネイケスは弟によりテーバイを追われ、町を奪回する準備をしている。

神託は「オイディプスの不幸は、彼が最後の国で神聖な女神たちの歓待を見出すときに終わるであろう」（89―90行）と告げていた。聖なる地の侵すべからざる国コロノスに到着したオイディプスは、歎願する者として姿を現す。しかし、それは悔い改めた謙虚な者の姿では全くない。オイディプスは何も後悔していない。時間は彼の欲望を止めなかったのである。彼は、自分の無実を認めてもらうことを要求するにまで及ぶ。「たとえ私が、自分がしたことを知っていたとしても、罪にはならないだろう。しかし、私は何も知らずに自分が来たところに来るに至ったのだ。（……）殴られたから、やり返したのだ」（273―274行）。そのうえオイディプスは、自分の死をたくらんだと両親を非難し、自分を追放したと息子たちを非難する。外的な力が彼を破滅させるが、彼は諦めない。彼は自分の価値をはっきりと意識している――いわば商品価値を意識しているのだ。というのも、神託によれば、彼の人生はその地で終わり、彼を受け入れる者たちには利益が与えられ、彼を追い払った者たちには破滅がもたらされることになるのだから。オイディプスは、その国の王テセウスを「町の利益のために来るように」と呼び寄せる。そして、あえてわずかながら皮肉を込めてこう言う――「そして私の利益のためにも来るように。というのも、人はどれほど立派でも、自分自身のことが好きなのだから」（308―309行）。

こうしてオイディプスは、自分を保護してくれるようにテセウスに求める。つまり、オイディプスがテーバイ近郊へ帰還することを望む人々から彼を保護し、テセウスのもとで安らかに眠れるように求めるのである。彼の墓が粗末にされると不幸がもたらされるというのである。墓所を重んじる義務は、『供養する女たち』※47にも読み取

47. ［原注］Eschyle, « Les Choéphores », in Les Tragiques grecs, op.cit.（高津春繁訳：供養する女たち。『ギリシア悲劇（1）』所収、ちくま文庫、1985）

れる。その劇中のオレステスとエレクトラの役割は、アンティゴネーのそれと似ている。オイディプスの要求（exigence）に答える必要性は、アンティゴネーが生きるための動機、そして死ぬための動機となる。

オイディプスの息子たちは、父親を惜しむことよりも、自分が国を統治することに思いをはせていた。そのことを知ったオイディプスは、彼らを非難し、呪う。テセウスは「不幸なときに人を恨んでもよいことはない」とさとす。それでもテセウスは、オイディプスを誘拐する恐れのある者たちから彼を保護することを受け入れる。クレオンが最初に到着する。彼は非常に謙虚だ。「悪いことはおっしゃらないでください。私はあなたを苦しめたくはないのです。私は老いぼれですから」（733―734行）。オイディプスは「あつかましい奴め」と非難をあらわにし、勝ち誇ったように言い返す。「私の復讐心は常にここに留まっているということを思い知るがよい」（787―788行）。2人の老人の対決は、さまざまな思惑のもと、いっそう激しく再開する。クレオンは、武力を使ってオイディプスの娘たちを人質に取る。オイディプスは、「言葉によってしか」答えることができない。しかし、テセウスは、自分の約束を忠実に守り、娘たちを解放させるよう自国民に命じる。

次に、ポリュネイケスがテーバイを奪回するために父親の支援を請いにやってくる。しかし、オイディプスの口からは新たな呪いの言葉しか聞くことができない。オイディプスの恨みは執拗である。「ろくでなし。おまえがテーバイの王権と王位を手にしていたとき（……）自分の父親を追い払い追放したのは、おまえ自身なのだ（……）私は、おまえが私を殺したのだということを忘れることなく、死ぬまで苦しむしかないのだ」（1354―1361行）。アンティゴネーが、親子の絆を守ろうとして、2人の間をとりなそうとしても無駄である。「彼が最低の極悪人のように親に背いたとしても、ああ、お父様、悪をもって悪に報いるのは正しいことではありません」（1190行）。しかし、オイディプスは頑として譲らず、復讐をやり通す。その結果、2人の兄弟は殺し合うことになるのである。そこでポリュネイケスは自分の運命に向かって進むことを決める。しかし、妹たちに、もし父親の呪いが成就したなら、自分に墓と供物を与えるように求める。そう懇願し、彼は出発する。それと同時に、オイディプスの死が予告される。

「ゼウスよ！　空がとどろいた」とコロスが声をあげる。こうして神々が未来を告げることによって、自分の死が近いことを知ったオイディプスは、テセウスに自分が死ぬことになる場所まで付き添うように求める。そして、特にその場所を誰にも――娘たちにさえ――言わないように求める。

このオイディプスの最後の願いに関して、明らかにすべき点がひとつある。オイディプスは、自分の墓がもたらす恩恵を知っており、自分に墓を提供する者に対してそのことを公言する一方で、誰もその墓の場所を知ることがないように求めている。このような高慢さは、彼を神々に近づけているのではないだろうか？　テセウスだけが、オイディプスがどこでどのように死んだかを知っている。この2人の主役の間では、どんな秘密が問題となり得るのであろうか？　この2人の過去は、多くの点で似通っている。2人とも、人食いの怪物であるミノタウロスとスフィンクスを退治した。2人とも、自分の意に反して、親を殺していた。実際にテセウスは、ミノタウロスを退治した後、凱旋を告げるべく白い帆を張るのを忘れてしまい、まさにこの失錯行為によって父親アイゲウスの自殺を引き起こしていたのである。

使者が、オイディプスの恐ろしい最期を次のように物語る。「地下のゼウスがとどろいた。その声は、あまりにも強くオイディプスの名前を響かせたので、私たちの髪の毛は恐怖のあまり逆立った。神がオイディプスを呼び、せきたてる。さあ、さあ、オイディプス？　何をためらっている？　おまえの出発は遅れすぎているぞ」（1627―1628行）。唯一テセウスだけが、オイディプスがどのように死んだかを語ることができるだろう。というのも、他の者たちには次のように語ることしかできないのである。「私たちには、ただ王が、恐ろしいものを目の前にして、見るに耐えぬものが現れたかのように、両目の前に両腕を挙げ、顔を隠しているのが見えるだけだった」。この光景は、石化させるゴルゴンの死の視線を想起させる。人間は自分の生命を失うことを覚悟しないかぎり、神性の何かを見ることができないだろうということが思い起こされる。この物語は、主人であるドン・ジョヴァンニの不吉な消失の光景を目にして、ひどく怖がらせられたレオポレッロの話に奇妙なほど似ている。ドン・ジョヴァンニは、騎士長の墓場からの声からついてくるように命じられ、石の手によって引きずり込まれるのである。

2つの悲劇を比較することに驚く人もいるだろう。しかし、ドン・ジョヴァンニはありきたりの英雄とはほど遠い。むしろ、彼はオイディプスと同じように人間性の普遍的な型を表現しているのではないだろうか？　神話に比肩し得るほどのドン・ジョヴァンニの本当の偉大さは、音楽によって強調されている。[※48] 彼は屈辱的な状況に陥ることは決してない。反対に、彼は最後まで、つまり騎士長の手を握るまで自分の人生を支配している。オイディプスは自分が犯した罪に対しては無実を主張しているが、知るという欲望、彼が今立っている領域に入り込むまで彼を導いた欲望については、いかなる点においても譲歩しないのである。ドン・ジョヴァンニもまた、悔いることを拒み、自分の欲望、性的欲望に関しては決して譲歩することはない。死を前にしてとられたこのような態度は、モーツァルトが父親に宛てた1787年4月4日の手紙を見るとはっきりする。当時、彼の父親は憂慮すべき健康状態にあった。その一方で彼は、小さな息子の死や、特に同い年の31歳の友人ハッツフェルド伯爵の死など、いくつかの死別を経験した

48.［原注］Jouve P.-J., Le Don Juan de Mozart, Paris, Plon, 1968.

ばかりであった。彼は次のように記している。「死は（正確な意味で捉えると）私たちの人生の真の目的です。私は数年来、この本当に素晴らしい友人と慣れ親しんできました。だから、私にとってその姿はもはや恐ろしくないだけでなく、むしろ私を慰め安心させるのです。そして私は、死を知ることを学ぶ機会（私の言うことがわかりますね）を得る幸運を与えてくれたことを神に感謝します。死は、私たちの真の無上の喜びの鍵なのです。――私は毎夜、（どんなに私が若かろうと）翌日には自分はここにいないのではないだろうかと考えずに床に就くことは決してありません――しかしながら、私が交友関係で悲しみ、嘆いているなどと言う人は、私を知る人々には一人もいないでしょう……。私は彼（亡くなった友）を哀れみませんが、私と同じくらいよく彼を知っていたすべての者と同様、自分を深く哀れむのです」[※49]。『ドン・ジョヴァンニ』を書いている頃のモーツァルトは、間違いなくフリーメイソンの影響を受けており、死に直接関わっていると感じていた。彼は、ヨーゼフ・ハイドンの紹介でフリーメイソンに入会したばかりであった[※50]。フリーメイソン会員にとって、死は生の一部をなしている。死は、人生の体験の隠された面を明らかにし、現世では何も知らなかったものすべての精髄を具現化してくれるのである。モーツァルトのこの個人的な深い考察は――事後的に見ると――4年後の

49. ［原注］ Massin J., Massin B., Wolfgang Amadeus Mozart, Paris, Fayard, 1970, p.462.

50. ［原注］ Johnston W.M., L'Esprit Viennois, Une histoire intellectuelle et sociale, 1848-1938, Paris, PUF, 1985, p.204.

早すぎる死と結びつけないわけにはいかない。ラカンは「主体の存在が意味をもつのは死においてである」[51]と指摘している。そしてソフォクレスは次のように結論づけている。「Me phunaï」＝「むしろ、生まれてこないほうがよかった」。

『ドン・ジョヴァンニ』と『コロノスのオイディプス』はともに、生き残った者が解説と嘆きを行う場面で終わっている。とは言っても、オペラ・ブッファ『ドン・ジョヴァンニ』の最後の場面がむしろ好意的なトーンであるのとは対照的に、ソフォクレスの悲劇は遥かに厳しいトーンである、と反論されるかもしれない。しかし、2人の死という悲劇的かつ衝撃的な結末を観客に対して和らげるような機能をもつ「最終シーン(scena ultima)」を『ドン・ジョヴァンニ』と『コロノスのオイディプス』の両者に見て取ることができる。『ドン・ジョヴァンニ』のレポレッロは、主人が炎の中で死んだことを語る。その語りの後、ドン・オッタビオ、エルヴィラ、アンナは、自分たちの将来の計画を述べている！　オイディプスが地下に飲み込まれる光景（アンティゴネーの生き埋めの前触れ）を目撃した使者の語りの後で、コロス、テセウス、コロスの長、アンティゴネー、イスメーネーは、ある者は恐れと嘆きを述べ、他の者は支援や安堵の言葉を口にする。エルヴィラは修道女になることを決めるのに対して、アンティゴネーの欲望は、さしあたっては「地下に父の、休息の場（……）墓を見ること」（1725—

51.［原注］Lacan J., Écrits, op.cit., p.320.

172行）である。アンティゴネーをクレオンとの対決へと導くのは、この欲望ではないだろうか？　墓に入ることとは、政令への違反に対する罰の次元にあるのではなく、彼女の享楽の必然的帰結であるネキュイア（nekyia）[※52]的な典型的責め苦であろう。それは、この登場人物を最終地点へ――英語で「燃え尽きた（burnt out case）」と言われる――つまり2つの死の間へ[※53]と急がせる享楽である。オイディプスの死後、コロノスには神殿が建てられる。そこではポセイドン（テセウスの父とみなされている）が母親と、そして〈大地〉と結合するとされている。オイディプスが消失した場所は、クレーターを形作っている窪みであり、4つの地点によって描写されている。ヴィダル＝ナケの注釈によると、そこでは、「製造されたもの（碑文、墓）が自然のもの（岩、梨の木）と対立し、生命（梨の木、トリコスの岩）が死（墓、地獄下り）と対立している。オイディプスは、これら対立する〝2つのものの間〟で、最後の行為を演じるのである。[※54]

52. ネキュイア。死者を呼び起こす古代ギリシアの降霊術。

53. 2つの死の間 entre-deux morts。アンティゴネーは地下に生きたまま閉じ込められた。この状態は、生理学的にはまだ死んでいないが、人間世界の中では死んだも同然であるため、「2つの死の間」にいるとラカンは言った。

54. ［原注］Vernant J.-P., Vidal-Naquet P., op.cit., p.210.

アンティゴネー

そしてもし私が狂人のように行動したとあなたに映るのなら
おそらく私は狂人によって狂人だと非難されているのでしょう。

アンティゴネー（ソフォクレス作『アンティゴネー』から）

悲劇『アンティゴネー』は、まさにこの時点から始まる。オイディプスの呪い＝予言に従って、[55] 2人の息子ポリュネイケスとエテオクレスはテーバイをめぐって殺しあう。「最も近い親族」であるクレオンが再び権力を握り、ポリュネイケスを埋葬することを禁ずる。なぜなら、ポリュネイケスはテーバイを破壊するために戻ってきたからである。こういった禁止は、都市国家に背いた者に対して慣例的になされていた。反対に、町のために戦ったエテオクレスは、習わしどおり墓に埋葬される。「悪者を敬うことはない」――これが、マルグリット・ユルスナール[56]が「オイディプスのベッドに横たわり、〈国家的理由〉という堅い枕に頭をのせた」と描写するクレオンの最初の政治的ディスクールの基本である。

55. オイディプスは、ポリュネイケスに対して「おまえと兄弟は、同じく血にまみれて倒れるであろう」（1371行）と言っていた。

56. ［原注］Yourcenar M., op.cit., p.81.

死者に対するこうした罰は、反逆者や冒涜者に対して適用されていた。それは、古代ギリシアの都市国家における抑止法の一部をなしていた。犯罪者が生きているうちに下された制裁を、死んだ後にまで継続するのは、古めかしい慣例なのだろうか？　さまざまな文明が集まっていたアテネは、この考えに対抗していた。アテネでは、あらゆる死者に対して、名前のわからない死者に対してさえ、埋葬の義務が課されていたのである。だから、クレオンを都市国家の法を擁護する者とみなすことは容易ではない。むしろクレオンは、ポリュネイケスに対する執拗な攻撃のために、古くさく反動的な観念を体現しているのである。つまり、テーバイはアテネではないということである！　アンティゴネーは、クレオンが公布した人間の法に反論し、永遠に存在する神々の法という唯一の権威のもとに身を置く。つまり、確固とした書かれていない法という権威のことである。人間の法、道理、社会は、神々の法、家族や先祖の道理と対立する。アンティゴネーは、死刑の宣告さえ覚悟しながらもポリュネイケスを埋葬しようとするが、それは独裁や専制に対する挑戦として告げられる。

　クレオンとアンティゴネーとの対立、双方の非妥協性、そしてアンティゴネーの真のパロールと、現実や目標を目指すクレオンのディスクールとの間に生まれた根源的な誤解は、日常の臨床の中で、社会の代弁者である医師が、若い拒食女性にむなしくも道理を聞き分けさせようとするときに聞かれるものでもある。アンティゴネーは、都市国家の法に背くことを怖がっている妹イスメーネーに「自分の命を守りなさい」（83行）と言葉をかける。アンティゴネーは拒食症者と同じように、欲求によって織り上げられた、パロールをないがしろにする人生を軽蔑する。拒食症者が入院の際に結ぶ治療契約は、入院するたびに徐々に見直されていく。治療契約がはらむこの恣意性は、古典文学に見られるある種の表現の曖昧さ、たとえば法（nomos）[※57]のような言葉の意味のずれの中に認められる。クレオンは、自分が重要な政治演説で公布した法、つまり彼が自らの権限で成立させた諸々の法（nomoi）を強要しようとする。しかし、テイレシアスから警告を受けた後、クレオンは意見を変え、アンティゴネーの考えを受け入れる。結局、クレオンは自分の判決を修正するが、一方アンティゴネーはクレオンへの挑戦を止めない。アンティゴネーは法を自分自身の中に取り込んだのだ、とコロスは言う（820行）。万人の利益を望み、善と悪を区別する〈国家〉の理由をアンティゴネーは拒否する。彼女は、もうひとつ別の法の名において決定づけられる。それは、記憶を永続させる法である。

　ヴェルナンの『古代悲劇』[※58]では、言葉や価値、人間の条件といったものの曖昧さが強調されている。この曖昧さは現代にも残っており、拒食症者のディスクールと、医師あるいは医師が象徴する社会のディスクールの間の悲劇的な誤解の中にそれを認め

57. ノモス nomos。法を意味するギリシア語。nomoi は nomos の複数形である。

58. ［原注］Vernant J.-P., Vidal-Naquet P., op.cit:, p.102-103.

ることができる。拒食症者は、自分の人生の空虚さを認めている。それは、「生きる」ためのどんな場所も残されていないような空虚さである。彼女はこの人生を望んでおらず、医学とは別の法に従っている。そのため、拒食症者と医師との戦いは、すれ違いの状況に陥らざるを得ないのである。拒食症者は、瘦せていることを病気の徴候だとは認めない。彼女は、いかなる症状も訴えず、決して自分が病気だとは言わない。しかし、彼女が何と言おうと、彼女の身体はシニフィアンとして機能しており、さらには医学的に定義された徴候すらシニフィアンとして機能している。何かが書き込まれる最初の場所は身体、つまり私たちの動物的な身体である、とラカンは指摘している。[※59] 身体は、印づけられるためにできている。そして、傷の証しである瘢痕を身につけておくためにできている。この意味で、拒食症者の身体は彼女が住んでいる（より正確には、彼女に住んでいる）ディスクールを表しているのである。つまり、他人から病気や症状と呼ばれているものは、彼女の存在様式、欲望したいという欲求として理解されなければならない。

ディスクールは、シニフィアンの連鎖によって作られている。そのた

59. ［原注］Lacan J., Logique du Fantasme, séminaire cité, 1966-1967.

60. シーニュ Signe。記号、徴候のどちらの意味もある。精神分析において記号とシニフィアンの違いは非常に重要である。シニフィアンはそれ自体では意味をもたず、常に別のシニフィアンと結ばれて意味を生むのに対して、シーニュは単独で意味をもつ。たとえば道路標識はそれだけで意味をもつ記号であるが、「き」というシニフィアンはそれだけでは意味がなく、たとえば、「き」は高い、「き」が良い、「き」色などとほかのシニフィアンとつながると、それぞれ、「木」、「気」、「黄」、という意味を取るようになる。

め、鍵となる象徴的な環であるシニフィアンとしての身体は、典型的な医学のディスクールの中で徴候（記号）[※60]としてみなされることによって初めて単独で捉えることができるようになるのである（この点こそが、まさに取り違いの原因となるのである）。医師は、症状を自分の専門領域に属するものとみなし、症状にひとつの意味を与える。そこで与えられる意味は、主体の知や、主体に特有で個別のファンタスムの知とは一切関係がない。拒食症者の身体の諸々の徴候は、彼女たちに割りあてられている医学的な枠組みと完全に一致する。そして医師は、本人の意志に反して拒食女性を治療することを正当化するために、彼女の身体は死の危険にあるのだから、彼女は死を望んでいるのだ、と考えるようになる。職業倫理と、ビシャ[※61]の『生と死に関する考察』に代表される医学的イデオロギーの名のもとに、医師は次のように言わなければならない――「私はあなたを治療し、あなたの狂った意志を治し、あなたが死に至るのを防がなければなりません」。医師は、拒食女性は死から逃れたいという欲望をもっていると決めつけるのであるが、それは医師が拒食女性に求めてほしいと望んでいることに過ぎない。動物的な欲求しか考慮しないこの生理的な法については、拒食症者は何も聞き入れようとはしない。彼女が要求するのはもうひとつの法である。彼女が命をかけて必死に聞き届けようとするのは、形式的で空虚なディスクールではな

61. マリー・フランソワ・クサヴィエ・ビシャ Marie Francois Xavier Bichat（1771-1802 年）。18 世紀のフランスの解剖学者、生理学者。

い。彼女の望みは、単に生き延びることとは異なる生なのである。

「逆上した鳥がするように、甲高い嘆き声を発する小娘」というアンティゴネーの描写は、鳥が埋葬されない死者の番人の役目を果たす、というヨーロッパの民間伝承によくあるイメージから生じている。しかし、実際に起こっていることはこのイメージを超えており、アンティゴネーは兄の埋葬作業中にみずから取り押さえられようとしているかのようである。ソフォクレスは、クレオンの命令に背く者の発見を命じられた番人の声を通して、〝mē〟という語を用いている。この〝mē〟は、オイディプスの最後を締めくくる「mé phunai =むしろ、生まれてこないほうがよかった（Plutôt ne pas être né）」の〝mē〟と同じものである（この〝mē〟はフランス語では虚辞の *ne*[※62]によって訳されている）。したがって、アンティゴネーの行為が描写されるのは、反響を通してであり、主体が確固としたものとなる反復においてである。つまり、コロスは罪人について、「彼は、それが自分であるのを知られないようにした」と言うのである。

クレオンとアンティゴネーの対立には、注目するに値する構成要素がもうひとつある。それは、男と女の戦いである。クレオンとアンティゴネーの血縁関係、すなわち母方の叔父と父親を亡くした娘である女子相続人との間では、ギリシアの都市国家で

62. 虚辞の ne。フランス語の ne は本来否定を示す語であるが、ある種の肯定的従属節の中で語り手の否定的なニュアンスを表すのに使われる場合がある。これを虚辞の ne と呼ぶ。

は優先的な結婚が認められていたようである。アンティゴネーは行為を通してクレオンとの結婚に反抗する。その一方で、クレオンは、自分は法を制定できると思い込んでいる。反対に、アンティゴネーは、書かれてはいないが必ず遂行される神の法を人間が犯し得ることに驚き、人間の生の根源にあるこの別の法についてクレオンに強く注意を促す――「私は自分が死ぬのを知っています。それは避けられぬことで、たとえあなたの勅令がなくとも死ぬのです」(460―461行)。ところが、クレオンの側では、男性性、すなわち男の誇りが傷つけられたと感じられる。「実のところ、もし彼女を罰も受けずに勝ち誇ったままにしておけば、私たち2人のうちで男となるのは彼女なのだ」(484―485行)。以後、クレオンがアンティゴネーを祖国への忠誠の話題にどれほど導こうとしても無駄で、彼女は「2つの尺度をもたない」(519行)ハデス[※63]の慣わしに従うという自分の決意を頑として譲らない。対決は、2つの領域で決せられる。ひとつは男と女の間の権力の対立であり、もうひとつは王の権力と普遍的法の権力との対立である。アンティゴネーは次のように言い放つ。「暴政というものは、とりわけ、自分が望むことを言い、行うことができるという幸運に恵まれている」(506―507行)。彼女は5世紀のアテネ人がもっていた専制君主像のビジョンをこのように描いている。一方、クレオンは「私が生きているうちは、女の勝手にはさせないぞ」(526

63. ハデス。冥府を支配する神。

行）と何度も強く主張している。クレオンは、自分を譲歩させようとする息子のハイモンに対して、次のような確固たる男性優位主義的な言葉で対抗する──「女一人のために分別を失うな」（648─649行）。「私たちの義務は、秩序を守り、女が優位に立つことを決して許さないことだ。やむを得ないときは、男の一撃に倒れるほうがまだましだ。女にも劣った奴と呼ばれずに済むのだからな」（677─680行）。同時にクレオンは、「最悪の災禍」（672行）である無秩序をもたらすかも知れないものを激しく非難する。そして、専制政治を褒め称える。「都市国家が私たちに行動を強制するというのか？（……）この都市国家は君主のものであることを認めないというのか？」（734─738行）。しかし、息子ハイモンは、この論議に関心を示さず、テーバイの民衆の名のもとにアンティゴネーを擁護し、彼女とともに死ぬと言って父クレオンを脅す。クレオンは彼を非難する、「ああ、女に服従させられた卑しい奴よ」（746行）。「女の奴隷のくせに」（756行）。そして、アンティゴネーを岩の洞窟の中に幽閉し、慣わしによって定められた食べものだけを与えるという命令を変えない。

思春期の拒食症者が病院の中でたどる道筋を追ってみよう。彼女たちの頑固な態度や不誠実の極みに対して、平静さを失わないこと──これが医師によって医療チームに課せられたルールであり、そして拒食症者によって医師に課せられたルールでもある。しかし、このようなルールには違反が頻繁に生じる。チームの各自が拒食症の若い女性を魅了したり、彼女に優しくしたり、母性的な看護をしたり、あるいは彼女を脅したり、さらには「食べないと生きられない！」と言って知性や良識に訴えたりすることで彼女の決意を譲歩させることができると確信しているからである。しかし、何をやっても無駄である。彼女は、ますます意地になってしまう。そうなるとすぐに――治療の取り決めによって拘束されていなければ――完全に隔離された部屋の中に閉じ込められ、栄養士が決めた食べものだけが与えられることを余儀なくされる羽目になるだろう。

アンティゴネーは嘆く――「アケロンが私の夫になるだろう」（813行）。コロスの長は言い放つ――「おまえは父親の所業の償いをしているに違いない」（855行）。確かに、アンティゴネーは、ラブダコス家のすべての者を襲う不幸を自分も被ることを嘆くのだ。彼女は、この呪われた連鎖によって貫かれた主体として自らを描いている。しかし彼女は、自分の行為を、（少なくともテクストの中では）起源が不明な不幸によって定められたものとして弁明するのではない。墓と葬儀の供物が捧げられるよう留意するようにとの兄ポリュネイケスのたっての願いにつながる、全く特殊な論議をもって弁明するのだ。「もし私が母親であり、子供たちや、亡くなった夫のためだったとしても、私は法を犯してまで彼らへ義理を果たそうとはしなかっただろう。では、どんな理由があるというのだ？　未亡人になったとしても、再婚できるだろう。息子を失ったとしても、２人目の夫がまた新たに母親にしてくれるだろう。しかし、両親が冥府の夜の向こう側に隠れている今、兄弟がもう一人生まれるという望みはもはやない」(905―912行)。この論理は、ジャクリーヌ・ド・ロミイ[※64]が示唆するように、まさにソフォクレスとヘロドトスの出会いの反映であるように見える。ヘロドトスは、『歴史』第3巻の中で次のようなことを伝えている。ペルシャ王ダレイオスは、インタフェルネス家の夫と家族の男すべてを捕らえさせ、処刑を命じた。しかしダレイオスは、インタフェルネスの若妻の嘆きに動かされ、捕らえた男たちの「全員の中から」彼女に一人を選ばせて、その一人を生きながらえさせた。インタフェルネスの若妻は、兄を選ぶ。兄を選んだことを説明するように命じられて、彼女は次のように答える。「王様、もし夫や子供が私から奪われたとしても、天のおぼしめしなら、おそらく私は別の夫や子供をもつことができるでしょう。しかし、父親と母親はこの世にもういないのですから、もう兄弟をもつことはできないのです。これがその理由です」。ヴェルナンにとって、アンティゴネーは、他者を受け入れたりエロスを認める行為を望まなかったし、家族の外部の人間と結婚して生命を伝えていくことを望まなかった。私たちは、アンティゴネーが自分の行為について主張する弁明の中に、ともすれば、兄と妹を結ぶ近親相姦的な関係の(全く気がつかないうちの)告白を読み取る。その関係を見事に表しているのは、マルグリット・ユルスナールの

64.［原注］Romilly J. de, Introduction aux Œuvres Complètes d'Hérodote et Thucydide, Paris, Gallimard, 1964(La Pléiade).

次の言葉である――「この死者は、大きな愛のワインを一気にすべて注ぎ込むべき空っぽの壺なのである」[※65]。アンティゴネーは、行為やパロールを通して、家族の愛（philia）の領域は死の領域であると断言する。彼女はハデス以外の神をたたえようとしない。言い換えると、アンティゴネーは若い拒食女性のように、この世の生を拒否し、生（命）を伝えていくことを拒否する。こうして私たちは、アンティゴネーと拒食女性の両者の物語のキーワードの中に、死の欲動[※66]の運命のひとつ、不毛（不妊）と死を見出すのである。

アンティゴネーの最後には、容赦ない顛末が待っている。クレオンがテイレシアスの助言に従うことを決めたときには既に手遅れであった。アンティゴネーは亜麻のスカーフに首を吊っていたのである。クレオンの息子ハイモンは、許嫁であるアンティゴネーの身体に駆け寄り、彼も自殺した。クレオン自身の言葉によると、この長い物語を導き入れた災厄、ペストは、慣わしを尊重しなかった軽率さ、そして神々に挑戦するという思い上がりを象徴するシニフィアンであることが露呈する（1051行）。

これが、ソフォクレスによって語られ、フロイトが注目した物語である。魅惑的だが、不思議な物語である。詩人の手で研ぎ澄まされ、純化されただけのことはあ

65.［原注］Yourcenar M., op.cit., p.81.

66. 2頁注参照

る。精神分析の創設者フロイトが、これ以上のことを知ろうとしたり、言おうとしなかったことは奇妙に思われるかもしれない。コンラッド・スタインがそのことを指摘している。「フロイトの注釈は、悲劇的行動を具体的に支えている要素に対して驚くほど無関心である」[※67]。しかし、ソフォクレスの作品に既に手がかりがある。ソフォクレスは、上流に向かってさらに進むよう私たちに促している——オイディプスはコロノスで次のように言うのである。「おそらく神々は、古くからある憎しみのために私の一族を責めていたのだ」（188行）。一方、『アンティゴネー』の中でコロスは次のように指摘する。「災いは遠い昔にその起源をもっている。ラブダコス家の屋根の下には、常にこの災いがあり、死者が出ると、その災いは生ける者へと襲いかかる。どの世代も、次の世代を災いから解放することは決してないのだ」（594—596行）。テーバイ神話の研究に専念してきた古代ギリシア語学者の研究のおかげで、このような遡行が可能になっている。この遡行作業によって、アンティゴネーの家系や歴史の影の領域が明らかになるが、それは分析家にとっても非常に貴重なものである。恐れも哀れみもなく頑固な彼女の欲望は、アーテ（Atè）[※68]を超えることを目指している。アーテという語の最初の意味は、盲目、狂気であり、さらには不幸、宿命、過ちに由来する

67.［原注］私たちは、Conrad Stein によるフロイトの著作に関する詳細な批判はここで取り上げない。以下の章を参照せよ。« Œdipe-Roi selon Freud », Marie Delcourt, Œdipe ou la Légende du conquérant, Paris, Les belles lettres, 1981.

68. アーテ。宿命と狂気の女神。

損害という意味を表している。この過ちは、それぞれの家族に固有な家系の連なりの中に書き込まれているのである。

ANTIGONE'S CHOICE

家族の秘密

アンティゴネーと拒食症者の共通点は何か？　2人とも、女性、妻、母親としての人生がこれから始まる若き女性である。このことは、ただちに本質的なある問いを提起する。それは、拒食症に関しては（ある一部の若い娘について以外は）解明されていない問いであるが、アンティゴネーの物語によって答えの構成要素が与えられている。その問いとは、（拒食症者は）なぜ女性なのか、より正確には、なぜ娘なのか、というものだ。この問いは、女性が生と死が出会う交差点であるという事実と関係していないだろうか？　歴史学者や人類学者は、葬儀の慣行の尊重における女性の役割、特に墓所の管理と維持における女性の役割を明確にした。墓所の機能は、自然と文化、動物と人間の断絶を印づけることにある。それは、人間という種に、唯一この種だけにパロールが存在することを示す決定的なポイントである。ジョージ・スタイナーは『アンティゴネーの変貌』の中で、人間的なものと大地のもの、人間（humanitas）と大地（humus）との間の親近性を指摘している。「ガルニエにならって、埋葬することは、死者の人間性を否定するとともに、私たちの人間性を否定することにもつながる」。（……）死者の埋葬を拒むことは、死者の人間性を否定するとともに、私たちの人間性を否定することにもつながる」。しれない。

処女のまま死ぬことは、男性の非人間性に対する、全くの女性的な答えを示しているのかもしれない。アンティゴネーは、祖母でもある母親と、兄弟でもある父親との間の近親相姦から生まれた。彼女の無謀な行為は、この混乱した血統の中に人間の秩序を書き込もうとするために行われたのではないだろうか？　彼女の血統は、語り《パロール》も法もなく交尾する動物に固有の血統である……そして近親相姦、嬰児殺し、親殺し、同性愛すら不法なものとはならない神々の血統である。葬儀を尊重することは、喪によって開かれた裂け目を象徴化するために必要な媒介を介入させる。開いたままとなっているこの裂け目によって、イオカステや他の者たちは破壊の衝動的行為を強いられているのである。

オイディプスとアンティゴネーにとって、家族の秘密とは何であろうか？　２人のどちらも知らないが、しかしフロイト的意味で無意識の中に潜んでいるものが、生のシナリオを駆動させ、反復させている。その生のシナリオは、私たちの個人的な物語や家族の神話によって定められている。それゆえ、オイディプス自身が大声で訴えているように、彼の運命は自分でも知らないうちに、やむを得ずであったとも言える形で実現したと言うことができる。つまり彼は、神託から逃れるため養父母のもとを立ち去り、テーバイをペストから救うために調査を行った結果、真理が暴露されることになったのである。イオカステの側に目をやると、彼女が無知であったかどうかは判然としない。この問題を、スフィンクスによって出された謎から検討してみよう。謎の文章はエウリピデス[※69]の『フェニキアの女たち』の筋書きからとられている――「地上には、声はひとつであるのに、2本足、4本足、3本足の生き物がいる。地上、空中、海で活動するものの中で唯一、それだけが性質を変える。しかし、追加の足に寄りかかりながら歩くとき、その手足には元気がない」[※70]。テーバイに到着したオイディプスは、「人間とは何か?」と問う謎の声を聞く。しかし、彼がその問いを理解するのは、テーバイを追放され、死期が迫った、ずっと後のことでしかない。「私が本当に人間となるのは、もはや自分が何でもなくなったときか」(『コロノスのオイディプス』、393行)。

主体の運命にとって根本的なこの謎を提起するためには、ちょうど、オイディプス神話が5世紀のアッティカ悲劇によって私たちに伝えられているように、この神話の上流へ遡り、テーバイものの作品群全体に向かわなければならない。こ

69. エウリピデス。ギリシア3大悲劇詩人の1人。

70. ［原注］Euripide, Les Phéniciennes, Paris, Gallimard, 1962(La Pléiade), traduction de Marie Delcourt.（松平千秋訳：フェニキアの女たち。『ギリシア悲劇〈4〉エウリピデス〈下〉』所収、ちくま文庫、1986）

の謎に取り組むためには、テーバイ王朝における血縁関係の構造を整理するという不可能な試みが必要となる。実際、テーバイ王朝では、女性は、母親としての正当な地位や、妻としての正当な地位を与えられることは決してない。ジャン＝ピエール・ダルモンが強調するように、女性の地位に関わる異常さは、ラブダコス家のテーバイ王朝の物語の隅々まで広がっている。[※71] テーバイの創設者カドモスは、アレースの竜を殺し、その歯を土に植えた。ヘロドトスによれば、この土着性には既に近親相姦が記されている。竜の歯が植えられた大地からは、武装した戦士たちが出現し、お互いに殺し合う。彼らはスパルトイすなわち「蒔かれた者たち（les Semés）」であり、クレオンはその子孫の一人である。[※72] 殺し合いから生き残った5人は、テーバイの5族となる。これが、母親のいない英雄の起源となる。一方で、竜の歯が植えられた大地は偏在する母親である。この家系の中で女性が重要な役割を演じると、その者は貪欲で極端な母親となる。カドモスの娘アガウエーは自らの手で息子ペンテウスをずたずたに切り裂き、カドモスの末子ポリュドロスの妻ニュクテイスは、母方の叔父たちのために息子のラブダコスを権力の座から追放する。そしてラブダコスの息子ライオスの妻であるイオカステは、息子オイディプスと結婚するのである。

71.［原注］Darmon J.-P., in Dictionaire des Mythologies, publié sous la direction de Y. Bonnefoy, Paris, Flammarion, 1981, pp.241-242.

72.［原注］Eschyle, Les Sept contre Thèbes, op.cit., 412-474 行 .

ここにおいて、私たちが拒食女性について家族の秘密と呼んだものとのつながりが現れる。それに匹敵するものは、アンティゴネーの物語の中に見出される。私たちが聴き取ることができた若い少女たちの話は、この点を明らかにしてくれた。「皆がそれを知っているが、誰もそれを言わない」。この言うことの禁止、あるいは言うことの義務とは何であろうか？　知られる（su）ことや沈黙される（tu）こと（そして殺すことtue）[※73]は、このような若い少女にとって大人の偽善を象徴しており、自分の家系樹を再構成しようとする強迫的行動へと彼女を仕向ける。私の場所はどこ？　私は誰？　という問いを拒食症者が提起するのは、自分の症状がいわば強いられたものであることを彼女が自覚したときである。彼女は、たとえば食べものの拒否を振りかざすことによって、症状を自分で支配していると信じたり、症状を自分で管理しているふりをしたりすることができる。しかし、それでも彼女は自分が知らない何かに駆りたてられているのである。「典型的な」夢が合図となる症例も多い――「死は常にそこにあるが、決して現実化せず、決して終わらない」ということを表す夢である。先祖や傍系親族の死を象徴化することが欠如していると、亡くなった者を表象することが必要となる。つまり、死者は死んでいない――しかし、生ける者も生きてはいない――、死以上に現実的なものはないのだから。喪に服すことや、物や場所や存在といった対象の喪失を受け入れる

73. 黙る（taire）の過去分詞 tu と殺す（tuer）の 3 人称単数現在形 tue は同じ発音である。

ことが不可能になるたびに、表象全体が衰弱する。いまだ名づけられていない失われた対象への無意識の同一化は、大きな抑圧を前提としている。拒食症者が自分の知らないうちに母親の（そして場合によっては父親の）ファンタスム[※74]の中で占めている場所に関する大きな抑圧のことである。拒食症は、死者の身体と死後の生に向けられた両親のファンタスムを現前化し、体現していることが非常に多い。

アンティゴネーは、息子と母親との近親相姦の欲望から生まれた、青春期の女性である。彼女の父親は、自らの出生に関する秘密を白日のもとにさらしてしまった。父親の知ることへの必死の探求の影響を被ったアンティゴネーについては、どんなことが言えるだろうか？　彼女の話や行動は、完全に明晰である。少なくとも、コロスはそのような見解をもっている。この見解は正しいのだろうか？　この暴かれた秘密は、他の秘密を隠してはいないだろうか？　ギリシア人作家や古代ギリシア学者の文献は、この悲劇作品の中で暗示されている事柄に答えてくれる。そして、「家族の秘密」の全貌、その断絶において書かれるアーテ（Atè）[※75]のテクスト、そのとき行為や症状を呼び出す点として機能する象徴化されていないもの、こうしたものに光を当ててくれる。私たちは、史実を探求しよ

74. ファンタスム fantasme。主体が自らの欲望を維持するために用いる想像上のシナリオや枠組みのことを指すラカン用語。ここでは、母親が自分の思うように子供を支配しようとする態度を指す。

75. 208 頁注参照

うとしているのではないし、この悲劇の正統版や、オリジナル版を探そうとしているのでもない。私たちの目的は全く別のところにある。それは、シニフィアンの要素を明らかにして、それを足場にして神話を読解することである。中でも、（拒食症者のパラダイムとしての）アンティゴネーに刻印を残すと思われる、家族の神話に由来するシニフィアンの要素を明らかにすることを目的としているのである。

アンティゴネーの父親であるオイディプスの物語は、たとえ目印の役目を果たす身体的な印や傷跡の水準にあるものであったとしても、解きほどくべき連鎖のひとつの環でしかない。既に身体的な印は、祖父ラブダコスが「びっこの人」と名づけられているところに使われている。ラブダコスは早死し、息子の「不器用者」ライオスはわずか1歳で父親のいない子供となる。オイディプスと同様、ライオスは血統から外れ、王位からも排除され、ペロポネス半島の名祖で英雄の「馬殺し」ペロプスのもとに追放される。それではなぜ、ラブダコス家の人々にはこの呪いがかけられているのだろうか？「腫れた足」オイディプスはこの呪いの単なる媒介者でしかないのだ。

「ライオスは、ペロプスの息子クリュッシポスに二輪馬車の操縦を教えているうちに、この若者に恋をし、誘拐した」[※76]。少年愛の関係での手ほどきは、初期ギリシアの物語の中では制度化されていた。しかし、ライオスは愛する者同士や客と主人の間に課されて

76.［原注］Apollodore, Vernant J.-P. et Vidal-Naquet P., op.cit., p.84 に引用。

いた相互性のルールを破った。そうして、主人ペロプスの若い息子を誘拐し、同性愛的強姦を行った結果として、クリュッシポスは死んでしまうのである。その死に関しては様々な説がある。クリュッシポスは恥のために自殺したという説もあれば、母親にそそのかされた異母兄弟2人に殺されたという説もある。そこでペロプスは、ライオスに対して、彼の一族が根絶やしになるように断罪する呪詛を放つ。ラブダコス家の遺伝子は、これ以上続いてはならない。同性愛の範例的な創設者ラブダコスに向けられた呪いは、先祖からアンティゴネーの段階に至るまで、あらゆる家系の存続を禁止している。それは、ひとつの死、クリュッシポス（黄金の馬）の死を招いた過ちのためである。性的過ち、死、不毛（＝不妊）、これらはいずれもこの家系を固定する投錨点なのである。たとえテーバイでは少年愛は公認されていたと反論するにしても、家族の不幸はやはりライオスの過ち（主人の息子の誘拐と同意なしの強姦）から生じている。その過ちは、子供、より正確には嫡出子をもったことから生じた禁止の侵犯によって二重化されている。

神託はライオスに予告していた。正統な生まれの者、嫡出子（gnēsios）が彼を殺し、自分の母親と床をともにするだろう、と。物語には続きがある。ライオスはイオカステとの間に子供ができないように、彼女と同性愛型の性的関係をもっていた。しかしある日、酔っ払った「彼は妻の畑に子種を植えつける」。このときイオカステはどんな役割をはたしたのだろうか？

ライオスが気をつけて（避妊して）いなかったのか？　イオカステが率直に自分の欲望に従ったのだろうか？　どの版の物語でも、ライオスは夫としては不十分で、名ばかりの父親として描かれている。イオカステが、自分の享楽に対し、〈父の名〉[※77]の中に隠喩化された法をまるで気にかけていなかったというだけでは不十分である。

「それは書かれていた」、と単純に言うことができる。その法は書かれていた。というのも、その法は、この世代にとって前の世代の悲劇の反復でしかないのである。クリュッシポスにとってのライオスは、ペロプスにとってのポセイドンであった。つまり、ライオスとポセイドンはともに二輪馬車の運転の教育者であり、エラステス[※78]なのである。この一大絵巻の一つひとつの部分を見るには時間がかかりすぎるだろう。フロイトが解釈したオイディプス神話から、そしてテーバイの神話全体から、アンティゴネーの物語にとってのキーワードを覚えておこう。それは不毛（＝不妊症）と死である。

ソフォクレスは、オイディプスという名前（Oidipous）と動詞「私は知っている（oida）」との言葉遊びによって、オイディプスを「知っている者」とした。[※79]オイディプスは、この知によって謎を解くことができた。しかし、そうすること

77. 62頁注参照

78. エラステス。アテナイでは、男性市民が少年を愛し、教育する習慣があった。この関係において、少年を愛する年長者をエラステスと呼び、愛される少年をエロメノスと呼んだ。

79. ［原注］Vernant J.-P. et Vidal-Naquet P., op.cit., p.168.

によってこの知はオイディプスに神託を実現させた。つまり、オイディプスに親殺しと近親相姦を実現させたのである。一方、ライオスの同性愛とクリュッスポスの死の痕跡は、オイディプスのディスクールでは覆い隠されたままである。アンティゴネーは、自分に割り当てられたとみなした務めを引き受けることによって、無意識的にこの「排除[※80]」を明らかにしている。アーテ（Atè）によって運命づけられた彼女の行為は、ある必然によって定められた、死の現実界への回帰として読むことができる。ある種の自殺が、〈他者〉のディスクールにおける死の追放や、死についての無知と関係づけられることと同じである。

『コロノスのオイディプス』は、主人公オイディプスの放浪の人生を描いている。それは、オイディプスがライオスの殺害者を見つけ罰することを決めたときの自分自身の願望に適った人生である。「私はこの下劣な者がすべてを奪われ、憐れな日々を引きずることを神に祈る」（『オイディプス王[※81]』、241―248行）。「戻ってきた者＝幽霊」は苦悩し、また苦悩の原因ともなる。同様にエウリピデスも、オイディプスをこのように性格づけしている。「なぜ（……）私に白日のもとへ姿を現すことを強いる（……）白髪の幽霊、死者の

80. ［排除 forclusion。ラカンが区別した精神分析における３つの否定（抑圧、排除、否認）のうちのひとつ。抑圧は、ある耐えがたい表象が存在したとき、それを無意識の中に押しやる機制。抑圧は抑圧されたものの回帰を伴う。症状がそうである。一方、排除は象徴界の外部に棄てることで、幻覚のように現実界からの回帰を伴う。

81. 原文では『コロノスのオイディプス』となっている。間違いであろう。

国から戻ってきた者」[※82]。これは、生ける者の世界へと連れて来られた死者を示すために割りあてられた表現である。[※83] 彼は、死から戻ってきた者としてさまよっているのである。オイディプスの人生の最後の行為は、――ヴィダル・ナケが強調するように――2つの間（entre-deux）に位置づけられる。テセウスだけが知っている「すべてから離れた」（『コロノスのオイディプス』、1732行）場所での彼の消失は謎に満ちている。墓はない。古代ギリシア学者の視点とは異なるのではあるが、私たちの視点から見ると、この消失の中に、恥ずべき死と、名誉を与えられるべき死との中間にある鎖の環が読み取れると考えられる。一方には、隠されているがゆえに恥ずべきであり破壊的でもある死があり、クリュッシポスの自殺あるいは殺害による死はこれにあたる。もう一方には、名誉を与えられるべき死があり、それはポリュネイケスのように「悪者」であったとしても、人間が書き込まれている象徴的秩序が最終的に尊重されるために、名誉を与えられるべきなのである。オイディプスの消失は、この2つの死の中間に位置づけられる。

82.［原注］Euripide, Les Phéniciennes, op.cit., 1540-1541 行 .

83.［原注］Edmunds, Lowell, « The Cults and the Legend of Œdipus », Harvard Studies in Classical Philosophy, 1981, 85, 221-238.

犠牲と墓

「お腹が空いていない。私は今夜、どうしても人生を消化することができない」とマルグリット・ユルスナールのアンティゴネーは言う。[※84] 若い拒食女性は、欲求と欲望の混同が支配する世界、象徴的法がないがしろにされている世界に生まれ、自分は生物的な生を望んでいないと宣言する。拒食女性について、私たちは2つの仮説を立てている。そのひとつは、父母の片方（多くの場合は、母親）において死者が象徴化されていないことである。もうひとつは、拒食女性が生きている精神世界の質の問題である。つまり、精神世界が欲求だけの世界であったり、行動だけの世界であったり、生き延びることだけの世界であったりすることである。この2つの仮説は、拒食女性における墓というこの謎めいた過去と、犠牲の地平について説明してくれる。

墓は、死者と生ける者の区別をしている。墓は、人間に特有なマーカーとして、象徴的秩序の存在を示している。

犠牲は、2つの核を内包している。一方では人は捧げるが、他方では人は捧げられたものを自らに禁ずる。神への儀式的奉納物である犠牲は、贈られたものが自発的に放棄

84.［原注］Yourcenar M., op.cit., p.169.

されたり、破壊されたりすることが特徴である（実際の供儀、あるいは象徴的供儀――ホロコースト）。ある拒食女性の両親は、犠牲という言葉で自分たちの人生を説明するが、この若い娘は、こういった供犠が実は憂慮（souci）の支配下にあるということを明晰に、そして辛そうに確認する。憂慮とは、「ある対象に没頭し、その心配事によって悩み、動揺し、遂には精神的苦痛にまで至る精神状態」[※85]である。「もし両親が死ぬとすれば、それは私が彼らを疲れ果てさせたからだろう」と彼女は言う。彼女の夢からは、両親に対する死の願望があることが確認できる。両親の死は、（全く残酷なことではあるが）彼女が休みなく情け容赦なく引き起こした憂慮の結果であろう。というのも、彼女は常に憂慮を引き起こす原因でしかなく、彼女という欲望する主体に関わるはずの計画の原因には決してならないのである。

この場合の犠牲とは、拒食症者の両親がこの世で活動し存続するための代償として支払うもののメタファーである。両親は拒食症の子供に愛情を与えていると信じている。しかし、この愛情は、欲望を無視し、欲望を終結させることに対する永遠の代償なのである。子供は、一方では、欲望の無視に対して諦めずに反撃する――両親を蝕む憂慮を引き起こし、まるで意図的であるかのように、両親を残酷な攻撃性の標的にするのである。他方では、子供はどんなときであろうと「それは私が求めるものとは別のものだ」

85.［原注］Le Petit Robert.

と言う。この子供の残酷さは、母親の残酷さに見合っている。母親は生けるものの世界とは何であるかということを無視しており、その無視のために母親は残酷なのである。こういった両親の「犠牲」によって、拒食女性の側には負債ができるが、ある拒食女性はこの負債という形式で自分に強いられている拘束を認めている。彼女はその負債を支払うことは決してできず、偽りにすぎない契約において永遠に債務者であり続けるのである。この袋小路から抜け出すために、彼女は契約の相手を違反させ、債務の責任を相手に負わせようとする。こうして、力と力の対決が定期的に繰り返される。この対決の最後には、拒食症者かもう一人（とりわけ医師）のどちらかが、2人を結ぶ契約を破棄し、譲歩するのである。

拒食症者の治療は悲惨な状態にある。現実界・象徴界・想像界の領域が混同されていたり、欲求・欲望・要求の3つが未分化であったりするのである。そのために、彼女は欲望が生じるように、拒否の態度を示す（「否」と言う）。拒食症者は、欲望を要求することに関してはいかなる点でも譲歩しない。その一方で、彼女が強いられる強制的な栄養摂取は、欲求しか考慮に入れていない。彼女がそこで身体を犠牲にするのは、人間の生命が象徴的秩序によって住まわれているためである。アンティゴネーは頑固で強情であり、自分の決意に関していかなる点でも譲歩しない。「私はずっと以前から、もはや死者でしかない。死者たちにすべてを捧げる死者である」（『アンティゴネー』、360行）。死者に救いの手を差し伸べる宿命にある彼女は、人間の秩序の尊敬と保護を強いる。「意志の強い者（Autognotos）」[※86]とコロスは言う。彼女は、自分自身を完全に知っていたのであろう。この不屈の女性（indomptable）が2つの死の間に向けて進むのは、熟考の末の決意によってである。そこは、死が生を侵食し、生が死を侵食する空間である。拒食症者は、死者と生ける者のあいまいさを体現することによって、この空間を想像的に表現している。「私は、人間のところにも死者のところにも行かない。生ける者とも亡くなった者とも一緒にはいない」。

アンティゴネーが自分を犠牲にするのは、自分の兄がすべての人間と同じように扱われるためであり、兄の名前が「存在」し、記憶の中に書き込まれ続けるためである。彼女は、パロールの連鎖の中に断絶を招き入れることを見逃さない。要するに、彼女はパロールの連鎖の保証人となるのである。アンティゴネーは、たとえ自分の兄が犯罪者であったとしても彼に尊厳を与えたいと願い、もう一人の犯罪者であり、父でもあるもう一人の兄オイディプスにも同様に尊厳を与えるように要求する。兄から父へのこうした移行の中に、象徴的秩序を設置することへの要請や、人間的なものを取り戻すことへの要請を読み取ることはできないだろうか？　オイディプスが自らを現実的な去勢[※87]で罰したのは、まさにその地点なのである。現実界における行為への移行としての己の身体の毀損は、象徴的なものの排除によって生み出された狂気の症状

86. Autognotos。Auto は自分自身、gnotos は知ることができるという意味。そこから、自分で決める者、そして意志の強い者という意味が出てくる。

であった。アンティゴネーは、みずからの行為によって近親相姦の人間疎外的な影響に終止符を打つ。拒食症者は、人生にすべての価値と尊厳を取り戻すために自己を犠牲にする。その尊厳とはまさに、言うことを拒む両親の日常的な犠牲によってないがしろにされていたものである。アンティゴネーと拒食症者は、ともに自分に提供された人生あるいは強いられた人生に反抗する。そして、ともに「この人生を私は望まない」と宣言する。どちらも、自分の欲望が認められるまでやめないし、この欲望が承認されるために自分の身体を限界まで賭けるのである。現実の死が生を侵食する限界まで。

拒食症者とアンティゴネーは、自分の身体を犠牲にすることによって、自分が将来もつかも知れない子供をも等しく犠牲にしている。それは犠牲なのだろうか。あるいは母性の拒否なのだろうか?　一方では、それは自分のすべての血縁関係を近親相姦を知らない動物の位置に格下げする母親に対する挑戦である。また他方では、あらゆる欲望を欲求のレベルに貶める母親に対する挑戦である。

87. オイディプスが自分の目をつぶしたことを指す。

第4章

シモーヌ・ヴェイユ

SIMONE WEIL

「神よ、私が無になることを許したまえ」

「フランス人教師、みずから餓死」。これは、若き哲学教師シモーヌ・ヴェイユの死を告げる1943年9月3日付けイギリス・アシュフォードのチューズデイ・エクスプレス（Tuesday Express）紙の見出しである。1909年に生まれたシモーヌ・ヴェイユは、その人生のすべてを他人のための行動と〈他者〉の思想に捧げた。彼女の行動は、病的だとか神秘的だと評されたり、あるいは――ひとつの大義、人民、神への――献身的行動と評されたりするが、そのような評価を超えて、シモーヌ・ヴェイユをリジューのテレーズやアンティゴネーと比較することが私たちの課題である。この比較は、若い拒食女性の行動様式や、その根拠となる要求に関する私たちの仮説に基づいてなされる。要求とは、ひとつの欲望、他のものへの飢え、動物的本性と人間的条件を区別するために必要な象徴的次元への記入、といったものを認めさせようとする至上の要請である。

シモーヌ・ヴェイユの著作は非常に広範に及んでおり、それを総括することは難しい。しかし、私たちにとって注目すべき点は、彼女の著作が、拒食女性が周囲の者に引き起こすのと同じタイプの反応を読者に呼び起こすことである。彼女は法律や既成の学説や教義を、妥協することなく熱心に絶えず問い直し続けるのだが、反対にそのようなパロールを無視し続ける者からは、苛立ち、拒否、不寛容、拒絶、暴力的な態度を引き起こすのである。その一方で、シモーヌ・ヴェイユの声を聞き、彼女の行動や思考を解読しようとする者たちは、彼女の孤独で冒険的な活動に大きな賞賛を与える。「女性革命運動家」「赤い天使」「狂人」「聖女」と、さまざまな形容詞が彼女の不可解さと純粋さを伝えている。気難しく、強情であり、妥協をせずにあらゆる反対を押し切る彼女は、次のように断言することを何度も繰り返す。「私たちはこの世界の何も所有してはいない――なぜなら、偶然が私たちからすべてを奪い得るからだ――、〝私は〟と言う力以外は」。

「日々、絶えず完璧を追い求め、さらにそれを乗り越えようとする声。それはリジューのカルメル修道会に隠遁した、かの「聖テレーズ」の声に似ている……。シモーヌ・ヴェイユの全著作に、クレオンの犠牲者となったアンティゴネーの純粋性が不滅にした、古代ギリシャにおける善と悪の永遠の二重唱が浸透している」。ジャン・ド・ミオリが、シモーヌ・ヴェイユとこれらの人物を比較したことは偶然ではない[※1]。シモーヌ・ヴェイユの著作『ある修道士への手紙』では、聖テレーズについて何度も言及されているのである。その中でシモーヌ・ヴェイユは、自分と教会の間の障壁となるいくつかの考えを列挙し、クチュリエ神父に次のように求めている。「自分（ヴェイユ）の考えを議論するのではなく」、彼女に「自分の考えの一つひとつが、教会への帰属との両立が可能かどうかについて――曖昧な表現を使わず――確固たる返答」を与えるように、と。さらに彼女はつけ加える。「私は早急な答えを求めていません。急を要してはおり

1. ［原注］Miollis J. de, La passion de la vérité, Paris, P. Tequi ed., 1987.

ません。ただ単に、きっぱりした返答を求めているのです」。この最後通牒のような表現は、若い拒食女性が、医師、家族、他人に対してただちに答えるように迫り、自分はあらゆる議論を拒絶するときの口調ではないだろうか？　さらにシモーヌ・ヴェイユは続ける。聖テレーズは、人格神[※2]を思い描いていたが、十字架の聖ヨハネ[※3]のように非常に高い霊性を備える聖人たちは、神の人格的な面と非人格的な面を同時に同等の重みで理解していた。教会の言葉の無謬性を認めるために障害となっている明らかな矛盾がいくつもある中で、シモーヌ・ヴェイユは、聖テレーズが死の直前に、いかなる啓示を援用することもなく発した救済の確信をとりあげている。これは、特別な啓示なしに最終堅忍を確信すると主張する者は誰であろうと破門宣告（anathéme）を受ける、とする公会議の宣言と矛盾するものであった。しかし、「このことは、テレーズを聖人と認定することを妨げなかった」のである。したがって、シモーヌ・ヴェイユと聖テレーズとの間に時おりなされる比較は、おそらくヴェイユには受け入れられなかったであろう。なぜなら、聖女テレーズはおそらく「高貴で神聖とさえ言える魂」に属してはいるが、「嘆かわしくも幼稚」だからである。反対に、アンティゴネーとの同一化はかなり早い時期に言及されており、これはヴェイユの理想と合致している。というのも、彼女の初期の哲学講義の

2. 人格神。人間と同じような容姿と意志をもち、人間と関わる神のこと。

3. 十字架の聖ヨハネ Juan de la Cruz（1542-1591）。スペインのカトリック司祭、神秘思想家。教会博士の１人。

ひとつは、この神話上のヒロインに割かれているのである。そして1936年に小雑誌『われわれのあいだで[※4]――ロジエール時評』には、「アンティゴネー」と題された論文が掲載されている。

シモーヌ・ヴェイユは1931年に教育界に入ったが、1934年には個人的な理由を申し立てて休職を求めている。やまない頭痛と、そのとき既に決然と続けていた食事療法によって、健康状態が悪化したことが理由であり、その理由は全く正当なものであった。そして実際には、この休職により、プロレタリアの世界へ積極的に参加したいという彼女の欲望に合致する、望んでいた労働者体験が実現することになる。彼女は1934年12月初頭にアルストン社に入ったが、すぐに解雇される。しかし、彼女は断続的にいくつかの工場で働き続け、労働者としての経歴は約1年間に及んだ。ヴェイユは、みずから頼み込んでロジエール鋳造工場を訪れ、技師であり工場の技術部長を務めるベルナールに会う。彼は工場の労働者のために、雑誌『われわれのあいだで』を創刊していた。そこで、ヴェイユは自分の原稿を掲載してくれるようにベルナールに頼んだのである。しかし、彼は原稿は送ってもらってもよいが、それを掲載できるかは検討してからだと――用心深くも！――答える。最初に送った原稿は、「ロジエールの労働者たちへの呼びかけ」と題されたものであったが、階級意識を刺激すると判断され、掲載

4. Entre nous。内輪の話、という意味もある。

は見送られた。[※5] ベルナールとの一連の面会の後で、ヴェイユはある意図をもって論文を書くことを決断する。それは次のような意図である。「私は、指定された制約を守ってどのように書けるのかを心配しています。なぜなら、可能な限り節度のある文章を綴ることが当然必要だからです。(……)幸いなことに、私の心に強く残っていた古い草案の記憶が蘇りました。それは、(私が熱愛している)ギリシャ詩の傑作を一般大衆の手の届くものにするというものです。私は昨年こう考えたのです。ギリシャの偉大な詩は、大衆が触れることができたなら、フランスの古典・近代文学よりも彼らにとってははるかに身近に感じられるものだ、と。私はアンティゴネーから始めました。もしこのもくろみが成功したら、(所長から一介の工員まで)皆の関心を引き、心を打つことができるでしょう。一介の工員でも、すぐにその世界に入り込むことができるのです。それにもかかわらず、もったいぶった印象や、わざとやさしくしたような印象をもたせることは少しもありません。私は大衆化とはこうあるべきだと理解しています[※6]」。

大衆を文化に触れさせ、言葉を利用することを教えること。それがヴェイユの目的のひとつである。彼女はその論文を次のように書き始める。「約2500年前、ギリシャでたいへん素晴らしい詩が書かれた。しかし今日では、専門家以外にはあまり読

5. ［原注］Petrement S., La vie de Simone Weil, I, pp.67 et 71.

6. ［原注］CO, p.154.

まれなくなってしまった。残念なことである。というのも、これらの古い詩は、非常に人間的なものであり、私たちにもおおいに身近なものであり、皆の関心を引くことができるからだ。これらの詩は、図書館の四方の壁に囲まれて人生を送る人々よりも、大多数の人々にとって、つまり闘い苦しむことが何かを知っている人々にとって、より感動的であるとさえ言えるだろう」[※7]。

「この悲劇（『アンティゴネー』）の主題、それはひとりの人間の物語である。その人間は独りぼっちで誰にも支えられず、自分の国、法、国家元首と敵対する状況に身を置いている。この人間は、ただちに死刑に処される身なのである」。シモーヌ・ヴェイユは、この悲劇を紹介するにあたってオイディプスやイオカステには言及していないし、スフィンクス、謎、呪いなどは全くの問題外である。要するに、とりわけ歴史家や精神分析家を魅了してきた事柄は、何も問題とされてはいないのである。ヴェイユにとって、この物語は兄弟の殺し合いの闘いから始まっている。「その闘いは、テーバイと名づけられたギリシャのある町で起こった。父親の死後、2人の兄弟が王位を奪いあった。2人のうちの1人がついにもう片方を追放し、王になった。追放されたほうは異国に援軍を頼み、軍を率いて、権力を奪い返そうと生まれた町に戻ってくる。闘いが起こり、異国の軍が敗走へと追いやられる。しかし2人の兄弟は戦場で遭遇し、互いに殺しあって

7. ［原注］SG, p.57.

死ぬ。2人の叔父が王となる。王は、2つの遺体が同じように扱われてはならぬと定める」。さらに、2人の姉妹の紹介が続く。「2人姉妹のうちの1人、イスメーネーは、どこにでもいるような優しくて内気な子供であった。もう1人はアンティゴネー、情愛の深い心と英雄のような勇気の持ち主であった」。ヴェイユは、この物語において国家の視点からすべてを判断するクレオンの粗暴で独裁的な性格を、ヒロインの性格に対立させている。このヒロインは、「自分にとってより価値が高いと思われる別の視点に常に身を置いている」のである。

シモーヌ・ヴェイユは、この論文でソフォクレスの文章を解説する際に、兄と妹の関係を強調している。兄の願いに従うというアンティゴネーの欲望《デジール》を伝えようとする詩句が、ソフォクレスによるものかどうかの学問的な議論がずっと続いている。というのも、兄と妹の間の愛が破廉恥だとかタブーだとかとは明言されておらず、アンティゴネーのこのような犠牲的な行為を正当化するには不十分だからである。ところで、雑誌『われわれのあいだで』のために書かれたヴェイユの2つ目の論文は、エレクトラについての論評であったが、当時掲載されなかった。ヴェイユによると、エレクトラの物語は「よくできており、不幸であるとはどういうことかを知る機会があった人々すべての心に響く。(……)極貧と屈辱が重たくのしかかり、独りぼっちで味方のない1人の人間が屈服させられる光景がそこに見てとれる。人間にこのような過酷な運命をもたらすのは、過ちではない。誠実さ、勇気、魂の力という美徳である。しかし、悲劇の最後には、弟の思いがけない到着がこの孤独を断ち切り、圧政は打ち破られる」。エレクトラは非常に辛い人生を送っていた。「当時、女性はどんな場合でも、自宅以外で暮らすことができなかった」。エレクトラは「自分の父親を殺害した者とその共犯者から憎悪された。（……）彼らは、エレクトラを服従させ、自分たちの前にひれ伏させるためにあらゆることをした。殺害の日以降、彼らは、彼女を極貧と屈辱によって屈従させようと試みる。彼女を殴り、最も辛い仕事を1日中課すのである。ぼろ着を着せたままにし、食べものもろくに与えない。数年来、彼女は来る日も来る日も飢えに苦しむ」。エレクトラは、弟オレステスの帰りを待つ。亡き父の名誉を回復し、自分が解放されるためである。しかし彼女は弟が死んだと思い、（アンティゴネーと全く同じように）未来を嘆く――「愛情もなく、夫もなく、家庭もなく、財産もない」と。しかし、この展開は彼女に「一か八かやってみる」勇気を与える。そのとき、オレステスが到着するのである。シモーヌ・ヴェイユの解説は姉と弟の出会いに集中する。2人は長年会っていなかったのであるが、徐々に互いが誰なのかわかっていく。会話が展開するにつれて、2人は暗がりから光のもとへと導き出される――「2人は互いに相手が誰であるか理解する。そして、彼らの思いはひとつとなり、至上の喜びとなって溢れ出す※8」。『エレクトラ』と『アンティゴネー』は、圧制者に虐げられた人々の闘いを褒めたたえ

8. ［原注］Ibid., pp.62-72.

ている。それは、ヴェイユが身を捧げる務めでもある。自己を犠牲にする務めであると言ってもよいだろう。シモーヌ・ヴェイユは後に労働組合闘争から離れ、神秘主義的な考察に向かうことになるが、その際にこの2つの物語はまた別の角度から再び取り上げられることになる。既にここで描かれている飢餓的状況については、検死官の調書を受け入れるなら、ヴェイユは「自殺」に至るまで、その状況をみずからに強いることになるのである。

この最終期に立ち入る前に、シモーヌ・ヴェイユの物語の起源に遡ろう――でき得るかぎり。というのも、当然ながら人目を避けるためのベールがそこには掛けられ、いくつかの要素を不透明にしているからだ。

「私たちはお腹が空いて死にそうなのに、両親は私たちが飢え死にするまで放っておくの」

シモーヌ・ヴェイユは、1909年2月3日にパリで生まれた。兄アンドレの誕生の3年後のことである。父親のベルナール・ヴェイユは、アルザス地方出身の一般内科医であった。しかし、家族の中心人物は、ラインヘルツ（文字どおりには「純粋な心」の意）家出身の母親のセルマであった。セルマの家族はロシアのロストフナドヌ出身であり、最初のユダヤ人の大虐殺が起こると、すぐにロシアからベルギーのアントワープに移住した。それは1882年のことで、セルマは当時12歳であった。セルマの父親はその地で再び商売をはじめて財を成し、ついには「ベルギーへの偉大な帰化[※9]」という名誉を得るのである。

ラインヘルツ家には4人の子供、ジュリー、フェリックス、セルマ、ジェニがいて、セルマはその3番目であった。さらに、幼いうちに夭折した子供が2人いたという。ラインヘルツ家の人々は、ヴェイユ家とは反対に、いかなる宗教的実践も行ってはいなかった。教養があり、芸術家、とりわけ音楽家であったラインヘルツ家の人々は、みずからを「リベラルなユダヤ人」とみなしていた。父親のアドルフは詩人であり、ヘブライ語で韻文を作った。母親は見事にピアノを弾き、セルマは歌がとても上手であった。しかし、一家で最も才能があったのは、間違いなく男の子のフェリックスであった。彼は弁護士になるために法律を学んでいたが、特にバイオリンの名手であった。しかし、フェリックスは腸チフスのため20歳で亡くなってしまう。彼の死によって、一家は乗り越えがたい悲哀につつまれた。フェリックスの死後、彼に関する

9. 1831年の憲法では、偉大な帰化と通常の帰化との2種類の帰化が定義されている。前者では国政に参加でき、後者では地方政治にしか参加できない。

物質的痕跡はすべて消され、彼がいたことにすら言及されなくなる。一家はフェリックスの思い出がありすぎる街で生きることにはもはや耐えられず、ラインハルツ家はパリへと移住することになる。一方、ヴェイユ家の側を見てみると、シモーヌ・ヴェイユの祖父のアブラハムには、最初の結婚で子供が3人（おそらく4人）いた。伝統に従って、彼は2度目の結婚の際に妻の妹をめとり、さらに3人の息子が生まれる。ベルナール、オスカー、そして36歳で死ぬ3番目の男の子である。この父方の祖父は、シモーヌ・ヴェイユの兄アンドレの誕生前に死去している。一方、祖母のユージェニ・ヴェイユは、1932年まで生きた。この祖母はユダヤ教にたいへん愛着を抱いており、自分の孫娘がユダヤ人以外の者と結婚するのなら、いっそのこと孫娘の死を望む、とまで言うような女性であった。パリに住んでいたユージェニ・ヴェイユは、医師であった息子の家に行くときには、嫁が食物に関する律法の定めにきちんと従っているかどうか、台所を必ず確認するのであった。しかしながらベルナール・ヴェイユは、不可知論者を自認していた。ベルナールは有能で献身的な医師であり、患者から非常に高く評価されていたが、家庭では仕事で受けていたほどの敬意は払われていなかったようである。

ベルナールとセルマの家庭環境はかなり異なっている。しかし、ベルナールとセルマが出会う前の2人の個人史には、それぞれ1人の兄弟の死が刻印されている。36歳で死んだベルナールの弟については何も伝えられていない。セルマの兄フェリックスに関しても、並外れた才能をもっていたことや、両親が失った息子を忘れて生きるために故郷を離れる必要があったほど愛されていたこと以外には何もわかっていない。ラインヘルツ家について言えば、祖父のアドルフはアンドレ・ヴェイユが誕生した年に死去している。そしてシモーヌ・ヴェイユは、祖父の思い出にアドルフィーヌと呼ばれていた。一方、ラインヘルツ夫人は、死去する1929年までヴェイユ一家とともに暮らすのである。

ベルナールとセルマを知る者はすべて口をそろえて、2人はきわめて絆が深い夫婦であると言う。彼ら夫婦には、突出したものは何もなく、特筆すべきものも何もない。しかし、2人の性格の違いに目をつぶるわけにはいかない。セルマは若い頃、医学を修めたいと思っていたが、父親がそれを禁止した。それでも彼女は、夫に接しながら医師という職業の基本を学ぶことになった。そのことは、子供たちが冗談で「私たちの手当をするのはお母さんで、間違った診断をするのもお母さん」など言うことからもわかる。セルマは夫ベルナールに、彼にとっては未知であった、知性と世界への解放とをもたらしたことは間違いない。セルマを、寛容で献身的、勇敢で情熱的、疲れ知らずで生来のやりくりの才能が備わっていた女性として描くことに異論はないだろう。しかし、それとは別に、彼女を専制的な人物として描くこともできる。彼女は特に衣服や食べものに関してナチュラリスト的な自分の趣味を押しつけ、(意図的かどうかはともかくとして)周囲を屈服させるために、自分に備わった実践的な勘や柔軟さを活用できたのである。ユダヤ人家庭でよく見受けられるように（セルマ自身の家庭もそうだった）、彼女は明らかに男の子を贔屓《ひいき》していた。才能のある息子を特に好み、女の子や女性性の特徴すべてに対して、ある種の軽蔑を抱いていた。アンドレによると、若い女性の多くが母親から学ぶこと、たとえば衣服を着る方法や軽く化粧をする方法などを、セルマは一度もシモーヌに教えなかったという。※10 セルマは次のように認めている。「私はシモーヌが、少女の気品ではなく、多少つっけんどんになっても、少年の実直さをもつように努力しています」。このことについて、シモーヌは母親の期待をはるかに凌駕することになる。

シモーヌの人生の始まりは、比較的困難なものであった。出産予定日より1カ月早く生まれたが、生後6カ月までは健康の問題は全くなかった。しかし、6カ月のとき、母が急性虫垂炎（?）に苦しむ。ヴェイユ夫人は治療を受けながらも娘に授乳し続けた。すると娘は衰弱し始めた。シモーヌは、後に冗談めかして次のように言っている。「そのせいで、私はこんなにできそこないなのよ！」。

生後11カ月のとき、母方の祖母の懇願によってシモーヌは離乳されるが、たちまち重病に陥ってしまう。離乳に伴う中毒だと言われたが、のちに虫垂炎（彼女もまた?）と診断された。そこから5カ月間（生後11カ月から16カ月）、シモーヌは成長

10. ［原注］Weil A., « A scientist, discusses his sister with Malcolm Maggendge », The Listener, May 24, 1973, 674-679.

もせず、体重も増えず、歩行せず、仕方なく固形食をつめた哺乳瓶以外、口にしない日が続いた。ある医師は、「この子は生きられない」と宣言した。さらにひどいことに、シモーヌは生後22カ月まで正常な子供かどうか疑われていた。

3歳半のとき、父親の不在時にシモーヌは激しい急性虫垂炎になった。父親の同僚はそれを誤診し、彼女の生命は危機に陥った。この出来事はシモーヌだけでなく、家族をも刻印した。実際には、母親はシモーヌを手術室に連れて行く前に、――心配した母親すべてがよくするように――子供をとにかく安心させようとして、「クリスマスツリーを見せてあげる」と言う、という過ちを犯したのだった。のちにシモーヌは、自分を騙したことをひどく悲しみ、母親を激しく責める。父親が不在であったことや、医師の誤診とともに、母親が自分に嘘をつくことがあるということをも、シモーヌは発見するのである。術後の回復には時間がかかり、既に医師の中には彼女が長く生きられるかどうかを疑う者もいた。なぜだろうか？　歴史に言わせると、せいぜい4歳の、かくも幼く、かくも特別な子供は、この世に自分の居場所をもっていないからではなかろうか。このことは、重病の子供に関する私たちの臨床観察に通じる。このような子供たちは、ある種の才能や知性を周囲から認められていることが多いので、（大人の目から見て）人生の厳しい現実に立ち向かうことができないように映るのだ。ことわざも言うように、「才子短命（優れたものに限って先に逝く）」なのである（！）。

ヴェイユ夫人の教育方針をいくつか取り上げておこう。たとえば、細菌を恐れるあまり挨拶のキスを禁止したことや、あるいは単なる衛生上の理由をはるかに超えた手洗いを習慣としたことなどが挙げられる。シモーヌが抱いていた「嫌悪感」は、これで説明がつくに違いない。それは、接触恐怖症（接触すること、および接触されることを恐れる）や食物恐怖症といった、一連の恐怖症的な特徴である。衛生面での習慣に加えて、朝の運動も家族全体に課されていた。アンドレ・ヴェイユは、彼と妹がこういった方針をバカにしながらも、いかにそれに従っていたかを語っている。アンドレは、伝記作者によって頻繁に引用されている逸話を例に取る――彼とシモーヌは、裸足にサンダルを履いてバスで旅行しているとき、隣の人に話しかけて、両親が靴を買ってくれないので寒いと訴えたという。これは、単なる家族の習慣だった、と彼はつけ加えた。

1915年、シモーヌ・ヴェイユは6歳だった。母親は手紙にこう書いている――「シモーヌは私には理解できないような苛立ちと気まぐれの時期にいます。なぜなら、彼女の身体の状態には原因となるものは何もないのですから。彼女は、説明しがたい頑固さを示していて、始末に負えません（indomptable）[※11]。それには、彼女の父親も私も太刀打ちできません。シモーヌは私たちに、今となってはむしろ滑稽に見える、冷静で自信に満ちた様子で反抗します。（夫はよく、そのような光景の間、吹き出すのを抑える

11. 本書の原題と同じ。馬などを「飼い慣らすことのできない」という意味の形容詞からきている。

ことができなくなります)。しかし、この態度がもし続くようなら、嘆かわしいことです」。

ヴェイユ夫人は、シモーヌが身体的な面での窮地を脱したのを見て嬉しさを隠せなかったが、今度は彼女の知的な発達について心配し始める。シモーヌは戦争や身体の弱さなどのせいで、かなり不規則な初等・中等教育を受けることになっていた(医師である夫が戦争に駆り出されたため、ヴェイユ夫人は、厳しく禁止されていたにもかかわらず、家族全員で夫の配属の先々についていくことを決めたのである)。そこに、両親のシモーヌに対する学校教育方針がさらに加わる。両親は、図画、体育、音楽など、彼女が痛々しいほど苦手に見える教科は躊躇なく免除させたり、少しでも疲労が見られると、学校を早退させて個人授業を受けさせたりした。こうした混乱した学校教育は、悪い結果をもたらしたわけではなかった。しかし、シモーヌの成績は、兄の輝かしい成績とは比べるべくもなかった。シモーヌ・ヴェイユのアンティゴネーへの一体化やエレクトラへの賞賛を考慮するなら、彼女の伝記作者であるシモーヌ・ペトルマンが伝えた逸話に注目すべきであろう。アンティゴネーとエレクトラにまつわる2つの悲劇では、特別に強い兄妹の関係が描かれている。ペトルマンが伝える逸話によれば、アンドレとシモーヌ・ヴェイユの子供時代には、陽気で、やんちゃで、何にでも関心を示す、非常に仲の良い2人組みのイメージが与えられている。シモーヌより2歳11カ月年上のアンドレは、シモーヌに対して主人、保護者、先生の役割を果たしている。まだシモーヌがゆりかごに揺られていた頃、彼女は、アンドレに向けて話されたギリシャやローマの物語を横から聞いていた。そして、ある日、彼女はこう言うのである――「ローマ人は本当にいるの？　私、とてもローマ人が怖いわ」。この恐怖は後に文字どおりの憎悪になるのである！　ヴェイユ夫人は、シモーヌが4歳の頃のことを手紙に書いている――「シモーヌはどこでもアンドレの後を追いかけています。2人は互いに非常に良く影響しあっています……シモーヌは朝から夜までアンドレと一緒にいて、前より生き生きとして明るく、活動的になりました[※12]」。同じ年に、アンドレは、高校へ通う市電を利用して妹に天文学を教える。伝記作者たちによると、ヴェイユ夫人はこの時期に一度、抑うつ状態を経験している。後に夫人は、それは戦争の予感のせいであったと語っている。兄妹の2人組みの関係は、この種の（抑うつ状態という）母親の不在によって確固たるものになったのかもしれない。

2人の「いたずら」は、両親を唖然とさせることもあった。たとえば、2人はバカンス中に協力しあって隣の別荘のドアの呼び鈴を鳴らし、ドアを開けてくれた人に次のように訴える――「私たちはお腹が空いて死にそうなのに、両親は私たちが飢え死にするまで放っておくの」。二人は飢えを知らなかったが、他人に訴えることの重大性を知っていた。画一的なもの《anticonformisme》を嫌う態度や性格の強さは、彼ら兄妹に共通した主な特徴の2つで

12.［原注］Petrement S., I. op.cit, p.24

ある。2人は、時にはわざと泣くことさえ自由にできた。そして、母親を譲歩させるためには躊躇せずこの武器を使った。

2人を見たある女性は、「天才と美女だ」と感嘆の声をあげている。シモーヌが字を読み始めると、アンドレは両親に内緒で彼女に読書を教えることに決める。正月にはシモーヌが父親に新聞を読んできかせ、驚かせた。2人は、同じ年頃の子供たちには全く入っていけないような、自分たちだけの世界を創りあげていた。それは、シモーヌにとってはシラノ・ド・ベルジェラックやデルレード、コルネイユやラシーヌの愛国的な詩、ローマに対するカミーユの呪いであり、そしてアンドレにとっては一次・二次方程式である。

13歳のとき、シモーヌは一時的にフェヌロン高校[※13]に就学する。彼女は、「底のない絶望」を感じ、重篤なうつ状態に陥ったようだ。彼女は、死ぬことを真剣に考える。のちに彼女は、どのような方法でこの危機を解決したかを述べている——「内なる闇が数カ月続いた後、私は突如として永遠の確信（傍点は引用者）をもった。それは、どんな人間も、たとえ天賦の才能がないに等しくとも（当時彼女は自分についてこう考えていたのだ）、その者が真理を望み、真理に達するよう永続的に集中する努力さえすれば、才能ある者に用意された真理の王国に入れるという確信である。私はまた、真理の名のも

13. フェヌロン高校。パリの有名な進学校。後にボーヴォワールも教えていた。

とに、美、美徳、あらゆる種類の善を包括する。(……) 私が抱いた確信は、人がパンを欲望するとき、石を与えられることはない、ということだった」[14]。ヴェイユ夫人から見ると、16歳で高等師範学校理科に合格した(さらに19歳で数学の教授資格試験にトップで合格した)兄の成功と知性を前に、シモーヌは「劣等感」を感じていたに違いなかった――「彼女は、兄と比べると自分は非常に愚かだと感じていた」。シモーヌ・ヴェイユが、人生で何かを成し遂げようと堅く決意するのは、この時期だったのだろうか? 子供時代から、何よりもみずからの死を捉え損ねることを恐れていた彼女が。

ところで、アンドレ・ヴェイユの数学の研究における国際的業績はよく知られている。ブルバキグループ[15]における彼の役割は正確にはわかっていないが、いずれにせよその役割には彼の関心やグループに対する献身が表れている。このグループのメンバーは、匿名という原則を採用していた。このことは、アンドレの妹の禁欲主義とある種の共通点をもっている。そして、この研究に彼を駆り立てる情熱や、自分にふさわしい道にいるという確信は、義務についての彼の考え方を理解させてくれるし、軍とのいざこざさえも説明してくれる。アンドレは義務を個人的なものとみなしており、自分の務めは戦争ではなく数学を研究することだと考えていたので

14. [原注] AdD, pp.38-39.

15. ニコラ・ブルバキ Nicolas Bourbaki。当時のフランスの若手数学者が共同で使っていた筆名。アンドレ・ヴェイユをはじめ多数の数学者が参加した。

ある。そこで彼は、1939年8月にフィンランドで任務に就いていたとき、その地に留まることを決める。しかし、スパイの容疑をかけられ、11月末に逮捕され、本国へ送還される。フランスに帰国すると、彼はすぐに不服従の罪で告訴され、投獄される。シモーヌは当時、投獄された兄に代わることができないことを悔やんだ。この兄が（この機会に、そして人生を通じて）表明する自信は、おそらく自分が天才であることの確信と、両親、特に母親が彼に捧げた無条件の愛に起因している。アンドレに関しては、これ以上の仮説を立てることはできないし、私たちの目的からも外れている。しかし、ヴェイユ家に親しい人々が皆証言するように、アンドレはあらゆるユダヤ人家庭の息子に共通している献身的愛情に取り囲まれていた。彼の母親にとっては、きわめて才能に富んでいたが20歳で亡くなってしまった兄フェリックスの代わりとしてアンドレは愛されていたのでもあった。アンドレは、生まれたときに母方祖父から定冠詞つきで「ランファン（子供）」と呼ばれた。それは、あたかもこの世に子供が1人しかいないかのようであった。

「10歳の私はボルシェヴィキだった」

1919年。シモーヌ・ヴェイユは10歳、ロシア革命直後、第3インターナショナルが創設された年である。その年にはまた、ヴェルサイユ条約が調印され、有名な231条[※16]が敗戦国ドイツに耐えがたい屈辱を味わせた。それは、シモーヌ・ヴェイユの生涯にわたって、思想を生み出させ行動を起こさせるもとになる屈辱の年でもあった。たとえ、「ボルシェヴィキ[※17]」という言葉が10歳の女の子には厳密な意味で理解され得ないにしても、この言葉は彼女の基本的な政治的・思想的な方向性を印づけたのである。フィリップ・デュジャルダンにならって、シモーヌ・ヴェイユの歩みの概要を区分してみよう。1919年から1934年にかけては、ボルシェヴィズムから革命的サンディカリスム[※18]へと進む。そして、1934年から1938年には、改良主義的リベラリズムへと向かい、その後、晩年の精神的変遷に応じたイデオロギー修正へと至る。それは反動的であり、ラディカルな修正に見える[※19]。

16. ヴェルサイユ条約の231条。第一次世界大戦の戦争責任をすべてドイツに負わせた。そのため、ドイツは巨額の賠償金を請求されることとなった。

17. ボルシェヴィキ。レーニンが率いた左派。暴力による革命を主張し、徹底した中央集権による組織統制を特徴とした。

18. 革命的サンディカリスム。サンディカリスムとは労働組合主義を指す。特に急進的なものを革命的サンディカリスムと呼び、労働組合が資本主義体制を倒し経済を運営することを目標とする。

歌、叫び声、呼びかけ、笑い声が聞こえる
こんなに楽しそうな若者たちは誰？
私たちの運命はひどくなる一方なのに……。

運命は今、陰鬱で悲惨
人々のパンは、時には不足し
民衆は政治闘争で疲れ、
すでに苛立ち、震え、ついに怒りが破裂する……。※20

この詩句はシモーヌ・ヴェイユによって、アンリ4世高校での1926年1月の聖シャルルマーニュの日のお祝いの時間に書かれたもので、予言的であり、ある種の明晰さや彼女が常にパンに与える隠喩的価値を示している。

シモーヌ・ヴェイユを政治思想の専門家として見るのではなく、人物のスタイルに注目しながら、彼女の歩んだ道のりの諸段階を見ていこう。

シモーヌ・ヴェイユは、16歳でアンリ4世高校の高等師範学校の文科受験準備学

19.［原注］Dujardin Ph., Simone Weil: idéologie et politique, Saint-Martin-d'Hères, Paris, PUG/Maspero, 1975, p.75.

20.［原注］P-VS, pp.16-20.

級に入る。彼女の哲学教師アランは、彼女に火星人というあだ名をつけた。アランによれば、シモーヌ・ヴェイユの大きな眼鏡は、ヴォルテールの『ランジェニュ（無垢な人）』のように、すべてのことに対してまっすぐ向けられていたという。ジャンヌ・ミシェル＝アレクサンドルによると、このあだ名は妥当である。というのも、シモーヌ・ヴェイユは、別の世界から来たようであり、別の世界を選んだように見えたからだ。[※21]母親のセルマは、娘の中に男性的な美徳を育もうと心がけたが、それはまず身体面で現れることになる。彼女の外見は人々を驚かせ、衝撃さえ与えた。やせ細った体、不器用なしぐさ、髪と眼鏡に埋もれた面長の小さい顔。張り詰め、同時に好奇心にあふれ、問いかけるような視線。男性仕立ての服を着て、ローヒールの靴をはき、帽子は決してかぶらなかった。兄アンドレは後に次のように言っている。「彼女は、少なくとも自分の身なりや容姿のおしゃれに無頓着であったと同程度に、自分が醜くなるのも気にしないようだった」。家庭では、シモーヌは自分を男の子として扱うことを求めた。両親は彼女を「シモン」「2番目の息子」と呼び、シモーヌは自分の手紙の最後に「息子より、敬具」と署名した。

仲間たちは、彼女をどちらかと言えば「鼻持ちならないやつ」と思っていた。彼女はその知性をすぐに認められたが、冷たい人とみなされ、さらには「人間味を欠いてい

21.［原注］CSW, 1982, V, n°1.

る」とみなされていた。彼女は無骨で断定的であり、プライドが高かったが、怒りっぽくはなかった。彼女は、その一徹さや意志の強さ、社会的・人間的な大義のために奮い立つ力で周囲を驚かせた。教師の1人は、彼女を次のように描写している。「真理を探究する欲求、そして真理を見出したときには不屈の勇気でそれを表現する欲求が彼女にはある。そして、ことの大小にかかわらず、あらゆる妥協を絶対に拒否する」[※22]。このように、定冠詞付きの真理に対するシモーヌ・ヴェイユの情熱は、彼女と出会う者、彼女を観察する者の心を打たないことはなかった。それは客観的、科学的と言われる真理であろうか？　おそらく彼女は、自らが真理を考え、真理を定義する際にはこういった言葉を使うに違いない。しかし、シモーヌ・ヴェイユのイデオロギー的、哲学的、宗教的な足どりの予測不能な変化と、その時々の大義のための戦闘的行動の変わりようを見ると、こう言わざるを得ない――それは、彼女自身の真理を追求するための情熱である、と。

シモーヌ・ド・ボーヴォワールは、『娘時代』の中で、彼女流にシモーヌ・ヴェイユの粗野な面を証言している。「彼女は（ソルボンヌ大学の）中庭をぶらぶらしていた。（……）いつも片方のポケットに『リーブル・プロポ』[※23]誌を入れ、もう片方には『リュマニテ』[※24]紙を入れていた。中国で大飢饉が起こり国土が荒廃すると、

22.［原注］Petrement S., I. op.cit, p.119.

23. 哲学者アランの刊行物、「自由意見」という意味。

24.フランス共産党機関紙。

シモーヌ・ヴェイユはこのニュースを受けてすすり泣いたらしい」。2人の会話が始まる――「『今日、地上で重要なのはただひとつだけ。すべての人に食べものを与えてくれる革命だ』とヴェイユは言い切る。私も同じくらい断固として、『問題は人々を幸せにすることではなく、人々に実存の意味を見出すことである』と反論する。彼女は私をにらみ、『あなたが一度も飢えを経験したことがないことがわかります』と言った。そして私たちの関係はここで終わった」[※25]。2人とも、自分は真理をつかんでいないかもしれないが、少なくとも正しい道にいるという確信に満ちていた[※26]。シモーヌ・ヴェイユに関して言えば、彼女にとって存在の意味の何らかの探究にはあらかじめ飢えに関する知識が必要であって、それが自発的あるいは意に反して、彼女に飢えを体験させ、繰り返させるだけなのかもしれない。それはあたかも、乳児が最初に経験した摂食の困難が、繰り返され尽きることのない存在に対する意味の探求を招いたかのようである。

シモーヌ・ヴェイユは、アンリ4世高校[※27]で政治や哲学に熱中する友人たちと「平和への意志」という小グループを結成する。彼女が共産党に惹かれていたのは確かな事実である。彼女は、母親がバカンスに滞在するホテルの従業員の

25. [原注] Beauvoir S. de, Mémoires d'une jeunne fille rangée, Paris, Gallimard, 1958, pp.236-237.（朝吹登水子訳：娘時代。紀伊國屋書店、1987）

26. [原注] シモーヌ・ド・ボーヴォワールが人生の最期にした苦しい確認を思い出そう。それは「私はだまされた」というものだった。

27. パリの名門進学校。アランはここで教えていた。

もとで「共産主義」活動を行うが、共産党に対する忠誠は全く不確かなままであった。兄アンドレは、彼女の部屋に入党申請の手紙があるのを見たと伝えているが、彼女が果たしてそれを送ったのかどうかは断言できないという。アランは、社会主義、そして共産主義は、個人を擁護し平等を作り出すためには無力だと考えていた。その生徒であったシモーヌ・ヴェイユは、師があらゆる組織に対してもっていた不信を共有した。熱烈な平和主義者だったアランは1914年、自発的に戦争に参加する。しかし、その戦争は、共通の不幸を分かちあい、自由に思考するための代償を払うことが目的であった。戦争がアランのこうした立場を強化し、彼は自分の生徒たちにそれを教え込んだ。こうして、シモーヌ・ヴェイユは、小グループ「平和への意志」を支援することになるのである。グループの中でも、とりわけ彼女は人民大学の試みをやりなおしたいと願っていた。こうして彼女は、友人とともに「社会教育グループ」を創設する。このグループは、ファルギエール通りの市立学校で、特に鉄道員に向けてフランス語、数学（アンドレ・ヴェイユの協力による）、物理、そして「社会教育」の講義をする。その具体的な目的は、彼ら鉄道員に線路から事務所へ移ることを可能にするための十分な教育を与えることであったが、より一般的な目的としては、労働者に真の文化の魅力を伝えることであった。教育は1931年まで実施された。おそらくシモーヌ・ヴェイユは生徒たちに対して、同僚たちのような影響は与えなかった。「彼女は、良い同志として好かれていた。しかし、彼女は人々を驚かせた。彼女の思想は、大胆すぎたり逆説的すぎるとみなされ、必ずしも受け入れられていたわけではなかった」。彼女の側では、「下層の人々」の集まりを探し求めていた。そして、「ブルジョワ」よりもむしろ彼らと議論することを好んだ。それは、「下層の人々」の側に人民の賢明さや良識に関するアランの考え方に対する確証を見出していたからである。

彼女の学生時代の詩『裕福な若い娘に』は、自分の関心をより一般的な考察の枠の中に組み込んでいる。そして、それと同時に、彼女の経験が進むにつれてよりいっそう頻繁に、そして激しく鳴り響くテーマと言葉づかいによって表現されている。

クリュメネーよ、時とともに私はおまえの魅力の中に見たい
涙の恵みが、日に日に、あふれ出て現れるのを。
おまえの美しさは、まだ慢心の鎧でしかない。
日々が過ぎ行き、それを灰にするだろう。
1日はおまえの顔を青ざめさせ、1日はよじらせる
刺すような飢えで、おまえのわき腹を。震えが噛みつく

おまえの弱々しい肉に、かつてはぬくもりの窪みにいた肉に。
1日は、おまえを疲れた果てた輪舞の中の幽霊とし
輪舞は世界の監獄を休みなく
腹の飢えを力に走り続ける

工場が開く。おまえは流れ作業を前に苦労をしに行くのか？
優美な王妃の緩慢な仕草を捨て去り
急げ、もっと急げ。さあさあ！　急げ、もっと急げ。夜には
出て行け、まなざしはうつろに、ひざは力弱く、従順に
言葉ひとつなく。おまえのみすぼらしく青白い唇に読み取れるのは
希望のない努力で従う厳しい命令
夜には街のざわめきに消え
いくらかの金でおまえの奴隷の肉を汚させるのか？
飢えで石に変えられたおまえの死んだ肉を※28

これらの詩句を読むと、次のことがわかる。シモーヌ・ヴェイユはかなり若い頃から

28.［原注］P-VS, p.13. 強調は引用者。

人生の終わりまで耐乏生活を続けていたが、その決意は貧者や虐げられた者、囚人、敗者、奴隷の条件をともにするという欲望によって裏づけられているとしても、もうひとつ別の欲望にその根をもっているように思われる。それは、彼女を犠牲へと導く欲望であり、フロイトによって死の欲動※29と名づけられた欲動によって支えられた欲望である。

シモーヌ・ヴェイユの政治的な足取りをたどってみよう。彼女は、高等師範学校に入学する前に、リヒテンシュタイン公国で「市民役務」に就きたいとの希望を表明する。スイス人により作られたこの役務は当時、兵役で戦争の技術を学ぶことを拒否し祖国や人類に奉仕したいと望む若者たちにとって、徐々に兵役に代わるものとなっていた。廃墟の修繕、洪水などの自然災害によって引き起こされた被害の修繕などがその仕事である。シモーヌ・ヴェイユは、男性と同じように土木作業をすることを望み、「シスター」として台所に閉じ込められることを拒否した。彼女は、この市民役務に関する論文を書くために次のようなメモを取っている。「宗教は愛を生む。しかし、労働は、権利、人格の尊重、平等を生む。それゆえ、援助協力は他に代えがたい厳しい友情を生む。(……)平和を作り上げるのはこのような友情であり、家族、恋人たち、ある種の友達、同じ宗教を実践する人々を結ぶ愛情ではない……。これらの愛情は甘い合意によって過

29. 2頁注参照

剰に育まれ、あらゆる戦争を生み出すのだ（……）。こういった甘い合意を欲さないようにすることが、友情において最も難しいことである。しかし、もし欲さないようにしなければ、あらゆる友情は滅びてしまうのだ」[※30]。宗教における愛、労働における人格の尊重、確固たる友情、これらが平和を作り上げる。しかし、戦争、破壊、死は、家族を結ぶ愛情を模範とする愛情によって引き起こされるとはどういうことか？一体、シモーヌはどのような「愛情」について語っているのだろうか――非常に結びつきの強い家族の中で育った彼女なのに？　戦争や破壊や死を避けるために抑えるべき関係とはどのような性質のものなのだろうか？

1928年8月27日、パリ不戦条約（ケロッグ＝ブリアン条約）が調印され、戦争は「アウトロー」となった。シモーヌ・ヴェイユは条約の声明文の配布に専心する。高等師範学校に入学した彼女は、さまざまな労働組合運動や反軍国主義運動に参加し、高等師範学校の学生に特有で、彼女のお得意の生意気さで活動を展開する。たとえば彼女は、高等師範学校の学生には兵役準備を義務とせず、任意とするように求める「請願文」の署名集めに尽力する。この寛容な内容の請願文は、軍隊秩序への非難を含んでいたため、マスコミ全体の顰蹙を買った。『アクション・フランセーズ』[※31]紙にはこうある――「退廃した文体で書かれたこの幼稚な声明は、時代遅れのトルスト

30. ［原注］ Petrement S., I. op.cit, p.126.

31. 右翼系新聞。

イ主義を示している。これが高等師範学校の現状である！（……）腐敗は初頭教育から高等教育にまで進んでいる」[※32]。声明の支持者の中から人権擁護連盟のメンバーが集められた。当時、連盟はしばらく活動を休止していたのであったが、多くの平和主義者の参加を得て活動を再開したところであった。シモーヌは、フォルギエール通りの市立学校で学ぶ鉄道員たちだけでなく、自分の両親までも連盟に登録させていた。彼女は次のように記している――「人権に基づいて設立された人権擁護連盟は、中立であってはならない……、政府の論理に耳を貸さずに、人々を組織的に支援しなければならない」[※33]。2月に採択された動議は、「10年来、不当で不合理な拒否によって成立が危うくなった」仏独連合を実現するように政府に命じ、特にヴェルサイユ条約231条の破棄を提案するものであった。

政治と数学。シモーヌ・ヴェイユはこの基本的な2つの分野を、労働の概念によって結びつけようとした。彼女の理論は、労働者を賛美するものであり、道徳を知識の基礎に置くものであった。「幾何学は、おそらくあらゆる思考と同じく労働者の勇気の産物である。（……）再び世界に、すなわち労働や知覚に目覚めよう。次の規則を守る勇気を欠くことなしに（……）つまり、私たち自身の身体を道具の地位まで引き下げること、私たちの感情を記号の地位まで引き下げるこ

32.［原注］Libres Propos, nouvelle série, 2e année, n° 12, décembre 1928, pp.559-560 et 580.

33.［原注］Petrement S., I. op.cit, p.134.

34.［原注］Petrement S., I. op.cit, p.146-147. 強調は引用者。

と」[34]。自分が生まれたブルジョワやインテリの世界をできる限り捨てて、労働者の世界に加わることが彼女の目的となる。自分の身体を道具の地位まで引き下げること、最も根本的な欲求の充足を身体から奪うこと、科学的な観察方法による客観的な視点を感情の表現に適用すること、これらはあらゆる点において拒食女性の厳格な意志に合致する信条ではなかろうか？　１９２９年の夏、シモーヌ・ヴェイユは農民とともに作業しようと考えた。彼女は、これまでどのような肉体労働を試みても根っからの不器用さを発揮していた。しかし、今回は疲れに耐えながら、すさまじい勢いで1日に10時間もジャガイモを引き抜いたという。一方、彼女は哲学の大学資格取得のためのデカルトに関する学位論文で次のように書いている。「私は考える、ゆえに私は存在する。私は考えることを望む、ゆえに私は考える。そして、望むことはそれ自体が固有の存在理由である」[35]。意志（望むこと）が勝ること、これが拒食女性が主張する道徳的要求である。それは彼女を、禁欲的な狂気にたえず押しやるのである。

ジャック・ド・ブルボン・ビュッセは次のように語っている。「私は高等師範学校の1年生（conscrit）で、シモーヌ・ヴェイユは3年生（cube）だった。したがって私は、彼女に対して当然の敬意を払っていた。そのうえ彼女は、アランが認めた天才という評判の栄光に包まれていた。というのもアランは、中身のない人間をへこます名人で、評

35.［原注］SIS, p.70.

価が厳しかったからである。私は彼女と廊下で出会った。彼女は、服を着ているというよりは服を被っているようで、部屋履き用のスリッパを履き、不器用にそして挑発的にタバコをふかしていた。彼女は、柔らかな物腰ではあったが、執拗に署名と寄付を求めていた。ある日、彼女は、何の目的かは知らないが、セレスタン・ブーグレ文学部長に募金を求めた。ブーグレ部長は譲歩し、募金に応じたが、このことを誰にも言わないよう頼んだ。翌日、『赤い処女』(ブーグレ部長は彼女をこう呼んだ)は『水族館』と呼ばれる学校の玄関口に、『文学部長の例に従って匿名で募金してください』と書いたポスターを貼った[※36]」。しかし、彼女の扇動者としての側面は不信を引き起こすこともあった。たとえば、同期生であったユグニーは、高等師範学校と小学校教諭養成師範学校の生徒を結集する組合を設立したいと考えていた。シモーヌ・ヴェイユはこの計画に関心をもっていた。しかしユグニーは、シモーヌがその計画を反軍国主義運動と騒動を起こすための手段としか見ていないのではないかと危惧していた。彼女は「かきまわすのが好きだった……不潔なものを[※37]」。

1931年5月、アリスティード・ブリアン外相がジュネーブから帰国する。平和主義者の歓呼の声で迎えられた、輝かしい帰国であった。シモーヌ・ヴェイユは、歓迎デモに参加する。同じ年、教授資格試験の口述試験の前に教授の一人が次

36. ［原注］Bourbon-Busset J., document de l'Association pour l'étude de la pensée de Simone Weil.

37. ［原注］Petrement S., I. op.cit, p.162.

のように予言する。「誰々と誰々は合格するだろう。赤い処女については、偉大なる夕べにそなえて爆弾作りに専念してもらうよう、そっとしておかれるだろう」。シモーヌ・ヴェイユは合格し、同じ教授がこう言う――「もう誰も彼女の噂を聞くことのないように、彼女はできるだけ遠くの学校に飛ばされることになるだろう！」[※38]。赤い処女？　このように呼ばれること自体、彼女にはまだ政治的・宗教的な変化の最初の兆しさえ表れていないが、列聖の始まりではないだろうか？

9月に、労働総同盟（CGT）の第27回全国大会が開催された。その議論の大部分は、労働総同盟（CGT）、統一労働総同盟（CGTU）、労働者自主連盟の間の統一労働組合を組織することができるかどうかの検討に当てられた。シモーヌ・ヴェイユは、ルポルタージュを書く。さまざまな雑誌のために執筆された、初めての一連の記事である。同時期、彼女は「プロレタリア革命（La révolution prolétarienne）」や「人民の叫び（Cris du peuple）」などの団体の革命派の組合運動家と接触している。ル・ピュイに赴任を命じられたばかりであったシモーヌ・ヴェイユは、彼らからル・ピュイの組合活動家の住所を教えてもらう。工場で働くこと、これがシモーヌ・ヴェイユの10年来の望みであった。しかし、経済危機のせいで、彼女はル・アーヴルの港や工業都市などで職を求めていたのだが、ついにル・ピュイに送られることになった。こうして、彼女の

38.［原注］Petrement S., I. op.cit, p.178-179.

工場労働の計画は、1934年になってようやく実現するのである。

ル・ピュイの赤い聖処女

ル・ピュイに着いたシモーヌ・ヴェイユは、ある店で、岩の上に立つブロンズ像「ル・ピュイの赤い聖処女」が描かれた絵はがきを見つける。彼女はもちろん、それを自分を赤い処女と名づけた高等師範学校時代の教師に送った。経済的に独立したシモーヌは、若い拒食症の娘に特徴的に見られる禁欲的な生活条件に従って、生活を開始した。最初に生活に必要なものは、すべて母親のヴェイユ夫人が手配した。夫人は、アパートだけでなく、シモーヌと一緒に住む友人まで選んだ。この友人シモーヌ・アンテリュー（将来のカンギレム夫人）は当初、共同生活をしようとは少しも思っていなかった。一方、シモーヌ・ヴェイユは、ブルジョワ風のアパートを好きなように変えて使うことができた。居間は衣装戸棚となり、寝室は驚くほど散らかった物置部屋になった。窓はいつも開け放たれており、暖房装置は一切なかった。というのも、彼女は、失業者たちが暖を取れないときに、彼らより快適でいたくなかったのだ。給料に関しても、新米の小学校教師の給料（月600フラン）並みの生活に留めようと決めていた。実際、食べもの、衣類、暖房は必需品すら買わずに、残った給料をサンテチエンヌの炭坑夫連帯金庫を通じて失業者に送った。そこで、ヴェイユ夫人は、シモーヌが自分の義務として行うあらゆる面での切り詰めを緩和させるため考え得る限りの計略を駆使しなければならなかった。夫人は、シモーヌの友人に肉を買ってもらったり、食品を小包で送ったり、タンスに衣服を滑り込ませたり、石炭の蓄えを注文したりした。シモーヌは、こういったことすべてに煩わされるのを拒絶していた。友人のシモーヌ・アンテリューによると、シモーヌにとって食べることは楽しみではなく、努力であった。ほんのわずかな欠陥、たとえば果物に汚れでもあると、嫌悪感が生じたという。また彼女は、1年来ひどい頭痛に苦しんでおり、それは吐き気を催させるほどひどいもので、5、6日続き、その間は何も食べなかった。少しでも噛もうとすると、激しい痛みが襲うのである。

それでもなお、彼女の活動は、拒食症の若い娘のように驚くべきものだった。高校の授業と並行して、炭坑夫たちへの教育の準備作業、組合活動、リヨンの建築自主連合の機関紙『努力（L'Effort）』への寄稿、「経済危機に関する考察」などの論文の執筆を行った。彼女は、どんなときでも身体的な努力を限界まで推し進めようと努力した。たとえば、スキーをすると決めると、不器用で何度転んでも1日中滑り続けた。シモーヌが家族に宛てた手紙は、たいてい

「Ch.f」か「Cf」(親愛なる家族— Chére famille の意)と宛名され、集会の報告、「女ボス」の女性校長とのトラブル、本の送付依頼、小包受理の知らせ、忠告などが、ユーモアを交えて報告されていた。たとえば次のように。「もしお金の使い道がないなら、『プロレタリア革命』誌と『人民の叫び』誌(22人の機関誌)が悲惨な貧窮状態にあることを指摘しておきます」。あるいは、次のように情報を求めることもある。「1、米はどのように調理するのですか? 2、ベーコンはどのように食べるのですか? 生、あるいは焼くのですか?」。さらに、彼女はその野暮ったい服装、めずらしいほどの不器用さ、言葉づかい、刺すような鋭い眼差し、態度、とりわけ女性校長に対して屈しない意志を示す態度によって、勤務先の高校でもすぐに注目を集めるのであった。

シモーヌはル・ピュイに来た最初の週から、テヴノン夫妻と会うためにサンテチエンヌを訪れた。夫妻は小学校教師であり、労働組合運動で重要な役割を担っていた。シモーヌが小学校教員全国組合(労働総同盟系)に入会したことは、同僚の「教授たち」とは一線を画するという欲望を表している。彼女はある意味では、「教室の机の代わりに作業台を使う[※39]」人々の陣営を選ぶことによって、同僚たちを挑発しているのである。全体的に見ると、彼女は共産党を除名された活動家たちとつきあうことが多かった。そして、労働総同盟(CGT)と統一労働総同盟(CGTU)の合同集会の開催に非常に

39.［原注］Dujardin Ph., op.cit., p.201.

活発に関与している。組合の事務局の連中の反対にもかかわらず、統一のための闘いを続けることを強く求めるのである。

シモーヌは、組合活動に加えて、友人のテヴノン夫妻とともに炭坑夫のための教育を実施する。というのも、ファルギエール通りで既に行動に移された原則のとおり、労働者を知識や文化に接近させることで、彼らを知識人の支配から開放できるはずだからである。「いつの時代でも、言葉を操る能力は人間にとって何か奇跡的なものだと思われた」。それゆえ、人間の歴史のそれぞれの段階で、この能力を所有する司祭は、行動したり物の操作ができたりする者たちよりも優れた本質を備えているとみなされていた。「総じて、司祭や知識人などの、言葉を組み立てる人々は常に支配階級の側にいた。つまり、生産者に対する搾取者の側にいたのである」[※40]。それゆえ彼女は、知識を大衆に教える（これは真の革命となるだろう）。と同時に、彼女自身の中で知識人の能力と労働者の体験を結びつけようと努めた。そうすることによって、彼女はロシアの人民主義の伝統を引き継いでいるのである。人民主義の政治的目的――それは革命であり、その主要な武器は文化である――は、自己の条件を否定し出身の違う民衆の服を着る知識人によって支援されることになるのだ。

オーギュスト・コント通り出身の若い女性哲学者にとって、労働者階級に同化するこ

40.［原注］Petrement S., I. op.cit, p.201.

とは容易ではなかった。アルベルティーヌ・テヴノンは次のように語っている——「それは容易ではなかった。シモーヌは彼らと一緒に大衆食堂《ビストロ》のテーブルに座り、飯を食い、トランプ遊びをし、映画についていった。庶民の祭りのときには、家に連れていってもらうように突然に頼んでいた」[※41]。トルストイへの参照は、とりわけ著書『抑圧と自由』の中でシモーヌによって何度もはっきりと述べられている。トルストイは、肉体労働、貧しい農民や労働者への同化、「リベラルな特権社会の過ちや学問から開放された自発的な学校」[※42]での大衆の教育を実践に移すことを望んだ。もしトルストイの社会的実践と彼の教義との矛盾が、さらには彼の教義の内的矛盾が、19世紀終わりのロシアの社会経済状況や彼の心理構造によって説明されるとすれば、シモーヌ・ヴェイユについても事情は同じである。ますます明らかになっている彼女の矛盾は、彼女の存在の、そしてその時代のさまざまな葛藤の根本的問題を示し、それを否定し、乗り越え、抑圧しようとするための猛烈な闘いを反映している。

シモーヌは自らの症状に悩まされながら、この務めに疲れはてるのであった。ヴェイユ夫人は兄アンドレに手紙を書く——彼女は死のうとしている、と。心配した夫人は12月初旬にル・ピュイに向かう。そしてアンドレに、ル・ピュイへの到着

41. ［原注］CO, p.8.

42. Rolland R., La vie de Tolstoï, Paris, Hachette, 1917, p.78.（蛯原徳夫訳：トルストイの生涯。岩波文庫、1961）

の様子をユーモアを交えて次のように語る。「ここでは、数え切れないほどのいたずらがあります。私は、駅で高校の守衛の息子と一緒にいるトロレス（妖精）を見つけました。その2人はともに、労働組合会館での統一労働総同盟（CGTU）の集会から来ていました。（……）シモーヌのアパートに行ってみると、そこは氷室のように寒く、どこにも火の気はありませんでした。――数日来、気温は零下3、4度でした。ベッドは乱れたままで（……）、食糧の買い置きもなく、水を一杯飲むのが精いっぱいでした」。トロレスとは、アンドレがシモーヌにつけた名前で、北欧神話のいたずらな妖精トロルから取ったものであった。ひっきりなしの質問、議論、疑念、そして突飛な企てをするシモーヌは、相手を悩ます、あるいは少なくとも「悪ふざけでうんざりさせる」いたずら好きのこの小悪魔に似ていたのだろう、と友人のシモーヌ・ペトルマンは記している[※43]。アンドレのほうは、数学でいくつかの発見をしたと喜んで母親に知らせるのだが、ヴェイユ夫人は、シモーヌの突拍子もなく馬鹿げた考えを嘆く。シモーヌは、特に物質的な生活の面に関しては常識はずれであった。夫人は次のように言う――「シモーヌは本当に結婚できないと思う！　彼女が家庭で母親になっている姿を想像できる？」[※44]。それでも、夫人はシモーヌの活動の展開には感嘆している。「この子（gosse）が労働者や小学校教師たちに対して全く自然に影響力をもち、

43.［原注］Petrement S., I. op.cit, p.207.

44.［原注］Petrement S., I. op.cit, p.210.

子、という言葉の選択は、私たちにもう一人の子、アンティゴネーを想起させずにはおかない。信頼されているなんて、うそのようです。それは必ずしも簡単なことではないのですから」。

確かにシモーヌは何らかの影響力を自然にもっていたが、それでも彼女の行動が衝撃的であることに変わりはない。労働者とともにカフェへ行ったり、学校を出たあとに失業者と握手したりすることは、哲学の教授資格をもつ若い女性の行動にはふさわしくないのである（同様にシシィも喜んでこのようなことをしており、女帝としての行動にはふさわしくなかった）。「ル・ピュイ事件」と呼ばれる出来事は、他の人たち、特に秩序の代表者たちを挑発することに卓越していたシモーヌのやり方、そしてこれに呼応して、非常に苛立たされ、彼女を荒っぽく黙らせ、孤立させ、排除しようとする順応主義的な権力者のやり方を見事に物語っている。

シモーヌの存在によって引き起こされたこの「事件」を、より詳細に検討してみよう。シモーヌが参加する失業者の代表団が、要求リストを市長に提示した。しかし、これが拒否されたため、代表団は市議会へと向かった。この動きに、マスコミはまさに騒然となった。どうして、「国家との契約のもとに高額の給与が支払われている、ブルジョワ出身の哲学者である1人の公務員がこのように自分の評判を落とすことができるのか、人々の信頼を裏切ることができるのか、貧困にうんざりしている手に負えない貧者たちを悪化させることに寄与できるのか？　配慮しなければならないのは労働者であり、これらの知識人ではない。〝出世〟を望むこういった知識人たちは、気の毒な人々の貧困の上に、まるで腐植土の上のキノコのように生えてくるのだ[※45]」。事件は大学当局にまで波及した。彼女の転勤が要求されたのである。しかしそれに対して、シモーヌがル・ピュイに留まるように求める嘆願書が書かれた。これは、彼女の生徒たちによって作成されたもので、親たちも全員一致で署名した。親たちは、「ラ・シモーヌ」（シモーヌは生徒たちからこう呼ばれていた）の献身ぶりを高く評価していたのである。しかしながら、失業者の運動は続き、行政からの制裁が新たに検討された。シモーヌは大学区長との面会の最後に「私はいつも、免職を自分の経歴の栄冠だと思ってきました」と明言したようである。彼女は、後にこの大学区長について次のように語っている。「彼に恨みを抱くことはできません。彼は映画『ノック』の中のルイ・ジューヴェ[※46]に似ているのだから」。警察調書が求められ、シモーヌの生徒たちに批判的な証言をさせようとする。また、学生時代の寮の同室者にシモーヌの持ち物を探させ、共産党党員証が出てこないか調べさせる。同僚の1人はこう明言している。「私はこれまで一度もジャンヌ・ダルクの話が理解できなかったが、今なら理解できる」。女性の権利のためのフランス連盟の会長は『ルーヴル』紙で「教授資格所有者は一市民か？」と問う。アランは、完全には賛同していないにせよ、自分の教え子を擁護する姿勢を

45. ［原注］Petrement S., I. op.cit, p.214 以降。

46. ルイ・ジューヴェ Louis Jouvet（1887-1951）。フランスの俳優、劇作家。『ノック（Knock）』は彼が主演・共同監督を務めた 1933 年の映画。

見せ、声を挙げる――「失業者のストをうまく引き起こせるのは彼女しかいない」と。シモーヌはこの事件のコミカルな面しか特に覚えていないように見えるが、立場を硬化させ、失業者委員会の代わりに声明文を書いている。彼女は哲学の論文を書くより多くの時間をそれに費やすのだが、声明文が自分の筆によるものであることが知られると、彼女は激しく動揺した。「ル・ピュイに反キリスト者がいるらしい。それは女性だが、男性の服に身を包んでいる」とする憤慨の声が強まる。『ル・シャリヴァリ』紙は次のような短評を掲載する。「筋道を立てて、考えてみよう――ル・ピュイの女子高等学校のユダヤ人哲学教師ヴェイユー（Weill―綴り違いは原文どおり）が、この町で失業者のデモの先頭に立ち何を行うことができたのかが問われている。簡単である。ヴェイユー嬢はモスクワの闘士だということだ」。

事件はここで止まらない。2月には、『ル・メモリアル』紙がもうひとつの表明を伝えている。「ル・ピュイが動く（……）モスクワの福音書の使者でありレヴィ族の赤い処女ヴェイユーが、彼女によって惑わされた不幸な人々を洗脳した。もし共産主義者が、自分たちの法のもとに置かれた国々を天国にするというなら、ロシアには広大な場所があるのだから（……）わが国に不満のある公務員はパスポートを申請するだけでよい、ということを思い出そう。シオンの丘はなお残っているが、そこに入植者たちが押し寄せる様子はない」。

一方、シモーヌの擁護者、特にオート・ロワール県の社会主義連盟は、議会に対して質疑を行うよう求めた。しかし、文部省周辺では、「男勝りの女（virago）」や家族に関しての不可思議なうわさ話が流れていた。シモーヌは両親宛の手紙に次のように記している——「私はモスクワ寄りの共産党員に分類されています。でも、それは残念なことです。本物の純粋な共産党員は、私を疑い深い目で見ているのですから。私はと言えば、特にドイツにおけるかくも危機的な時期が求めるものに、どれほど共産主義者が答えられないかを見るにつけ、だんだん彼らから遠ざかっています」。彼女は、組合活動を放棄しなかったが、「事件」に疲れたと言ってほぼすべての時間を教育活動にあてるようになる。小学校教師組合の執行委員会選挙に関して、ヴェイユ夫人は次のような言葉を述べている。「彼女（シモーヌ）は、彼らをうまく動かそうとしています。彼らは自分たちが背負ったものが何か知らないのですから！」。

一般的に、女性は炭坑を訪れることを許可されていない。しかし、シモーヌは許可を得て、作業服を着てヘルメットを着け、手にはピックハンマーと圧縮空気式削岩機をもった。彼女は誰かが制止しなければ、疲れはてるまでこの道具を使い続けたかもしれない、という証言がある。もちろん雇い入れは断られたが、この初めての経験から、彼女は炭坑夫が使う道具によって彼らにもたらされる運命に関する論文を書く。「現在、ドラマは石炭と人間の間ではなく、石炭と圧縮空気の間で演じられている……。現在、機械と一体となり、補助パーツとして機械に加わり、絶え間ない振動で揺れているのは（人間である）」。

シモーヌは、ブリアン外相の死をきっかけとして、彼の平和主義はナショナリズムを偽装するものにすぎないと激しく批判する。また、彼女はフォブール・サンタントワーヌのある家具師の葬儀に参列する。失業者であるこの男はフィリッチと言い、警官に殺されたのであった。葬儀には約2万人が参列した。シモーヌは『ラ・レヴォリューション・プロレタリエンヌ』誌に「ポリスは王様、フィリッチの殺害と埋葬」と題する記事を書き、労働者階級の弱さを報告する。この時期にはまた、自分の組合活動を皮肉を交えながら解説している。「組合評議会（CS）に関しては、明後日、葬式のような集会がある」。後にシモーヌは、（思わず）いくつかの組合を駄目にしてしまった！　と言う。これは、失錯行為によくあるへまなのか？　彼女が言おうとすることと違ったことを言ってしまったのか？　彼女の身体的症状や日常的存在に表れる生きにくさの徴候なのか？

こうして、教育者としての1年目は、頭痛の治療を受けるために休職を申請することで終わる。彼女は1930年以来、つまり哲学教授資格試験の準備をしているときから頭痛に襲われていたのであるから、この休職は全く正当な要求であった。シモーヌ・ペトルマンによると、頭痛は「おそらくシモーヌが全く意図的に選ばなかった唯一の不幸である。頭痛には、彼女の意志はいかなる役割も果たさなかった」。この評価は正しいのだろうか？　少なくとも私たちの目には、シモーヌ・ヴェイユが選ばなかった「不幸」がもうひとつあるように思われる。ユダヤ人として生まれるという不幸である。この不幸に対しても、彼女の意志はいかなる役割も果たしていない。その一方で、彼女は信じられないほどの身体的、知的な努力を払い、自分の意志で、頭痛に対しても、自己のユダヤ性に対しても闘ったのだった。

「いったい、おまえの苦しみは何なのだ？」

「死よりもさらに酷い堕落への恐れのために、今にも自分が死を決心するのではないか、と私は何度も感じました」と、シモーヌは書いている。詩人のジョー・ブスケに書いた手紙の中ではこう述べている――「あなたは、私が自分自身に対して疑念を抱くことによって精神的な資質を得るのだと仰います。しかし、私の自分自身に対する態度は疑念ではなく、軽蔑と憎悪と嫌悪が入り混じったものです。それは私には、もっと、神経系の中心点、精神と身体の接続点の周りに痛みが宿っている低いところに、つまり生物的メカニズムのレベルにあるのです。つまり、身体的な苦痛です。12年来なのです。痛みは、睡眠の間も続き、1秒たりとも止むことはありません」。この痛みは、彼女の精神的集中力と知的作業の努力を、「翌日に刑が執行されるはずの死刑囚」と同じくらい希望のないものにしてしまうのである。頭痛はシモーヌを人生の最後まで悩ませることになる。特に、1930年から1940年にかけて、彼女の頭痛は激しさを増した。父親もまた、はるかに軽いとはいえ、頭痛に苦しめられていた。彼は、娘をさまざまな医師のところに連れていった。その中にはクロヴィス・ヴァンサン※47もいる。いくつかの原因（潜在性の副鼻腔炎、脳腫瘍）が考えられたが、確定診断されることはなかった。苦痛は、どんな治療でもよくならなかった。発作が起きると、彼女は5、6日間何も食べないまま過ごしたようである。少しでも噛むと吐き気を催したからだ。それでもシモーヌは、力の極限まで、教師、労働者、講演、執筆の仕事を確実に行った。彼女は、頭痛に襲われるたびに、死ぬことが自分にとって最も果たすべき義務ではないかと思うのであった。説明のつかないうつ状態に押しつぶされる危険を払拭するために、彼女はこの死という解決方法に（特別な状況以外には）6カ月あるいは1年の猶予を与えることを決めた。頭痛が弱まると、彼女はすぐに生活の中に情熱的に飛び出していく。しかし、頭痛が悪化するごとに、次のような状態に陥った。「状況は違っても、若さと生命力に溢れた人間が死刑の宣告を与えられることに似た何かに襲われます。私の勇気が疲れはてたときに起こる誘惑のことも考えてみてください。怠惰やすべ

47. クロヴィス・ヴァンサン Clovis Vincent（1879-1947）。ロワレ県生まれの脳外科医。フランスの脳外科学に大きな貢献を残した。作曲家モーリス・ラヴェルの脳腫瘍手術を行ったことでも有名。

ての弱さについての言い訳を、アリバイのような頭痛のせいにさせようとする恐ろしい誘惑のことです。また、この誘惑に負けたのではないかという恐れや感情から生まれる後悔の念を考えてみてください」[※48]。しかし、最悪の誘惑とされる怠惰が彼女の欠点として現れたことなど一度もなかったのである！

シモーヌは1932年にオセールに配属されるが、そこでもル・ピュイと同じ筋書きで事が運ぶ。ヴェイユ夫人は、今回は娘が1人で暮らすだけになおさら心配していた。夫人にとっては、娘が飢えで死んでいくのを見ているようであった。シモーヌは食べることにほとんど時間をかけず、最低限のお金しか使わなかったのである。夫人は、レストラン店主にシモーヌのために適切な食事を用意するようにお金を握らせるほどであった。しかし、証言によると、この店主はそのことを忘れたか、あるいはこの客と関わりあうのを諦めたようである。

教員の活動家であるバルダシは、シモーヌがもつ社会分析の能力よりも、彼女のこの食べる能力のなさに強い印象を受けた。「どうすればよいのだ。彼女は、食べず、眠らず、髪の毛は垂れさがり、タバコを吸い続け、頭痛をもちながらもそこにいる娘なのだ……」。炭坑夫のジャン・マリは次のように指摘する。「彼女は生きられなかった。学がありすぎたし、食べなかった」[※49]。

48.［原注］ Petrement S., I. op.cit, p.81.

49.［原注］ Petrement S., I. op.cit, p.411.

赴任地がロアンヌに変わっても、筋書きは変わらない。ヴェイユ夫人は、あらゆる手段を使って、シモーヌが頑固に生きている物質的欠乏状態を補おうとした。すると、夫人は脅迫状のような手紙を受け取る——「私の許可がない限り、何であれ私に買うことを禁じます。さもなければ、私は2週間食べないか、あるいはそれと似たようなことをします。この手紙を読みながら、私がお母さんの肩を壁に押しつけ、燃えるような目でじっと見ている姿を想像してください[※50]」。この手紙の口調は、たとえそれが冗談めいた自己嘲笑を思わせるとしても、懇願する母親の姿を前にしたときの拒食女性の妥協のなさをよく特徴づけている。それは、拒食女性の家族によく見られる「食べものによる脅し」なのだろうか？　私たちにその確証はない。しかし、シモーヌの伝記を読むと、拒食女性が両親に対し行う脅しの多くの例が、時にはユーモラスに、時には深刻な様子で伝えられている。たとえば、1940年の家族での夕食時、シモーヌは父親に、もしドイツの落下傘兵がバルコニーに降り立ったらどうするかと聞いた。父親は「警察へ引き渡す」と答えた。するとシモーヌは、そのような考えをもっている人とは一緒に夕食を続けられないときっぱり言った。父親は「最初は彼女が冗談を言っているのだと思った」と語る。「しかし、彼女は真剣に言っているようであり、実際にそれ以上食べなかった。そこで父親は結局、彼女に夕食を続けさせるために、もしそれが起きても、若

50.［原注］Petrement S., I. op.cit, p.378.

い落下傘兵を警察へ引き渡さないと約束した」[※51]。そのとき、シモーヌは30歳であった！

デュペレは、深部で作業する炭坑夫の話を聞くシモーヌの姿を描写している。元々は懲罰部隊兵であったこの炭坑夫は、脱走の罪で「公共工事」への懲役を宣告された元受刑者である。デュペレは「彼女は、生きている訴えのようだった」と言う。彼女は硬い表情で震え、張り詰めていた。シモーヌは、苦しみの体験がどのようにこの人間に刻まれ、どのように彼がそれを乗り切ったか、そして彼がそこから何を得たかを知ろうとした。「彼女は、メッセージを受け取ろうとするように、よりいっそう顔を前に突き出していた」[※52]。このように聞こうとするシモーヌの姿勢は、ある者たちを魅了する。ロンザックもほぼ同様の描写をしている。「囚人の運命について質問をしながら、痛そうなそぶりで髪の毛を後ろにかき上げる……」。ロンザックは、自分とは異なる階級出身の女性知識人に話を聞いてもらってどれほど感激したかを伝えている[※53]。素朴な人々なら、まずは驚き、疑い、次に、自分は実際に自分が今いるところ以上の高みにいると感じるのが普通である。反対に、彼女に会ってもすぐに魅了されたとはとても言えない人々もいる。たとえば、レイモン・アロンはシモーヌが他人と本当の意味で議論ができないことを耐えがたいと感じて

51. ［原注］ Petrement S., I. op.cit, p.270.

52. ［原注］ Les lettres nouvelles, avril-mai 1964.

53. ［原注］ Ronsac C., Trois noms pour une vie, Paris, Laffont, 1988.

いる。それでは、彼女は労働者、農民者、組合活動家、闘士、キリスト教徒などの対話者からどのようなメッセージを求めたのであろうか？　彼女は、倦むことなく質問をし続け、ベルシェとティボンの表現に従うと、相手を「空《から》にする」のである。

食べものや生活必需品を切り詰め、頻繁に起きる頭痛にもかかわらず、過激主義すれすれの間断のない活動を義務とし、あらゆる身体的魅力を軽蔑する。このような規律が、彼女の外見に劇的な変化を与えるのは当然のことであった。ジョルジュ・バタイユは、シモーヌの著作『根をもつこと』の出版の際に、彼女の身体の形がどれほど性格によって影響されているかを強調して描写している。「私は昔シモーヌ・ヴェイユに会った。これほどまで私の関心を引きつける人間はまずいなかった。彼女の醜さは議論の余地がないほどであり、私をたじろがせた。しかし、私としては、ある意味で彼女は真の美しさをもっていると言いたい……。それは間違いなく、不吉な何かを備えた中性的で見事な存在だった。常に黒、黒ずくめの服とカラスのように黒い髪、黒ずんだ褐色の顔色をしていた」。不可能に惹かれ、大胆なペシミズムに満ち、勇気のある、明晰なドンキホーテのようだ。バタイユは続ける。「彼女はユーモアをほとんどもちあわせていない。しかし、彼女の内面は彼女自身が思っているより、もっといかれていて、もっと活発なのは確かだ。彼女の中には、驚嘆すべき無益さへの意志がある[※54]」。バタイユは、シモーヌに苛立ちを感じると同時に惹かれてもいた。そして、彼女に着想を得て『空の青み』のラザロの人物像を作り上げた。

このメッセージの謎を解読する前に、この果てしない要求がシモーヌをどこまで連れていくのかを見てみよう。ル・ピュイでの彼女の教師としての最初の年は、家族の世界から（部分的ではあるが）不可避的に解放されたことによって、彼女の人生におけるひとつの転機となったように見える。そして、職業や労働組合の世界との出会い、活動家としての行動、工場労働への参加が、2度目の転機となっている。それほど昔の話ではないが、この時代の労働者の労働条件は、実に不安定極まるものだった。へとへとになるほどの労働時間、流れ作業、社会保障や雇用保険の不備、休暇もない、という状態だった。モーリス・クラヴェルは次のように書いている。「率直に話そう。誰一人として、労働者になろうとは望まない……、人はペストに感染するように労働者になるのだ。だから、別の職業で生活できるにもかかわらず、労働者と生活を分かちあいたいなどと言う人々を前にすると、労働者には本能的な苛立ちや怒りが生じるのである。司祭、神秘主義者、ブルジョワの若者、さらには革命的扇動者などの人々のことである。ある意味で、シモーヌ・ヴェイユはいらいらさせるのだ[※55]」。この言い回しは、シモーヌ・ヴェイユの擁護者に衝撃を与えたため、クラヴェルはこれを取り下げる。確かにシモーヌは、自分の仕事、自分の

54.［原注］Bataille G., « La victoire militaire et la banqueroute de la morale qui maudit », Critique, 1949, 40, 789-803.

55.［原注］Clavel M., Ce que je crois, Paris, Grasset, 1975, pp.171-172.

不器用さ、衰弱し廃人になることへの不安、頭痛に悩んでいた。しかし、彼女の運命を労働者の運命と比較することは意味がない。1934年12月から1935年8月にかけて、彼女は合わせて4カ月と3週間工場にいたことになる。しかしそれは、耳炎の治療のためのスイスでの滞在、解雇、休息のための休暇、免職、執筆のための休止、といった理由による5回の中断をはさんでいる。彼女の拒食症は著しく悪化した。「本物の」女性労働者でも唖然とするような制限をみずからに課すためである。シモーヌは、女性労働者たちのように弁当を持参することは決してなかったし、好意で差し出されたチョコレートやパンも拒絶していた。女性労働者たちにとっては、シモーヌのそのような行動が「食べない」という断固たる意志のためであるということが、実際に想像できなかった。彼女は、解雇されるたびに両親のもとで休養でき、世話をしてもらえることにもちろん満足していた。しかしシモーヌは、自分がとった食事代を、レストラン料金で両親に強制的に受け取らせた。また彼女は、仕事を探していた時期、1日に3・5フラン以上出費するのさえ拒否したという。

彼女は何が何でも耐えることを決め、頭痛を問題にせず、失敗すると自殺も同然ということも覚悟で、身体的弱さを必死で飼い慣ら（dompter）そうとする。工場に就労していた期間中続く、彼女の病、女性としての条件、不器用さ、たちまち襲われる自分は荷役用家畜だという感情、これらによって加算された消耗させる生活の、物質的な要求に打ち勝つための容赦ない戦いを語ることは、まさに殉教の追求の光景を描き出すことに等しい。このようにしてなされる食べものの断固たる拒絶は、ラセーグ以来、医師団が「拒食症」と名づけているものである。それは、追求の手段と目的を形成し、「なぜ?」という問いを提起するのである。

「私は打ちのめされそうだった。もう少しのところで」――シモーヌは結論としてこう記している。このタイプの自己投入《アンガージュマン》が、彼女にとって最も重要なこと――つまり、自分の人生を失敗させないこと――を達成する手段であることは間違いない。それは、身体を支配しようとする試みの1段階および/あるいは人間の尊厳を獲得する1段階なのか? 彼女はおそらくこの数カ月間で、キリスト教の啓示への下地を準備した。工場での体験は彼女に「奴隷の烙印」を押すことになる。そして、キリスト教は彼女にとって奴隷の宗教を象徴している。食べものの剥奪は、犠牲や殉教と非常に近い苦行の体験のひとつである。「飢えが永続的な感情になるということ。それは、仕事をすることや食べることより多少なりとも辛いことなのか? 未解決の問題だ……。いや、結局はより辛いのだ」。

1936年8月、シモーヌは独りでスペインに出発した。その地で、彼女は拒絶されながらも執拗に頼み込み、無政府主義者の労働組合連合の義勇軍に合流する許可を得た[※56]。しかし、不注意から沸騰する油タンクに脚を入れてしまい、重度の火傷を負う。両親が後を追って到着し、彼女を連れ戻す。これは、彼女が自分や他人に課す身体的な自己投入の反復のサイクルのもうひとつの例である。つまり、極度の疲労、負傷、病気によって、活動家としての試みが常に終止符を打たれるという反復のサイクルがあるのだ。シモーヌには看護、休息、執筆の時間が必要であり、彼女はそれらの時間を両親のもとで見出している。両親には彼女を追いかけ、合流し、世話をし、待つ用意が常にできている。私たちがこれから見ることになるのは、このサイクルがシモーヌの最後の試みまで繰り返されていることである。最後のときも、両親は彼女を待っている。しかし、そのときばかりは、それは虚しい待機となるのであった。

シモーヌは、スペインから帰国すると1年間の病気休暇を申請する。彼女は、高名な眼科医の診察を受けにチューリッヒに発つ。さらに、頭痛の治療のためモンタナに行く。1936、37、38年は、特に激しい頭痛の発作に襲われた。1937年10月、彼女は北仏サン・カンタンで教鞭を再び執ろうと試みるが、即座に休職となる。実際、もう2度と教壇に戻ることはなかった。しかしながら、彼女の活動は依然として全く旺盛なままであった。1938年、発作は頂点に達し、その苦しみは失墜感を伴っていた。彼女が神の現存を意識するのはそのときである——「一人の人間的存在よりも個人的で、より確実な現存[※57]」。つまり彼女は、政治的・社会的行動の試みで諸々の失敗をした後、激しい身体的苦痛のさなかに、この顕現の現実性を信じるのである。それは、あの

56. 当時、スペイン内戦が起こっていたのである。

世での慰めを求める弱い魂の試みではない。反対に、おそらくそれは神を除いてはいかなる人間も自分に人生の意味を伝えられない、強い人間の絶望的な試みである。もし、神に何も求めなかった非カトリック教徒の彼女に、神が直接呼びかけたのだとしたら、それは異論の余地のない、神の認知の至上の印ではないだろうか？　この確信は、彼女にとっての真理なのである。

「おはよう、ワンちゃん」※58

戦争が始まり、シモーヌは両親とともにマルセイユに避難する。彼女はその地で、フランスに居住するベトナムの安南人や外国人に援助の手を差しのべることに尽力する。当時、彼らはさまざまな収容所に集められ、非常に困難な生活条件のもとに置かれていた。シモーヌはヴィシー政府※59に宛てて手紙を出すが、返事がなかった。そのため、今度はヴィシー在住のアメリカ大使リー司令官に宛てて、アメリカのフランスへの援助についての意見を述べるために英語

57. ［原注］Lettre à Joë Bousquet », in Simone Weil/Joë Bousquet, Correspondance, Lausanne, L'Age d'Homme,, 1982.

58. ［原注］Petrement S., II. op.cit, p.367.

59. ヴィシー政府。1940 年 6 月 22 日に締結された独仏休戦協定によって、フランス北部はナチスの占領下となり、首都をヴィシーに移していた。

で手紙を送った。手紙は「食べものより名誉を尊ぶフランス人男女のために[※60]」書かれたものであった。1941年3月のことである。シモーヌによると、フランスには本物の飢餓はない。しかしながら、もしアメリカの援助が持続されるのなら、2つの条件のもと行われることを提案する。その条件とは、援助がイギリスにとって危険であったり害を及ぼしたりするものでないこと、そしてフランスにおける外国人の待遇が改善されるということである。同じ日に、シモーヌはヴェルネ収容所に抑留されているスペイン人のアントニオ宛に小包を送る。別の抑留者から彼の話を聞いたのだ。彼女はアントニオに対して、彼が人間の最も貴重な部分を保つことができたことを祝福する。「あなたは苦しめられましたが、本当に傷つけられることはなかったのです。それは私にとってたいへん喜ばしいことです[※61]」。

シモーヌは、禁欲的で揺るぎなく、自分の意見に閉じこもり、あらゆる譲歩を拒絶した。彼女は何が起こってもすぐに対応できるように、床に寝ていた。ジャン・トルテルによると、彼女は「翼をたたんで閉じこもる身体のない鳥のようだった」。彼女の食べものに関する行動と身体的な活動亢進状態は、戦争中でさえ他の人々から際立っていた（食べものに文字どおりとりつかれているのでなければ、戦時中は、人々が食糧制限を正当化するのに最適の時期だったのである）。シモーヌの雇い主の一人

60. ［原注］ Petrement S., II. op.cit, pp.307-308.

61. ［原注］ Petrement S., II. op.cit, p.312.

は、彼女の思い出を次のように語っている。「食べものに関しては、彼女にいつも強制する必要がありました。というのも、彼女は不十分な食事（生のトマトや玉ねぎ）しか摂らないからです。彼女の健康状態は悪化しているようでしたし、頻繁に起きる頭痛を我慢していました。（……）これほどの耐乏生活にもかかわらず、彼女は他の労働者と同じように仕事をすることができていました。化粧に関しても、あまりに簡素で、それは度を過ぎるほどのものでした。おしゃれもしませんでした。木靴さえ履いており、足が傷ついても履き続けました。（……）時おり、彼女が疲労困憊しているのがわかりましたが、それでも彼女はいつも歩いていました」。

他人に食糧を与えるために、自分の食糧を毎日切り詰めること。その行為は、一般的には大きな慈悲の印として解釈される。しかし、シモーヌの友人で医師のベルシェは、シモーヌが「身体的あるいは精神的な」病気をわずらっているのではないかとあえて問うた。というのも、彼女は食べものを断つだけでは飽きたらず、同医師によれば、ある強迫観念を抱いていたのである。自分で言うには、「葉緑素のように！」食べものなしで生きる、という強迫観念である。そのためには、光から栄養を摂る能力を得なければならない。ベルシェが、長い間何も食べずに、聖体から栄養を摂っていたある修道女の物語を話したとき、シモーヌはそれを本当にあり得ることだと考えた。そのときベルシェは、彼女に喜びと同時に苦しみを与えてしまったと気づき、言ったことを後悔した。「生と敵対しているこの人と一緒にいると、いつもこんなふうであった。彼女のある部分に良いことをすると、別の部分を傷つけることとなった」[※62]。彼女は、公認配給制をただ1人真に受けていたが、食糧を得るために行列に並ぶことは恥ずべきことだと思っていた。そうして、自分の配給切符の大部分を他人に分け与えた。そのうえ、両親に対しても、行列に並んで手に入れたパンは食べないと主張して、列に加わらないように説得した。彼女は次のように問う。「ソクラテスは、闇市をどう考えただろうか？」。しかし、友人ベルシェによると、彼女は自分のタバコを手に入れるために父親が列を作ることは認めていたという。タバコの煙は彼女の知的実践にとって必要不可欠な刺激剤であった。それを見てベルシェは、聖ヒエロニムスの手に握られた羽ペンのように[※63]、聖シモーヌ・ヴェイユをゴロワーズのタバコ箱で飾る聖人伝記作家の仕事を想像して楽しんだ。シモーヌは健康のことを聞かれると、冗談を言った。たとえば、床に寝ているシモーヌを見て驚く友人のシモーヌ・ペトルマンには、ディオゲネスに挨拶するプラトン風に、次のように挨拶することを勧めた――「もし早起きして台所へ行ったら、隅で犬が床に寝ているからこう言いなさい――『おはよう、ワンちゃん』と」[※64]。彼女はますます匿名の廃棄物に同一化しようとしている。その廃棄物をこれ以上うまく言い表

62. ［原注］CSW 1986, IX, 1, 1-15.

63. カラヴァッジョ作「執筆する聖ヒエロニムス」のこと。

64. ［原注］Petrement S., II. op.cit, p.367.

すことはできないであろう。

1941年8月、シモーヌは、農民で哲学者のギュスターヴ・ティボンの家へ向け発つ。アルデシュ県でぶどう収穫に従事する前の約1カ月間、そこで彼女は農業労働者としての仕事を引き受けたのだ。その地でも、彼女は農民たちの言葉から、文字通り栄養を摂る。農民たちは驚かされ、シモーヌを泊めていた農婦は彼女にすぐに出て行くよう頼むほどであった。「私と夫はこう言いました。哀れな若い娘さんよ、勉強のしすぎで頭がおかしくなってしまったのだ、と。そして理解できないのは私たちの側だったので、彼女をかわいそうに思いました」。ティボン自身は、次のようなことを認めている。「彼女と初めて接触したとき、私の中に反感とはおおいに異なるものの、少なくとも反感と同じくらい嫌な感情が浮かんだ[65]」。「彼女は単調で動じない声で際限なく議論した。私はこの出口のない対談から抜け出すと、文字どおり疲れはてていた[66]」。シモーヌの行動の耐えがたさは、彼女を賛美する人々にとってすら異論がないほどである。「彼女は、自分の楽しみや欲求のためには、隣人からほんのわずかな犠牲も受け取らないようだった。しかし、自己を無にするという使命の実現に関することになると、自分が他人の生活の中に持ち込む揉めごとや、さらには苦しみさえも眼中にないようだった[67]」。彼女は、アメリカに到

65.［原注］Perrin J.-M., Thibon G., Simone Weil telle que nous l'avons connue, Paris, Éd. du Vieux Colombier, 1952, p.128.

66.［原注］PeG, p.11.

着したばかりの兄へ宛てた手紙で、アメリカに行き滞在することを拒否するのだが、その理由を説明する言葉は、ティボンらの見方に完全に合致している。「博愛の対象であることに嫌悪を催します。（……）結局のところ、迫害の対象であることのほうが嬉しく思われます」[※68]。ティボンはこう総括する。「彼女の自我は、ひとつの単語のようである。しかし彼女はおそらくその単語を消すことに成功したのだが、依然強調されたままなのである」。

マルセイユで、シモーヌは熱心にドミニコ会の修道院に通っていた。レイモン・レオポルド・ブリュックベルジュ神父は、次のように思い出を語っている。「彼女は、あたかもランプに群がる蛾のように身を焦がしながら、ドミニコ会の周りをさまよっていた。彼女が他人を火傷させるほどではないにせよ。火傷を負ったのは、この時期ではマルセイユのドミニコ会修道者たち、後にはアメリカでクチュリエ神父であった。シモーヌがキリスト教との論争を集中させたのは、彼らに対してであった。シモーヌは、彼らが根源的な啓示の意味が失われるに任せたと言って、非難し続けた。さらには彼らを、飢饉のときに真理のパンを所持し、社会に飢餓を引き起こしている張本人だとして扱いかねなかった。彼女は会話ではただひたすら弁証法的であり、皮肉っぽく、正面からも側面からも相手に攻撃をしかけた。彼女にとって取るに足りな

67.［原注］Perrin J.-M., Thibon G., op.cit., p.131-132.

68.［原注］Petrement S., II. op.cit, p.305.

いことに思えるすべての説明、反論、キリスト教擁護論には見向きもしなかった。（……）この好戦的で絶え間ない攻撃性を前にして、私は自分自身について自問した。そしてついには、自分があまりにも愚か者であったために、裏切り者となってしまったのではないかと思われた」――愚か者？　ブリュックベルジュ神父について彼女が行った引用から判断すれば、おそらく彼女は神父のことを愚か者だとは思っていない。特にこの表現がそうである――「死からの離脱は、祈りからの離脱が課す離脱によって予示される」。神父が彼女の激しさと矛盾する2つの要素に心を打たれていなかったとしたら、この議論は神父に「何としても避けるべきうるさい女性」という思い出を残していたかもしれない。2つの要素とは、キリスト教の核心や、他の人たちには〈神秘〉であるが彼女にとっては自明であること（時間の中でのパロールの具現化、神の唯一の本性における人格の三位一体、復活、永遠の生命、恩寵などのことである）が話題となるたびに現れる、彼女の子供のような率直さと畏敬の念、そして彼女の聖体への献身である。神父は、彼女が聖櫃の前で毎日、常に非常に長い時間をかけて礼拝を行う姿に心を打たれ、次のように認めている。「それゆえに、彼女はもはや人を苛立たせることはない。彼女は完全に、目に見えないある現存を糧に生きていた。その存在は彼女に糧を与えると同時に、彼女をむさぼり食った[※69]」。

69.［原注］Perrin J.-M., Thibon G., op.cit., p.131-132.

この修道院でシモーヌは、神の愛に関する最も優れた非キリスト教的作品を取り上げ一連の講演をすることになる。この講演の目的は、ギリシア古典作品における神と人間の間の認知を示すことにある。彼女は、自分の運命における真のライトモチーフでもある「エレクトラとアンティゴネーにおける兄弟愛」というテーマを再び取り上げて、論証の支えにしている。エレクトラとオレステスが互いを認知する場面[※70]を語る詩句では、神秘的な響きが引き立たせられている。この響きは、ソフォクレスの作品では一段とはっきりしているように彼女には思われた。民間伝承の物語においても事情は同じである。民間伝承では、「自分の前に見知らぬ者がいると思うのだが、その人こそ自分が最も愛する人である」ということがよくある、と彼女は付け加えている。[※71]実際、ソフォクレスは過去の20世紀のどの悲劇詩人よりもキリスト教的であるだろう。『アンティゴネー』は、「人間より神に従ったほうが良い」という言葉《パロール》を例証していると言えよう。アンティゴネーとクレオンが対立する有名な一節で、アンティゴネーは次のように宣言する——「私が生まれたのは、憎しみではなく、愛を分かちあうためです」。これにクレオンが答える——「下に降りよ。そして、愛することが必要なら冥界の者を愛せよ」。この世では、愛を認めないということである。「愛することができるのは死者だけだ。すなわち、使命に

70. 2人は長年会っていなかったのであるが、会話の中で徐々に互いが誰なのかわかっていく、という場面。

71. [原注] CSW 1979, II, 4, 179-181.

よって、あの世に属しているものとしての魂だけである」。
シモーヌにとって、アンティゴネーは「あの世での不幸な運命から罪を犯した兄を守るために、自分の意志で死に身をゆだねている。死が切迫して近づいたとき、彼女の奥にあるものが崩れ去り、人々や神々から見捨てられたと感じる。彼女は愛のために気を狂わせた者として死ぬのである」。罪から生じた呪いは、世代から世代へと伝えられる。それを止められるのは純粋な人間だけである。古代ギリシア悲劇には、宿命はない。しかし、「ある罪によって呪いがひとたび生じると、それは人間によって次々に伝えられ、神に従う犠牲者の苦しみによってしかその呪いを消滅させることはできない、という呪いについての考え」があるのだ。

「私は自分の誕生を見ませんでした。しかし自分の死はぜひ見たいと思うのです」

シモーヌは、ヨーロッパに戻って戦闘に参加することを望みながらも、「条件つき」で両親と一緒にアメリカに行くことを受け入れた。アメリカで彼女が自分に課した制限は、フランスにいたときほど厳しくなかった。フランスでは、食べないのは他人から食べものを奪わないためであったが、アメリカでは、フランスに残った者より多く食べないためであった。これは、苦行の欲望なのだろうか？　別の時代に、別の場所で、シエナの聖カテリーナやリジューのテレーズが守っていた禁欲の規則を、誰かが彼女に対して定めたわけでもないし、修道会が定めたわけでもない。

シモーヌは自分に生きがいを与えてくれる筋書きを必死に再現しようとする。危険のあるところに身体をはって飛び込み、そこで疲れはてる、という筋書きである。友人、とりわけモーリス・シューマンのおかげでロンドンへ出発することが可能になったが、彼女がとりつかれている「気違いじみた」計画の遂行に関してはフランス当局を説得できずにいた。計画というのは、戦場の最前線に向けて女性看護師部隊を編成するというものであり、――兵士とともに死を覚悟する――完全に献身的な女性志願者を必要としていた。アンドレ＝A・ドヴォーにとって、この計画は〈聖フランチェスコの〈清貧〉との結婚のように〉「狂気の行為」の範疇に入るものであった。シモーヌにとっては、現在の病んだ世界の真の回復を果たすためにこのような行為が必要だと思われた。「この計画はまさに、慈悲への絶対的信仰を、戦争の残酷さと偶像崇拝の狂信への絶対的信仰に対抗させることを目指すことに他ならない※72」。

この挫折から、彼女は死ぬことになる。彼女は自分を「種に芽を出させることができ

72.［原注］CSW 1987.

ない不毛の石」になぞらえながら、政治的責任を負っている人々に対して、次いで医師に対して、最後の瞬間まで戦う。ロンドンに到着したシモーヌは、両親への手紙に「相変わらずアンティゴネーです」と書いている。自由フランス委員会の事務所で働くことがやっとのことで認められたが、あらゆる努力にもかかわらず、戦闘のさなかに参加するためにフランスへ帰国することはできなかった。彼女は、今までは体力を回復するために両親のもとに戻ることができた。しかし今回は、自分の身体的衰弱を両親に知られないためにあらゆることをするのである。

当時の証言によると、ド・ゴール将軍は、彼女の女性看護師部隊の結成計画を読み、はっきりと「まったく気違いじみている！」と言ったようだ。権威者からこれほどの冷たい評価が与えられたとしても、おそらく彼女が憤慨することはないだろう。むしろ彼女は、みずからの存在を主張する力を堅固にしただろう。彼女は両親に手紙を書き、「フルーツ・フールズ」と呼ばれるイギリス風デザートを作るために様々な材料を混ぜあわせる様子を描写しながら、分析治療のように連想を行って、シェークスピア劇の狂人たちについて語る。「フルーツ・フールズは、自分のことを果物だと思わせることで『嘘をつく』のです。反対に、シェークスピアの劇では、狂人は真理を言うただ一人の人物です」。さらに、彼らの悲劇は次のような点にあるという。「この世の中において、屈辱の底に落ちた人々、乞食よりずっと下に見られ、社会的な敬意が払われないだけでなく、人間の第1の尊厳である理性が欠けていると見られている人々――実際は、彼らだけが真理を言う可能性をもっているのです。他の人々は皆嘘をついています。(……)彼らが真理を言っていることを知る者は誰もいないのです」。

シモーヌは続ける。「これが、『ベラスケスの狂人たち』の秘密なのでしょうか? 彼らの目の悲しみは、真理を所有していることの苦渋なのでしょうか。あるいは、名状しがたい境遇の劣悪化と引き換えに、真理を言う可能性をもつことの苦渋なのでしょうか。(ベラスケス以外の)誰にも聞いてもらうことのない可能性をもつことの苦渋なのでしょうか? ……親愛なるお母さん(Darling M)、あなたは、こういった狂人と私との間に本質的な親近性、類似性があるのを感じられますか――高等師範学校、哲学教授資格、私の「知性」に対する賛辞にもかかわらず……。私の場合、高等師範学校、その他はさらに皮肉となっています。よく知られていることですが、優れた知性はしばしば矛盾を抱え、時には多少常軌を逸しています……。私に対する賛辞には、ある目的があります。それは〝彼女は本当のことを言っているのか、どうなのか?〟という質問を回避することです。私の知性の評判は、こういった狂人の狂気と事実上同等のものです。私にも、彼らのレッテルのほうがどれほど良いことでしょうか!※73」。

73.［原注］EdL, p.255.

彼女の死は、長く続いた一連の物質的欠乏状態と、栄養失調と過度の疲労に加えて、結核の治療の拒否があったことによって説明される。このことは、厳密な医学的見地から見て疑いようがない。医師との対立は、拒食女性にきわめて普通に見受けられる。人は拒食女性に対して、もし治りたいのなら食べなければならない、と言う。彼女もそれにはっきりと同意する。しかし、それが全くできないのである。というのも、食べることが彼女を病気にするからである。拒食女性は、最後まで摂食行動を交渉の材料とする。治療、つまり人工気胸術（結核の治療法）を拒むこと、それは医師の目にとっては治癒に対する拒否の印である。

ベルシェ医師は、シモーヌが示した「食べものの拒絶」という症状を分析しようとした。しかし、ベルナール・ヴェイユ医師の反対にあい、彼は自分のメモから注釈をいくらか消去した。ベルシェ医師の考えはオーソドックスなものであり、2つの仮定に向けられている。下垂体性のシモンズ病、あるいは神経性食欲不振症である。「精神神経系の病気」で最初に起こることは、「十分な食料摂取に対して、頑固かつ持続的に反対すること」[※74]である。ヴェイユ医師が、自分の娘を精神神経科の視点から検討することを拒否したことは理解できる。同様に、彼女の思想と意志の価値を低下させ、類型化し、埋没させるように思われるものを前にした、シモーヌの支持者の憤慨した反論も理解でき

74.［原注］CSW 1986, IX, 1, 1-5.

る。ここで、私たちの目的が何であったかをはっきりと思い出してみよう。それは、精神疾患と言われる拒食症を、疾病分類学から、つまり精神科治療の枠組みから取り出して、その意味と地位を復元することである。

おそらく、検死官によってなされた診断が、この終焉の真実を最もよく説明してくれるだろう。シモーヌはまだ若かった頃、「私は自分の誕生を見なかった、でも、自分の死はぜひ見たい」と母親に言っていた。両親はいつもどおりに娘に合流しようとした。しかし今回はできなかった。彼女は両親に自分の状態をうまく隠し、1943年8月22日、他界する。彼女は死の前日、友人のクロゾン夫人に、もしかしたらマッシュポテトが食べられるかもしれないと言っていた。「母親が作るように」フランス風に調理されたマッシュポテトを。

シモーヌはロアンヌから母親に手紙を書いた。「お母さんが私にこう言う夢を見ました――『あなたが大好きで、ほかの人を好きになれない』、と。本当にとても辛かったわ」[※75]。ここには、母親への熱烈な執着を前にした不安が表れている。2人の融合から脱出することの不可能性、第3者への接近を不可能にする閉じ込めへの不安である。「若い娘を本人の意に反して母親から奪い取ること。それは、人間にとって最も大きく辛い暴力である。この暴力こそが、恩寵にイメージを与えるものである」[※76]。奪い取

75.［原注］Petrement S., I. op.cit, p.203.

76.［原注］CIII, p.12.

ることを引き受けることや、愛／憎しみの関係を疑問に付すことは不可能であり、苦しみを伴う。なぜなら、それは〈他者〉、すなわち母親を疑問に付すことになるからだ。この不可能性あるいは苦しみの中で、昇華の道に向けて提示される解決策は、神を待つことである。神、この〈他者〉の〈他者〉は、間違いを犯さず、衰えを知らず、全能であり、すべてを愛する。私たちは神を探し求めることはできない。私たちは、ただ神を呼び、待たなければならない。「誰かいるかわからないうちは、誰かを呼ぶことはしない。空腹であると、パンが欲しいと叫ぶのである。多少なりとも長い間叫べば、最後には与えられるだろう。（……）重要なことは、空腹であると知ることである。この世で作られた食べものがあると思う人々、あるいはこの世で作られた食べものがいつかやって来るだろうと思う人々は、皆嘘をついている。天上の食べものは、私たちの中に善を増やすだけでなく、悪を破壊するのである」[77]。神は、守銭奴の財宝[78]のように、愛されることのないように隠遁する。しかし、「人には、空腹なときに叫ぶ権利があり、さらにはそうする義務さえある」[79]。〈なぜ〉？――これが彼女の考察を支配している特徴である。逆説的ではあるが、問いが（疑いではなく）確信を伴うということは拒食女性の考え方の特徴だと私たちには思える。この妥協のない、倦むこともなく疲れも知らない問いかけは、人々

77. ［原注］PsO, pp.44-45.

78. モリエールの『守銭奴』を参照しているのであろう。

79. ［原注］AdD, p.208.

を驚かせ、苛立たせ、悩ませ、疲れさせる。それは、周囲の人々に正確かつ明確に答えるよう迫ることによって、彼らを試し、激昂させる。また、それは常に筋の通った論理を備えているが、恣意的なものが含まれていることも非常に多い。それゆえ、あらゆる議論は不毛に終わる。しかし、シモーヌ・ヴェイユは知性によって自分の問いかけを発展させることができた。そして、このなぜの根源について、その本質について私たちに教えてくれるのである。

「無を欲望しなければならない」

シモーヌは数多くの誘惑と闘った。その誘惑のリストを見れば、彼女の理想が命じているものを明らかにすることができる。それは、怠惰の誘惑、実際の行動にはならない内面生活の誘惑、支配の誘惑、献身の誘惑、背徳の誘惑（たとえば、悪に対抗しようとして、悪を増殖させる結果を呼ぶこと）である。生後25カ月でこれらの5つの誘惑から解放されなければならない、とシモーヌは書いている。25カ月？　それはちょうど、彼女が危険な病の時期から脱け出した頃である。この時期、シモーヌの両親は娘が正常でいられるかどうかをおおいに心配していた。非常に聡明で感受性の強い幼児であったシモーヌに、そのとき何が起きたのであろうか？　この5つの誘惑――シモーヌにとって最も重要だったのは、怠惰の誘惑――から解放されなければ、人は決して成年男子（âge viril、シエナのカテリーナとの共通する理想）に達することはないのである……。シモーヌは次のように書いている。「それがなければ、おまえはこの世にいることはできない、つまり死ななければならないということだ[※80]」。

シモーヌは、欲望と愛に関する数多くのメモを残している。内容は依然不明であるが、思春期にある出来事が起き、それによって彼女は嫌悪と侮辱とは何かを思い知らせるほどにまで刻みつけられた。この出来事とは、欲望の対象にされることである。欲望とは何か？　欲望とは、対象に向けられ、対象を愛させる補足的なエネルギーである。どのような対象も、欲望の対象になり得る。たとえば、父親にとっての娘、守銭奴にとっての財宝、戦士にとっての勝利、老嬢にとってのオウムや磨かれた床など。「欲望は不可能である。欲望は、みずからの対象を破壊してしまう。恋人たちはひとつにはなれないし、ナルシスは2人ではいられない。（……）何かを望むことは不可能なのだから、無を望まなければならない[※81]」。ラカンは次のように言っている――「神経性食欲不振症については、子供は食べないのではなく、子供は無を食べ

80.［原注］Petrement S., II. op.cit, p.13.

81.［原注］CIII, pp.35-36.

る、と理解しなければならない（……）」[※82]。シモーヌは、ラカン以前《プレラカニアン》の言葉で次のように続ける。「人間の人生の不幸は、見ることと食べることを同時にできないことである。子供たちはこの不幸を感じている。人は自分が食べるものを破壊する。人は自分が食べないものについては、ものの現実性を十分につかむことができない。超自然的な世界では、魂は『凝視することで真理を食べている』。『この全体を、断念することによって、食べなさい』[※83]」。

自分が抱える困難の源は、普段の正常な活動への生命エネルギーが欠如していることにある、とシモーヌは言う。しかし、もし何かが彼女を捉え、彼女をかきたてるならば、そのとき「私は超越する」[※84]のである。彼女は、この変則性を受け入れることもできるだろうが、そうしてはいけない。彼女は、努力の意識を苦しみの受動的な意識に変化させるよう努めなければならないのである。さらに、自分の中の動物性を調教しなければならない。動物性は無限ではないので、「その前に死が不意にやってこない限り、調教はついには完璧に達成されることは確かである」。もし間違った方法を適用すると、調教は失敗する。たとえば、間違った禁欲主義である。「社会的なものは悪である。これに対して、私たちはどうすることもできない。しかし、それを受け入れることは私たちには禁じられてい

82.［原注］Lacan J., La relation d'objet, 22 mai 1957。（小出浩之、他訳：対象関係。岩波書店、2006）

83.［原注］CIII, p.87.

84.［原注］CIII, pp.246-247.

る。それを受け入れれば、魂を失ってしまうのだ。したがって、生は引き裂かれたものでしかなくなる。この世には住めないのである。ゆえに、別の世界に逃げ込まなければならない。しかし扉は閉じられている。扉が開くまで、どれほど扉を叩かなければならないのか。本当に中に入るためには、敷居のところで留まらずにいるためには、社会的な動物であることをやめなければならない[※85]」。

私たちはあえて、次のような考え方に拒食女性の信条というタイトルをつけたいと思う。「通常」の人生、つまり、単に社会的な動物存在とその欲求を満たすことだけの人生を拒絶すること。そして〈他者〉に訴えることの不可能性を拒絶することである。「〈他者〉は何を望むのか?」と主体は問う。主体は、自分にとって謎の対象をもっている両親の欲望にみずからを提供する。〈他者〉の欲望は、自分の喪失を望んでいるのだろうか? 「自分自身の死や消失のファンタスムは、主体がこの弁証法において賭けるべき最初の対象である。そして主体は実際にそうする――私たちは多くの事実からそれを知っている。神経性食欲不振症だけを取っても明らかだ[※86]」。

「愛は戦いに負けることはない(……)。そして、愛する者は誰でも狂人である」。シモーヌは1930年に既に、フロイトに関する覚書への引用句としてソフォクレ

85.［原注］CIII, pp.92-93.

86. Lacan J., Le Séminaire, livre XI, Les quatre concepts fondamentaux de la psychanalyse, Paris, Seuil, 1973, p.194.（小出浩之、他訳：精神分析の四基本概念。岩波書店、2000）

スの『アンティゴネー』のこの詩句を選んでいた。[※87] シモーヌの人生を通じて、知的なアプローチにおいても行動においても、このヒロインに対する親近性、その主題への忠実さがはっきりと見受けられる。犠牲への意志、愛の認知《ルコネサンス》の要求《ドゥマンド》は、シモーヌの行動の理性的な支えとなった。たとえそれが、他人との連帯のための行動であろうと、自己に対する破壊、とくに食べものの拒否によって消耗しきった自身の身体の破壊につながる行動（禁欲と拒食）であろうとも、同じである。フロイトに関して彼女は、愛についての注釈以外にはあまり語っていないが、精神分析の倫理に関しては（そうとは知らずに）実証したことになる。実際に彼女は、自分の知性は思い通りに使えるものではなく、反対に、知性に使われるに任せなければならないという確信を人生の最後に示している。「知性にとって真理の光として映るものに対する無条件の」服従の運動の中で、知性が望むようにさせるのである。真理に対して透明になることは、「彼女のペンを、内面からやってくる『口述』の命令に従うことを強いる」のである。自分を神秘主義者だとみなしていたニーチェは、「それが語る（ça parle）」と表明することによって、パロールの中に浮かび上がる彼岸を目指していたのではないだろうか？　精神分析家にとっては、「それ（エス）が語る[※88]」とは、言表する自我の彼方にある主体の真理である。「それが語る」とき

87. ［原注］PEP, p.278.

88. エスが語る Ça parle。ラカンは、人間は自分が語るだけでなく、自分の中で自分ではないもの（無意識）が語るという点を強調している。

とは真理が言われるときである。拒食女性は、彼女の口をふさいでいるように見える症状を通して、自分自身の問いに対する答えを求めている。シモーヌ・ヴェイユと同じように、拒食女性は自分自身の真理を求める情熱によって、死とすれすれの終わりのない探求に導かれるのである。

「愛する者は誰でも狂人である」。聞く耳をもつ者に対して、狂人は真理を言う。そしてシモーヌは、自分と狂人との類似性を主張する。彼女がもつ知性にもかかわらず。彼女はその全著作を通じて、愛の力を賞賛している。また、フロイトのテクストから、妊娠期間における母親―子供の共生を取り上げている。あらゆる人間は、その共生状態に回帰してプラトンの神話を実現することを願うという。彼女はまた、もうひとつの類似性を取り上げている。それは、愛情を支配する食べものである。「身体は、自分が愛するものを破壊しながら体内化する」。母親の乳房から乳を飲んでいる子供は、乳房から逃げようとすると同時に、母親の体に戻ろうとする。そして反対に、子供は乳房を吸ったり、時には噛みついたりしながら、母親の存在を体内化する。人食いである。そして、聖体拝領のキリストの言葉――「これは私の血、これは私の肉」である。

「たとえば、人は愛されている存在に体内化されている」。ところが、人は食べることによって、愛されている者を体内化する。拒食女性は、生命が必要とする以上に食べることを拒否することによって、愛の対象を破壊することを拒否しているのである。愛することは、対象の体内化を欲望することだろう。体内化を欲望することは、対象を破壊することだろう。結局のところ、愛の対象を守ることが、拒食女性の目的のひとつなのではないだろうか？　その対象を何から守っているのか？　対象を消滅させようとする貪欲な攻撃性からか？　食べもののメタファーは、神秘主義と同じく、精神分析でもよく語られる。自発的な拒絶や禁欲、「意志の変調」に起因する病的な拒絶、拒食女性はこういったさまざまな表現を通して、過大な愛情によって自分に与えられたものを体内化することを拒否するのである。その愛は、彼女の身体の正常な機能を気にかけているだけで、彼女の存在の要求には答えたことが決してなかった。そのとき彼女は、自分の存在の犠牲のうえに優遇される対象であるこの身体を、執拗に破壊しようするのである。

この恐ろしい虚言

アンドレ・ヴェイユは、シモーヌの真理への愛について語りながら、次のような逸話を伝えている。シモーヌが、ある歴史的な理論、というよりむしろ彼女の晩年の著作に見られるような「歴史的空想（historical fancy）」をアンドレに説明したとき、アンドレは歴史に関するそのような問題は証明（明証性）という形で議論するべきだと指摘した。「おまえが言っていることの正しさを示すのにどんな証拠があるのか？」と聞くと、シモーヌは「証明は必要ない。美しい、ゆえに正しいに違いない」と答えた。[※89] この返事は、シモーヌの譲らない態度や、自分の立場を感情的な表現ぬきで言い換えたり議論したりすることへの頑とした拒否を特徴づけている。最も顕著な例としては、ユダヤ教に関する見解、そしてシオニズムやユダヤ人に関するいくつかの著作が挙げられる。注釈者によれば、これらの著作は、否定されたアイデンティティ、あるいは自己に対する憎悪という意味あいを帯びた痛ましい葛藤を示していることが明白であるという。[※90]

1940年10月に書かれた文部大臣宛の手紙には、執拗な皮肉の裏にシモーヌの苦渋や悲嘆、反抗を垣間見ることができる。1938年以来、病気のために休職していた彼女は、教師としての新たな配属先を求めたが、その返事は来なかった。彼女は、この沈黙の理由を知るために文部大臣宛に手紙を書いた。手紙の中で、彼女はこの沈黙を1940年10月3日に発布された「ユダヤ人の身分」に関する法令に結びつけて

89.［原注］Weil A., art. cit.

90.［原注］Giniewski P., Simone Weil ou la haine de soi, Paris, Berg International, 1978.

いる。「私は、ユダヤ人という言葉の定義を知りません。この点は私の学んだ学校のプログラムには全く入っていません。条文にはこう書かれています――『ユダヤ人の祖父母3人をもつ者はすべてユダヤ人とみなされる』。しかし、この説明では、ユダヤ人という言葉の定義の問題を2世代さかのぼらせるだけです[※91]」。「ユダヤ」という言葉は、宗教を指すのか、人種を指すのか？　どちらにせよ彼女は、こういった形容語を彼女に押しつけ得る人々に対して挑戦し、3世代にわたる自分の家族の歴史を語り、自分に対してユダヤ教的教育が行われていないこと、人種差別的な理論が混乱していることを主張するのである。

しかし、またしても返事はなかった。そこでシモーヌは、1941年10月に2通目の手紙を書いている。今度の手紙は、ユダヤ問題委員会のグザヴィエ・ヴァラ委員に宛てられている。シモーヌは彼の家で何度か食事をしており、彼を知っていたのである[※92]。彼女は自分のことについて、前回の手紙と同じ論理を再び展開する。つまり、彼女は一度もユダヤ教会堂に入ったことはなく、宗教的環境の中で育てられたこともないと主張したのである。加えて、自分はギリシャ的、キリスト教的、フランス的な伝統で育てられたのであって、ユダヤの伝統には興味もないし愛着もないと主張した。そこからさらに、彼女はユダヤ人の身分に関するより広範な考察を

91.［原注］Petrement S., II. op.cit, pp.289-291.

92.［原注］Vaudoyer M., CSW, 1981, IV, n° 3, p.183.

展開する。たとえば、3人の祖父母がユダヤ教会堂に通っていたという事実だけで、数学の教授資格者が幾何学を学ぶ子供たちにどんな害を及ぼせるというのか？　ばかげている！　彼女がこのように言ったのは、勇気からなのか、あるいは無意識の皮肉からなのか。いつもどおりなら、彼女は臆することなく権威に立ち向かう。しかしここでの彼女の態度は、最大限に曖昧である。というのも、彼女がこの法令におけるユダヤ人の位置づけを批判するのは、ユダヤ人の身分が関わっている措置全体のためではなく、法の適用の1例のためだけであり、とりわけ全く個人的な理由のためだと思われるのである。すなわち、シモーヌはヘブライの伝統の外にいるので、ユダヤ人と同等に扱われるべきではない、という理由のためなのである。この状況でも、彼女の賛美者の一部からは賞賛の言葉が発せられた。しかし、他の人々からは、彼女の行動や思考、人物をめぐって激しい非難があがり、疑念の雰囲気が漂ったことも理解できる。

1943年、シモーヌはロンドンで、反ユダヤ主義の立場でよく知られていたフランスのレジスタンス運動グループ「軍民連合」から「自由フランス」宛に送られた報告書の解説を行うことになった。報告書は「外国出身・非キリスト教徒の在仏少数民族の身分の基本」という草案で、実際には特にユダヤ人に関わるものだった。そこでは、格別な少数民族であるユダヤ人が、行政機関やいくつかの上級職の中に多くなり過ぎないように対策を取ることが推奨されていた。シモーヌはこの報告書に関して、その意図を強調して次のような言葉でそれを正当化している。「問題は、ユダヤ少数民族がかくかくしかじかの性質をもっているかどうかではなく、存在しているかどうかである。また、まさにその集団が、キリスト教的遺伝の欠如に相応するある精神構造を絆としてもっているという考え方が問題となっているのだ」。（彼女のユダヤ人の身分に関する法令への批判的議論とは反対に、ここで彼女が宗教の遺伝という言葉を使っている（!）ことに注目しておこう）。「このような少数民族の存在は善いことにはならない。したがって、その民族を消滅へと誘導することを目標としなければならない。そして、あらゆる暫定協定は、この目標へ向けての過渡的段階でなければならない」。この少数民族の存在を公的に認知すると、彼らを結集させてしまうおそれがある。そのため、シモーヌは少数民族を国民全体に徐々に融合させることができる対策を取るように忠告する。特に、混宗婚を勧めたり、新しい世代に対してキリスト教的な教育を行うことによって、その融合は可能になる。[※93] 確かにシモーヌは、ナチスの最終的解決策（ホロコースト）を考慮に入れていない。しかし、この草案は当時の時代状況の中に置きなおして見てみなければならない。

ユダヤ人の身分に関する法令の発布以前に、既に1940年12月には、ジェルリエ枢機卿が内務大臣の周辺で抗議を行っていた。ギュルス収容所での国外出身のユダヤ人の置かれている状況に対する抗議である。パリで捕らえられてアウシュビッツへ送られる

93.［原注］Petrement S., II. op.cit, pp.477-478.

ユダヤ人を乗せた最初の列車は、１９４１年8月20日に発ったことが知られている。これと同じ年、ニューヨークでジャック・マリタンによって発表された講演『災禍を通して』のテクストが、在スイスのアメリカ大使館を経由してフランスに届き、配布された。この講演は、週刊誌『キリスト教の証言』が１９４１年12月からフランス国土解放までの間に発行していた『キリスト教の証言ノート』シリーズの一種の予告編となっていた。同シリーズの中でも一番雄弁なテクストは、フェサール神父による「フランスよ、魂を失わぬよう気をつけよ」※94である。１９４１年から１９４２年にかけての冬の間、シモーヌは、このレジスタンス運動の組織網と関わりをもった。『キリスト教の証言ノート』の中でも、特に反ユダヤ主義と人種差別に対し辛辣に抗議する号である『自分自身で塗りたくった人種差別主義者たち』（１９４２年2—3月）、『反ユダヤ主義者』（１９４２年4—5月）と題された論集の配布に協力した。彼女は、１９４１年12月21日から１９４２年5月の昇天祭、つまりアメリカへ出発する日まで、この組織網の「郵便ポスト」の役割を務めた。※95

１９４２年8月2日、非占領地帯での一斉検挙が始まる。そして8月17日、ラビのカプランがジェルリエ神父に事実を伝える。「うわさが流れているように、ポー

94.［原注］Lubac H. de, Résistance chrétienne à l'antisémitisme, souvenirs 1940-1944, Paris, Fayard, 1988.

95.［原注］CSW, 1979, II, n° 4, entretien M.L. Blum-David avec Wladimir Rabi.

ランドにおける民族の再編成が問題になっているのではない」。ユダヤ人は実際には、絶滅されられるためにドイツに送られていた。[96] 最初の組織的な収容所が、1941年12月に設置されていた。そして、1942年の夏には既に、大規模な世界的殺戮に関する報告書がユダヤ人世界大会に届いた。「誰が何を知っているか？」[97]。ナチスにとって、計画をうまく遂行するためには秘密が必要だったということ、そして事実の信憑性に関する疑念が1988年の現在[98]までも維持できたということには異論がない。厳密に言えば「想像もつかない」この大量虐殺という行為を前にして無知や疑念が生じていた。それは、占領軍によって情報の伝達が困難になっていたことから説明できる。この大量虐殺には、当時かなりの割合でフランス人がいた。しかしイギリスでは、1942年7月にウェストミンスター大司教区のヒンズリー枢機卿が「真実を言う」ために、戦争開始以来、ポーランドでは70万人のユダヤ人が虐殺されていたことをBBCで語っている。ついに1942年12月17日には、イギリス外務大臣アンソニー・エデンが、自由フランス委員会を含む連合国11カ国政府の共同声明をイギリス議会で発表した。それは次のような内容である。「上記の政府とフランス国民委員会は、最大限の声を張りあげ、平然と実施されているこの獣じみ

96. ［原注］ Lubac H. de, op.cit., p.162.

97. ［原注］ Bedarrida R., Les armes de l'esprit, Témoignage chrétien(1941-1944), Paris, Éditions Ouvrières, 1977; et Courtois S., Rayski A., Qui savait quoi? L'extermination des juifs, 1941-1945, Paris, La Découverte, 1987.

98. 本書の執筆当時のこと。

た殲滅政策を糾弾する」[※99]。

自由フランス委員会で働いていたシモーヌがこの声明を知らなかったと仮定することは難しいように思われる。注釈者の中には、このことに関して彼女を激しく非難する人々もいる。また、彼女の歴史のこの部分を覆い隠そうとする人々もいる。私たちにとっては、疑問は残ったままである。どのように彼女を理解すればよいのだろうか？　私たちは、本試論の枠組みの中では、彼女の著作や論文に関する批評をさらに進めることはできない。この問題に関しては、ポール・ジニエスキーの情熱的な本[※100]、ウラディミール・ラビの冷静沈着な著作[※101]が、非常に明確に伝えている。ここでは、この議論に、シモーヌがジャン・ヴァールに宛てた手紙の断片を加えておこう。この手紙は、アメリカに亡命した幾人かのフランス人の意見についてヴァールが行った報告への返答として、シモーヌが送ったものである。その亡命者たちは、シモーヌをヴィシー政府の共鳴者とみなしていた。シモーヌは次のように言う。「長く続いた内面の戦いの後、私はこれから自分が最初に果たすべき義務は、成功するかしないかはわかりませんが、ヒトラーの崩壊を追求することだと決めました。自分には平和主義的傾向があるにもかかわらず、です。それを決めた日から、私は意見を変

99.［原注］« Keesing's Contemporary Archives », 1940-1945, pp.5681, 5506, 5601, cité par Nobecourt J., Le vicaire et l'histoire, Paris, Seuil, 1964, p.222.

100.［原注］Giniewski P., op.cit.

101.［原注］Rabi W., « Simone Weil(1909-1943) ou l'itinéraire d'une âme », Nouveaux Cahiers, 1971, 26, 51-62.

えていません。その日は、ヒトラーのプラハへの侵攻の日でした。（……）おそらく私は、この態度を取るのが遅すぎたのかもしれません」[※102]。さらに、亡命中のフランス人に対するシモーヌの意見は、優しさとはほど遠いものであった。彼女は、この惨事や休戦協定という裏切りは、国民全体に責任があると主張する。実際、彼女は1938年春にジャン・ポステルナックに手紙を出し、フランスにとって起こり得る2つの事態を指摘していた。ひとつは、チェコスロバキアを原因とするドイツとの戦争である。もうひとつは、反民主主義的クーデターである。こういった事態は、ダラディエ首相と軍に支持されており、反ユダヤ主義の急激な拡大を伴うものであった。反ユダヤ主義の拡大の徴候は、既にいたるところで現れていた。彼女には、2つ目の可能性のほうがフランス人の若者全体にとって死者は少なく、まだ良いほうだと思えた[※103]。

戦前にフランスで危険なまでに拡大した反ユダヤ主義や、ヒトラーの出現以降にユダヤ人が組織的に犠牲となった迫害を、当時のシモーヌが知らなかったはずはない。彼女のレジスタンス運動への参加は、敗者や虐げられた人々を守りたいという欲望、こういった人々の側に身を置きたいという欲望を表している。しかし、虐げられた人々は、彼女にとって常に他者であるということは依然否定できない。つまり、労働

102.［原注］CSW, 1987, X, n° 1, pp.1-5.

103.［原注］CSW, 1987, X, n° 2, pp.131-132.

者、奴隷、アナーキスト、外国人、マザルグ収容所の安南人、ヴェルネ収容所の難民、そしてもちろん黒人である——もしシモーヌがアメリカに居続けたら、黒人女性になっていただろう、とベルシェはユーモアを交えて語っている——、しかし、彼女にとって他者とは言えないユダヤ人であることはめったになかった。したがって、まるで自分の元来の宗教や民族への同一化が完全に禁じられているかのようにすべてのことが進んでいる。ユダヤ問題を扱うときの彼女は、きわめて超然としたやり方でそれを行っている。ユダヤ少数民族は、自分のアイデンティティの象徴《エンブレム》を捨て去ることが可能であり、全体の利益のために、キリスト教国家に同化することができる、と言うのである。W・ラビは、「問題となっているのは、身体的な集団大虐殺ではなく、精神的な大虐殺である」[※104]と明言している。結局のところ、この精神的な大虐殺は、シモーヌの両親が実行したものでないだろうか? 彼らは、不可知論者であると宣言し、あるときはポグロム(ロシアのユダヤ人迫害)から逃げるために、またあるときは耐えがたい死の喪から逃げるために国から国へと移住し、自分たちの伝統や起源を隠すまではいかなくとも、少なくとも黙っていた。シモーヌは、自分がユダヤ人だという事実を10歳頃になってようやく知ったのである。彼女の両親は、戦前に頻繁に見受けられた態度を取り入れただけであった。それは、フランスが150年にわたってユダヤ人共同体を同化しようとして

104.［原注］CSW, 1981, IV, n°2, p.82.

きたプロセス全体の結果であり、望まれ、受入れられてきたプロセスである。この場合、彼女の居心地の悪さ、抑制された態度、ユダヤ以外の動機を優先することは、まさにシモーヌの両親への同一化によって説明することができる。あるいは（さらには）、シモーヌの頭の中では、ユダヤ人は、彼女がこれこれの名目で個人的に自らに課してきたものと同様の暴力性を耐え忍ぶべきであり、そしてそれを受け入れるべきだということなのだろうか？　彼女は、自分のように犠牲や殉教の道に飛び込むことをユダヤ人に求める。しかし、なぜこの選択なのか？　それはどのような過ちに答えているのか？　あるいはどのような真理を取り戻すためなのか？

彼女の旧約聖書の読解、そして、彼女が宗教の歴史を描きながら、あるときは大胆に、あるときは溢れんばかりの詳細な筆致で主張した命題が、彼女を動かしている問いの意味についての手がかりを与えてくれる。シモーヌにとって、古代神話、偉大な時代のギリシャ哲学や詩、世界中の民間伝承、ウパニシャッド、バガヴァッド・ギーダ、中国の道教の文書、仏教諸派、エジプトの聖典、キリスト教の教義、偉大な神秘主義者の文書、異端諸派、特にカタリ派の伝承とマニ教の伝承には、ほとんど同じ形式をとった同一の思想があらわれている。その思想とは真理である。それは、科学の起源にあり、科学を通して表現されなければならない。「ユダヤ人に関して言えば……」、モーセはこの知恵を知り、それを拒んだ。なぜなら、宗教は彼にとって国家規模の道具であったからである。ユダヤ人たちは、ひとたび自分たちの国が破壊されると、この知恵を異国の影響のもと受け入れた。創世記の最初の11章は、ある伝統が変形されて、エジプトの聖なる書が再編されたものが翻訳されたのだとされる……。ハムだけが、神秘的な思想の啓示を受け取り、その思想は、光の糸のように、歴史や前史を通していたるところで再び見出される。しかし、この思想は、高慢さや支配の意志、つまりヤペテやセムの精神によって破壊される恐れが常にある。キリストは、ヒトラーや他の人々が完全に消滅させようとしたこの伝統の、神による完璧な表現であった。「キリスト教からイスラエルの遺産を一掃しなければならないだろう」[※105]。キリスト教からイスラエルの遺産を一掃することは、教会によって取り入れられた力の概念を排除し、宗教的生活と世俗的環境との関係を維持することを意味する。シモーヌによれば、私たちの文明は、イスラエルに何も負っておらず、ほんのわずかだけキリスト教に、ほぼすべてをキリスト教以前の古代に負っている。

遺産——この言葉がここに登場するのは偶然ではない。精神分析的な意味では、主体にとっての遺産とは、まさに主体が生まれる前から組み込まれているシニフィアンの連鎖である。連鎖の一部を除外すること、削除すること、もうひとつ別の連鎖を検閲すること、連鎖を作り上げている要素を歪曲すること、連鎖の輪を壊すこと——こういった行為が、主体の不幸を招く。すなわち、切断され、麻痺させられ、復讐に燃え、疎外さ

105.［原注］CS, p.173.

れたものが、みずからの不幸を症状によって表明するのである。象徴的次元の尊重の名のもとに死んでいくアンティゴネーはまさにそれである。真理の探求の名のもとに疲れはてるシモーヌもそれと同じである。

クチュリエ神父宛にニューヨークで書かれた『ある修道者への手紙』は、ラピエールが指摘するように、悲劇的な状況に投げ込まれた「海に流す手紙の瓶」に属している。同じジャンルの作品としては、同様に１９４２年の日付が記されたベルナノスの『イギリス人への手紙』、１９４３年のサン＝テグジュペリの『ある人質への手紙』、そして同じ１９４３年のアルベール・カミュの『ドイツ人の友への手紙』などがある（なお、カミュは、１９５１年にシモーヌの編集者となっている）。この種の書簡は返信を期待して書かれたものではない。それ自体が範列的な仕方で、受取人である分析家への被分析者からの手紙を象徴している。分析家は知っていると想定され、沈黙することによって分析主体のパロールがほどかれることを可能にし、主体が自分の存在についての問いを立てることを可能にするのである。

シモーヌは、新約聖書や神秘主義者たちの信仰、トレントの公会議の公教要理の中で示された宗教が自分のものであると確信する。彼女は議論を求めるのではなく、自分の考えと教会への帰属とが両立可能性であるかどうかについての確かで断固たる答えを求める。彼女にとって、この問題に対する考察は生と死の問題よりももっと重要なものなのである！　ついで、彼女は35項からなるリストを作る――それは、まさに最後通牒であり、「ほぼ完全なる確信」で終わっている。それは「私たちに何かを隠そうとし、それに成功した」[※106]という確信である。原初の時代の歴史を取り巻く闇は、資料の体系的な破壊によってのみ説明できる。特に、キリスト教とイスラエル、つまり帝国――ナチズムのような国家の独占的な崇拝、そして結局のところ実際は何も知られていないキリストの生に基づく全体主義的体制――との関係である。これに答えることができなかったクチュリエ神父は、兄のアンドレに手紙を書き、この手紙の公表に対する慎重な姿勢を伝えた。この手紙は格調の高い文体であるにもかかわらず、「表現や思考に、そして知識自体に不確かな点が多すぎる。この手紙におけるキリスト教の知識は簡略的かつ断片的すぎている」[※107]からである。

宗教裁判官のように詮索するシモーヌの眼差しは、私たちの起源、私たちの信仰の起源、私たちの文明の起源を対象としている。その眼差しは、すべての悪、より正確に言えば「文化の中の居心地の悪さ」[※108]の原因である遺産を告発することを目指している。その際にシモーヌは、自分の読書の記憶、強引な解釈、そして他の仮説を無視してまで確かなものとして認めた仮説などをごちゃまぜにしている。「文化の中の居心地の悪さ」という言葉は、ジルベール・カーンが、『カイエ』の最も辛

106.［原注］LR, p.94.

107.［原注］CSW, 1987, X, n°3, p.237.

108.「文化の中の居心地の悪さ」は、フロイトの論文のタイトル。

辣な部分に関して行った詳細な分析の中で非常に適切に用いられている。[※109]シモーヌは、「エジプトが魂の永遠の救済を目指していた時代に」モーセとヨシュアになされた「全く束の間の」約束や、カナンの地の征服について触れた後に、次のように結論づけている――「この民に関して、『教育者』たる神について語ることは、残酷な戯言である」「もし、ひとつの文明――私たちの文明――の中にこれほどの悪があったとしても、驚くには値しない。その文明は、まさにその着想そのものにおいて、この恐ろしい虚言によって根本から汚されているのだから[※110]」。

この最終行程において、情熱と怒りがよりいっそう強い力でシモーヌを駆り立てていたことだろう。彼女は、必要とあらば、自分の命題に私的な影響を加えることすら辞さなかった。彼女は――ある目的のため、または神のための――犠牲という形のもとで、死へと至る破壊への猛烈な意志を伴った人生を送った。私たちは、このような人生に沿って彼女の行動を辿り、そして彼女の著作全体を再び取り上げてきた。そうすることによって、ユダヤ問題、つまり遺産や虚言の問題とは、シモーヌの〈他者〉への関係を、そして彼女の問いを、民族や宗教やユダヤ人の地位のうえに置き換えたものとして理解できる。つまり、彼女の問い、〈他者〉への関係を移動させたものとして理解できるのである。彼女は、騙す〈他者〉を超えた自分の

109. 特に、1986年5月にアッシジで開催されたシモーヌ・ヴェイユの思想研究協会のコロックにおいて。CSW, 1987, X, n°2 et 3 を見よ。

110. ［原注］CIII, p.240, CIII, pp.210-211.

真理を探求している。この探求における彼女の暴力性と妥協のなさ、宗教裁判顔負けの偏見と不公正、それは子供が〈他者〉、つまり自分の母親が自分を騙したと気づいたとき、子供が受けた暴力性に比例している。子供を騙した……のは愛情からであったが、それは子供の存在を無視するあの愛なのである……。たとえ、クリスマスツリーの嘘であっても。

断絶を消し去ること、連続性を再現するために歴史を手直しすること、理解し得ないもの、不当なもの、不幸の原因である秘密を暴くこと。これが、私たち一人ひとりがそれぞれのやり方で、シモーヌ・ヴェイユのように、身を捧げ、逃れ、疲れはてることができる務めである。彼女の方法と手段は、（拒食女性のように）動物性の象徴である身体の破壊であり、社会や「巨大な動物[※111]」、あるいは主体の代理や主体の周囲の者などによって評価されている物質的秩序を、人間の「欲求《ブソワン》」を犠牲にしたうえで破壊することであった。「死への無条件で完全な同意なしには、真理への愛はないのである」。

111. 巨大な動物 gros animal。プラトンの用語で「大衆」の意。

「不幸の主な効果は、魂に『なぜだ？』と叫ばせることである」

1942年、シモーヌはフランスを発つ前に、ペラン神父に、神父が『神を待ち望む』の題名のもとに出版することとなる一連のテクストをゆだねた。この題名は、シモーヌが心にとめていたということで選ばれた。彼女はこの著作の中で、主人の帰りに向けて意気込んでいる奉公人の精神の覚醒を見ている。この選集の中の『心的自叙伝』という一通の手紙は、彼女のこれまでの道のりをたどり、その思考の変遷や人生のいくつかの重要なポイントをはっきりと示している。そこでは、彼女の存在様式や、〈他者〉との関係の理解の様式が露わにされている。[※112] この種の自己に忠実であり続ける告白は、死の可能性を考えながらアメリカへ出発したという緊迫性によって正当化される。彼女は、ペラン神父が長期間にわたってマルセイユで頻繁に面会してくれたことに感謝を表明しながらも、精神の針路を確かめるために自分の手を引くことができるのは神だけである、と忘れずに神父に知らせた。

彼女は言う。人間の心の中心には、決して満足させられることのない欲望、絶対的な善への飢え、そして善を手に入れる義務が存在する。宗教的な問題の現実を自分の中に

112. ［原注］ AdD, pp.35-62.

見出すためには、この飢えを認め、名づけ、意識できるようになることが必要である。彼女は生涯を通じて、神を探し求めなかった。神の問題を入念に検討するための材料がこの世にはないため、そういう問題は提起しないほうがよいと判断したからである。たとえ神の名が彼女の思考の中になかったとしても、それでもやはり彼女はキリスト教のインスピレーションの中に生まれたと感じていた。そして、その証に自分の死の観念を示した。「死の瞬間は生の基準であり、目標です。正しく生きている者にとって、死は、ほんのわずかな時間に、確実で永遠の真実が、純粋でむき出しのまま魂に入る瞬間であると私は考えてきました。私は、自分のためには一度もそれ以外の善を望んだことはないと言えます」。神の召命《ヴォカシオン》は連続した行動を強要する。いかなる選択の余地も決してなく、服従は強制的である。それゆえ彼女は、頭痛や絶え間ない激しい苦痛の状態にもかかわらず工場に入ったのである。彼女はまた、青春期の絶望についても語っている。兄の才能を意識したとき、本当に偉大な人間だけに接近可能な真理なしに生きるくらいなら、死んだほうがましだと思ったときのことである。しかし、どのような人間も、能力がどうであれ、もし真理を望み、必要な精神の集中を怠らないなら、この真理に到達することができる。この考えは彼女にとって確信となった。「パンを欲望するときには、石を受け取ることはない」のだ。彼女の中には貧困の精神が常にあり、放浪や物乞い、監獄さえも含む貧困経験をすることを望んでいた。自分の「キリスト教的」人生観に、明白な事実による裏づけがないドグマそのものを加えることは、知的な誠実さを欠いた行為であるように彼女には見えた。しかし、カトリック教との3回の接触が、決定的に彼女を印づけた。

最初の接触はポルトガルで起こった。何カ月間か工場で働いた彼女は、心も身体も憔悴しきっていた。「この不幸との接触によって、私の青春は消滅してしまった。私はそこで、ローマ人が最も蔑まれた奴隷の額に押した烙印のような、永遠の奴隷の印を受けたのです。それ以来、私は自分を常に奴隷だと見なしてきました」。そうして彼女は休暇でポルトガルに旅立つ。そして、ポルトガルでのある夜、漁師の妻たちの行列を見て、突然、キリスト教に入らなければならないとの確信を得る。なぜなら、それは奴隷の宗教だからである。

2回目の接触は、1937年にアッシジのサンタ・マリア・デリ・アンジェリ教会のフランシスコ会の小さな礼拝堂で起きた。スペイン内戦での短期間ではあるが苦しい体験の後、病気のため教職を休んでいた彼女は、はじめ北フランスの工場で調査の仕事を続けていた。次いでスイスに滞在し、さらにイタリアに出発することを決める。虫の知らせなのか、出発の日、彼女は両親に次のような手紙を書いている。「もし6カ月後に誰も私の消息を知らなかったとしても、私が監獄にいるということではありません。フィレンツェの典礼か、アッシジのクララ会修道院かどこかを探してください……。私を連れ戻すための手錠をもって……」。さらに、ジャン・ポステルナク宛の手紙では、聖フランチェスコの足跡をたどりたいという欲望を打ち明けている。彼の足跡は『小さき花（Fioretti）』[113]によって突き止められるのである。[114]彼女はアッシジで2日間過ごした。聖フランチェスコがよく祈っていた12世紀のロマネスクの小さな礼拝堂に、彼女は一人でいた。そのとき、自分より強い何かが、彼女を人生で初めてひざまずかせたのである。

3回目の神との接触は、1938年の復活祭の日であった。シモーヌはグレゴリオ聖歌を聞きたいと願い、母親と一緒にソレムで10日間ほど過ごした。その間、彼女の頭痛は音がするたびに打たれたような苦痛が襲うほどであった。それにもかかわらず、彼女は極度の集中の努力によって自分の「哀れな肉体」を苦しむままに片隅に押し込めておき、すべての祭式に出席し、聖歌の美しさの中に純粋な喜びを見出すことができた。彼女は、不幸を通して、神の愛を愛する可能性を理解した。キリストの受難の思想が、彼女の中に最終的に入り込んだのである。まさに使者となったイギリス人の一人の若者を通して、彼女は17世紀の形而上学的なイギリス詩人たちを知る機会を得た。特に、ジョージ・ハーバートの詩『愛』を暗誦することは、彼女にとって祈りの効力をもつようになる。暗唱の間に、キリストそのものが彼女を捕らえた。彼女はこのような現実的（réel）な接触の可能性を予測したことは一度もなかった。神秘主義について読んだことも一度もなかった。というのも、

113. 小さき花Fioretti。聖フランチェスコの生涯を伝えている著作（石井健吾訳：アシジの聖フランシスコの小さき花。聖母文庫、1998）。

114. ［原注］CSW, 1987, juin, pp.101-106.

「私は、飢えているときには飢えている対象だけをできる限り読む。そのとき私は読んでおらず、食べているのだ」（傍点は引用者）。この一節では、口唇的な用語と神秘主義的なディスクールの出会いは、全くふさわしいものとなっている。

シモーヌが暗唱した詩『愛（Love）』の主題は十分雄弁に語ってくれるので、ここで少し立ち止まってみよう。〈愛〉は、けがれと罪にまみれた恩知らずの悪人をもてなしてくれる。そして、彼に足りないものがないかと問う。愛は彼のことを良く知っている。なぜなら、愛が彼の眼を作ったのだから。「その通りです、主よ。しかし私はその眼を汚してしまいました／その過ちを誰が負うたのか知らぬのか？／親愛なるお方よ、あなたに仕えさせてほしい／まあ座りなさい、と愛は言う。そして、私の食事を味わいなさい／そうして私は座って食べた」※115。ここでは、愛される者と愛する者との関係が欠如、贈与、体内化というタームで表現されている。こういった体験は、さまざまなテクストを読むための枠組みをシモーヌに与えた。たとえば、「真の神秘主義者」プラトンのテクスト、キリスト教の光に浸っている『イリアス』、さらにはヒンズー教典『バガヴァッド・ギーダ』。これらはすべて、世界の歴史における〈神〉の〈御言葉〉のさまざまなそれらしき具現化なのである。

こうしてシモーヌは、体験の確信をもって神の慈悲を知る。しかし、彼女はそのとき

115.［原注］SW/Joë Bousquet, op.cit., p.15.

まで洗礼を自ら実践の問題として問うことができるとは考えていなかった。のちに、主祷文《しゅとうぶん》（主の祈り）を翻訳した後に、彼女はその祈りが自分の中に浸み込んだように感じた。ぶどうの収穫期には、ぶどう畑での労働の前に、ギリシア語でそれを暗誦することを始めた。そして徐々に、この暗誦を儀式として自らに課すようになる。彼女の注意が少しでも揺らいだときには、完全に純粋な注意力が得られるまでやり直した。暗誦中にはときどき、キリストみずからが全く現実的に、そして胸をさすように現れた。それにもかかわらず、彼女は一度たりとも、1秒たりとも、神が彼女が教会に来ることを望んでいるという感覚をもつことはなかった。「私は不確かなものの感覚を一度たりとももちませんでした」。教会の外に居続けることが神の意志に従うことであると彼女には思われた。「おそらく死の瞬間以外は」教会の外に居続けること（この言葉は、おそらく死の瞬間のシモーヌの洗礼に関するすべての論争の原因となっている。さまざまなバージョンが今日、この点に関して出回っている）。彼女にとって、キリスト教は事実上の普遍的なものではなく、権利上の普遍的なものである。そして彼女は、教会の一員であることを事実上ではなく、権利上正当なこととみなした。

キリスト信仰を真に受肉する可能性が、何年か後に現れるはずである。彼女は手紙で次のように続けている。地上を危険が襲っている。そして、もし自分が生まれた地点、すなわち「キリスト教とそうでないものすべてとの交差点」から彼女が立ち去れば、真理、つまり「私に見えている真理の姿」を裏切ることになる。しかし、ある障害が彼女には越えがたいように思われた。それは、「呪いあれ（anathema sit）」[※116]という2つの言葉が使用されていることである。破門された背教者に向けて告げられるその言葉は、全体主義の原動力となっていたのである。確かに、教義を集団として保護する教会の機能は必要不可欠である。しかし、教会は自分の言葉を愛と知性をもって受け入れることを強制するという権力の乱用を犯したのである。

シモーヌは手紙を終えるにあたり、次のように言う。「私はあなたにサタンのように高慢な印象を与えたに違いありません」。しかしそれは「私のせいではありません。こういった考えは誤って私に入り込みますが、やがて誤りを認め、必ず出て行こうとします。こういった考えがどこから来るのか、それが何をもたらすのかもわかりません。しかし何が起ころうと、自分にこの運動を妨げる権利はないと思われます」。このディスクールは、彼女の判断、知性、意識の外で彼女を捉え、彼女に課される。それは、私たち一人ひとりを支えているディスクールの存在を示している。フロイトはそれを無意識と名づけた。シモーヌは、重ね合わす読解方法を実践していると言う。それはばらばらに分解するのとは対照的に、感覚から必然へ、必然から秩序へ、秩序から神へと進むのだ。現実の各段階にひとつの真理がある。もうひとつの見方、すなわち精神分析的な見

116. ガラテア信徒への手紙、1-9。

方では、分析におけるディスクールの進展は、ある種の想像的なものから、〈規則的にではなく〉漸進的に覆いを除去することとして描くことができる。つまりそれは、〈他者〉から発せられるシニフィアンの連なりを通して、〈主体〉と現実との関係を修正することである。

SIMONE WEIL

『神を待ちのぞむ』から『ゴドーを待ちながら』へ

『神を待ちのぞむ』と『ゴドーを待ちながら』、これらの題名の形式的な類似性を超えて、ロバートS・コーヘンが示したように2つのテクストを比較して読解すると、シモーヌ・ヴェイユとサミュエル・ベケットのテーマ体系における厄介な類似性が現れる。『ゴドーを待ちながら』は、1948年から1949年にかけて、「すっかり準備されてベケットの頭から」湧き出した。『ゴドーを待ちながら』が出版された1952年は、シモーヌ・ヴェイユの『神を待ち望む』が死後出版された1年後にあたる。待つという受動的な立場は、シモーヌ・ヴェイユのテクスト全体を通じて表現されている。そして、行動の空虚さは、知的考察の無益さや不可能性と比較されている。ベケットの登場人物には「何もすることがない」、待つこと以外には。

ベケットは次のように書いている――「私の側から、ゴドー（Godot）という名前に付与される意味を知らないと言い張るのは愚かしいことかもしれない。なぜなら、多くの人は、それは〈神〉（God）を意味すると思っているのだから。しかし、私がこの戯曲をフランス語で書いたことを思い出さなければならない。もし私の頭の中にその意味があり、私の無意識のどこかにそれがあったのだとしても、私ははっきりとは意識していなかった」[117]。無意識という言葉を使うベケットは、自分が何について語っているのか知っている。彼は2年間にわたって、有名なイギリス人精神分析家ウィルフレッド・ビオンの分析を受けていたのである。「私には、作品がどこから来るのかわからない。自分が紙に書いたことを見て、初めて驚かされることもしばしばである……。自分の作品を解説することは不可能である。それについて長々と語ったり、説明するのは、自分が作品より優れていると見積もっていることになるのだから」。この表明の中に、ラカンの「それ（エス）が語る（Ça parle）」[118]に相当するものの告白があることを確認しておこう。〈注意〉の義務をみずからに課していたシモーヌ・ヴェイユも、それについては黙っていないだろう。

非常に興味深いことに、シモーヌとサミュエルが出会っていた可能性はないわけではない。というのも、2人は1928年から1931年にかけて同時期にパリの

117.［原注］Bair D., Samuel Beckett, Paris, Fayard, 1979.（五十嵐賢一訳：サミュエル・ベケット―ある伝記。書肆半日閑、2009）

118. 300 頁注参照

高等師範学校にいたからである。シモーヌは哲学の学生、サミュエルは英語の外国人講師であった。ただし、2人の間に交流があったことを示す痕跡は、伝記や注釈書にも全く記されていない。しかし、当時の高等師範学生には若い女性は珍しかったし、彼女は非常に変わった風貌のために目立っており、既に確固とした個性をそなえた人物であった。このようなシモーヌが、アイルランド人であるサミュエルによって注目され、記憶に刻まれていたと想像してみたい。後に彼女と出会ったすべての人々もそのようにしたのだから。

ベケット自身が言っていることはともかく、彼の戯曲は、シモーヌ・ヴェイユに比較し得るキリスト教の神学の表現として、あるいは、シモーヌ・ヴェイユのパロディとしても確かに読むことができる。この物語を手短に思い出しておこう。木が1本だけしかない簡素な舞台装置の中、道沿いに2人の男、ヴラディミールとエストラゴンがいる。彼らは「フランス語の話し言葉」で、時には絶望的に、時には哀愁に満ちて、そして突然希望に溢れる調子となって、おしゃべりをしながら待っている。彼らは、ゴドーという名の男の到来を待っているのである。芝居は、2人の泥棒の寓話の引用で始まる。2人の泥棒は、ベケットが「あれか、これか（Ou bien... ou bien）[※119]」という二者択一型の状況を明示するために頻繁に用いるイメージであり、そこに宗教的な暗示の意味は（べ

119. キルケゴールの『あれかこれか』の仏語訳タイトル。

ケットによれば）ないという。[120]一方、シモーヌ・ヴェイユは、宗教に対しては知的な誠実さをもたなければならないと考えていた。彼女は、知的誠実さの義務の基本的な側面を「たぶん、すべてのことは本当ではない」という表現で記述することを習慣としていた。そして、この表現をやめることなく、反対の表現形式である「たぶん、そういうすべてのことは本当でしょう」とあわせて交互に使うようになる。それは、信仰に同意することへの障害、先入観、習慣が、自分でも知らないうちに彼女の中に存在していると認めることである。

ベケットの戯曲に戻ろう。第2幕のそれぞれで、ヴラディミールとエストラゴンの他に3人の人物が登場する。ポッツォとその奴隷のラッキー、そして1人の少年である。少年は、ゴドーはその日は来ないこと、そして翌日は必ず来ることを告げる。ところが実際には待つことが際限なく続く。第2幕では、最初はむき出しだった木が、突然葉で覆われる。ベケットによると、これは希望を表現するのではなく、単に時間の経過を表しているのだという。

ベケットの手稿によると、エストラゴンは最初はレヴィと名付けられていた――これはキリスト教徒の起源のセム族に準拠しているのだろうか？　なぜエストラゴン[121]なのか？　なぜ1本の草の名前なのか？　ラッキーについては、アンチテーゼとしてこ

120. キリストが磔にされたとき、2人の盗賊も一緒に処刑されたのである。

121. ハーブ、ヨモギの一種。

う呼ばれているようである。というのも、彼はもはや期待しないという幸運に恵まれているからである。シモーヌ・ヴェイユの『カイエ』が出版されたとき、ある文芸批評で、ベケットとレヴィ＝ストロースの表現している絶望が類似していることが指摘された。そこでは、人類学（anthropologie）ではなくエントロポロジー（entropologie）という言葉を用いることが提案された。なぜなら私たちの未来はエントロピー（entropie）的に拡散してしまうからだという。[※122]

ロジェ・ブランが、ゴドーが何を表しているのかをベケットに聞いたとき、ベケットは、この名前はフランス語で「どた靴」を意味する語「ゴディヨ、ゴダス」との連想によって生まれたと答えた。他の逸話では、この名前を自転車のフランス1周レース、ツール・ド・フランスや、あるいはパリの売春街ゴドー・ド・モロワ通りとそこによく出没する女たちと結びつけている。いずれにせよ、この疑問とこの戯曲に関して、数多くの批評が論文や書籍の形で発表された。その数は、20世紀のほかのいかなる演劇作品よりも多かった。[※123] ある人々にとっては、ゴドーは神、キリスト教、贖罪の象徴である。また別の人々にとっては、ベケットが積極的に関与した、フランス人のドイツ人に対するレジスタンス運動のアレゴリーである。あるいは、アイルランド人のイギリス人に対する抵抗のアレゴリーであり、あるいはまた、ベケットのジョイス

122.［原注］« Deprivation of the Ego », Times Literary Supplement, 14-8-1970.

123.［原注］Times Literary Supplement, 10-2-1956, p.84.

との関係のアレゴリーでもある。同様に、無神論の実存主義者、無政府主義者、ニーチェ哲学の信奉者も、この作品を自分たちのものだと主張している。[※124] 問いただされると、ベケットは明らかに苛立ちながら「私は自分が言ったことを言いたかったのだ」と答えた。ところが実際には、ベケットの名前を世界中に知れ渡らせるこの作品は、ベケットの通常の会話や思考を模倣する文体で書かれており、彼の人生に深く根づいているもので、そこには普遍的な意味を認めることができる。

ベケットの登場人物を、シモーヌ・ヴェイユによる不幸に見舞われた人々についての描写（「神の愛と不幸」の章）と比べてみよう。ヴラディミールとエストラゴンは、劇が始まる前に既にアイデンティティを失っている。彼らは、おそらく自分たちが知っていた人たちを認識できない。他の人々も2人のことがわからない。社会にとって、彼らは匿名性の中に姿を消した人物である。シモーヌにとって、不幸を特徴づけるのはこの匿名性である。また、どちらの作品にも、不幸の身体的な苦痛が常に存在する。ヴラディミールの腰痛、エストラゴンの足の痛み（足の痛みにはベケットも苦しんだ！）あるいは、もはや思考が停止するほどの、現実ないし想像上の打撃に2人が犠牲となる、という具合だ。2つの幕の間に、ポッツォとラッキーは財産を失くし、ポッツオは盲目になり、ラッキーは唖になる。ひとたび倒れると、2人はもはや

124.［原注］Wellwarth G.E., Life in the void: SB[Samuel Beckett], UKCR; XXVIII, 1, october 1961, 25-33.

起き上がれなくなり、ミミズのように這う。一方、シモーヌは次のように書き記す。「半ばつぶされたミミズのように、地面の上でのたうちまわるような打撃を受けた人々には、自分に起こったことを表現する言葉がない」。ベケット的なもう一人の登場人物であるこのミミズは、不幸の極端な例である。なぜなら、それは、感覚の体験、人格、人間性が完全に奪われているからである。そして最後には、お互いが自分の名前を呼ばれても答えなくなり、ラッキーは物でしかなくなる。

「私を、全身不随の者のように、いかなる自分の意志にも、いかなる身体の動きにも、いかなる運動の兆しにさえも応えられないような状態にしてくださいますように。いかなる感覚も受け取ることができないようにしてくださいますように」。この祈りの中でシモーヌは、自分から意志、感覚、知性、（もし愛が彼女の何かであるならば）愛さえも引き抜くよう神に求めている。「これらすべてのものが私から引き抜かれ、神によって食べ尽くされ、キリストの実体に変えられますように。そして、身体と魂にいかなる種類の食べものももたない不幸な人々に、食べものとして与えられますように。そして私は、身体が麻痺し、目が見えず、耳も聞こえず、口もきけない老いぼれの愚か者となりますように」[※125]。

ゴドーというこの謎めいた人物は、人々に待たれており、きっと明日来るとされてい

125.［原注］Cahiers V, reproduit dans Petrement S., II, op.cit., pp.443-444.

る。ゴドーは、救世主であろう。待っている状況は、サン・ソーヴール（聖なる救世主）行きの道という特別な場所で展開しているのである。木は、イエスが処刑されたゴルゴダの丘と十字架を象徴している。もし私たちがシモーヌ・ヴェイユの著作を視覚化するなら、ベケットと同じように十字架のもとに舞台を置くだろう。しかし、舞台は神とはできるだけ距離を離していなければならない。この距離は重要である。なぜなら（彼女にとって）不幸こそが、地上における完璧さの唯一の可能性だからである。そして、その不幸は、ほぼ完璧な神の不在であり、神の存在ではない。なぜなら、「この世の神は、肉体のせいで私たちの前には現れない」からである。逆説的なことだが、神は最も距離が離れているときに、より近づくことができるのである。「もし私たちが同意するなら、神は私たちの中に小さな種を一粒まき、立ち去る。このときから、神には何もすることがない。私たちも同じだ。待つこと以外には何もすることがないのである」。ある日、魂は神のものとなる。そのとき彼女は、神に到達するために宇宙を横切らなければならない。どのようにして？　それは「私たちの中にまかれた神の愛の種が大きくなり、木になるとき」に可能になる。そのとても美しい木、すべての木の中で最も美しい木は、「絞首台よりも、もう少し恐ろしい何か」である。これが、すべての木の中で最も美しい木である。

『ゴドーを待ちながら』の第1幕でむき出しであった木は、第2幕ではいくらかの葉をつける。木には復活の力がある。つまりこうだ。エストラゴンが首吊り自殺を考えたとき、ヴラディミールは反対して次のように言う——「そうしたらおまえ、勃起して、それからなるようになる……」。植物のマンドラゴラの話が続く。この植物はベケットにとって、この種のより大きな不幸へと至る復活の象徴である。２人は、シモーヌ・ヴェイユが『神を待ち望む』の中で描いたプロセスに従うことになる。彼らはゴドーを待つ。そして不幸の中で自分たちの状況を改善すること、あるいは問題の回答を探すことができない。ゴドーは、彼らの中に生命の木となる救済の種をまきに来なければならない。反対にポッツォは、神（聖なる救済者）に向かって進んでいると確信している。彼は、教育と思考の力を信頼している。しかし第2幕で、彼が同じ場所に戻ると、視覚とある種の直観以外のすべての思考力を失ってしまう。シモーヌは、たとえ私たちが何年もの間歩き続けても、世界をぐるぐる回っているだけだろう、と断言する。救われるためには、人間は、無為の中に留まり、救われることを望まずに、ただ従い、個人的な関心や自分のアイデンティティ、さらには知識や質問することへの「権利」も放棄しなければならない。ベケットの作品ではどうか。ヴラディミールは、たとえ本人が意識的にはそれを望んでいないとしても、だんだんと消え去っていき、自分と結びつくような話をせがむ。ポッツォは降伏し、不幸に身をゆだねる。彼は、人間によって命じられた存在の空虚を実現することで、ついに、時間という人間によって創造された制度を攻撃するに至る。

ゴドーはやってくるのか？　私たちにはわからないし、答えはない。ハムレットの問い「存在すべきか、存在すべきではないか」に答えはない。シモーヌ・ヴェイユによって教会に提起された問いに答えはない。若い拒食女性が自分に課された生に抗議するとき、彼女にとって受け入れられる答えはない。

ベケットの作品はすべて、ほとんどジャンセニスム的な洗練を伴い、人間の条件に関して辛辣でますます飾りを排した簡素な描写へと変化していく。彼の後期の作品の「ほとんど存在しないほどの薄さ」は、物語の中心にある同一化の連続や脱同一化の展開の後、登場人物が達する非存在、漸進的な離人（人格喪失）をよりいっそう明らかにしている。彼は、書くことを人生の実体にして、その人生をシモーヌ・ヴェイユと同じ執拗な粘り強さで消費した。現代人の貧困そのものが「人間の最も高い尊厳である」と主張する者に、ノーベル賞が与えられた。こうして彼は、シモーヌ・ヴェイユと同じ理想にたどり着いた。それは、シモーヌ・ヴェイユが、信奉者にとって、その名のもとで聖女として捧げられるに値する理想である。

サミュエル・ベケットの人生は、長きにわたる不幸の連続として描かれている。母親のメイは、彼の不幸にとって中心的役割を果たしている。メイは非常に若い頃から、強い独立心とエネルギーに満ち溢れた権威を備えていた。夫婦としての両親の生活は、一見、快適そうであったが、メイの陰鬱な怒り、うつ状態、頭痛、不眠によって乱されていた。そして彼女は、夜には長い彷徨に没頭した。その彷徨は、彼女にとりついた幽霊のように静かなものであった、とメイは言っている。ディアドリィ・ベァによると、母親と息子との間の意志の闘いは、サミュエルがまだ3歳の頃に始まり、メイの死まで続いた。[※126]メイ・ベケットとセルマ・ヴェイユとの間には明らかな違いがある。しかし、それでもなお共通の特徴があることに変わりはない。彼女らの子供たちは独立心が強く、頑固で不器用であり、また人間の真理を探求し証言するために通常の物質的生活の快適さを拒否している。そうした子供たちを前にした2人の母親が、わが子を庇護しようとして、それぞれのやり方で依存関係を続けるのである。子供にとって人間の真理とは、不幸である。

SIMONE WEIL

「正しくあるためには、裸で死んでいなければならない」[※127]

シモーヌ・ヴェイユとサミュエル・ベケットとの精神的な類似性は、読者を戸惑わせたかもしれない。しかし、アンドレ・A・ドヴォーが明快に論証しているように、シモーヌとアッシジの聖フランチェスコとの間には明らかに類似性がある。[※128]２人と

126.［原注］Bair D., Samuel Beckett, op.cit.

127.［原注］CII, p.407.

も、労働者や貧困者の生活を分かちあうために、社会的に優遇された家族環境から離れるという欲望《デジール》を生きた。2人とも、日常的に健康の問題に苦しみ、絶対的な〈善〉との結合を希求した。「私はいつも思い願っていた。運命がある日、彼（聖フランチェスコ）が自由に入った彷徨と物乞いの状態に、私を強制的に押し入れてくれることを」[※129]。この聖人は、いわば自然との「婚姻契約」を見出すために、衣服を父親に投げつけて裸になった。諦念からではなく、喜びからそうしたのである。この喜びは、世界の美に対する魂の完全な同意から生まれている。そしてこの同意は、すべての者に贈られる真の秘蹟を形成している。だが、美は食べられる。それは食べものなのである。しかし、「手を伸ばさずに見ている果実」のように、美とは距離を保たなければならない。私たちは、それは贈与でも要求でもなく、欲望と充溢したパロールである、と精神分析の言葉で表現しておこう。

シモーヌ・ヴェイユにとって、聖フランチェスコはキリスト教の特異性を具現化している。すなわち、聖フランチェスコはキリストの人格的現存、生き生きとした活動的な人格である。ゆえに彼女は、福音書を文字どおり取りながら、彼の模倣の裡に、貧困の精神の裡に、十字架にかけられたキリストの磔刑の姿の精神の裡に、「小さき貧しい者」[※130]を追い続ける。神は、すぐれて貧しい者である。神は、愛されることを

128. シモーヌ・ヴェイユの思想研究協会によって開催されたコロック ,1986 年 5 月 , アッシジ。

129. ［原注］AdD, p.40.

待っている〈愛〉である。シモーヌは、プラトンの『饗宴』のテクストについて、「哀れな浮浪者」「貧困の息子」である〈愛〉と聖フランチェスコとの間の類似性を強調している。つまり、「貧しく浮浪する愛は、常に地面や床に横たわる。それは、必然的に聖フランチェスコのことを私たちに考えさせる。しかし、聖フランチェスコ以前にも、キリストは貧しく彷徨い、寝る場所もなかった。キリストもまた貧困を伴侶にしていた」[※131]。ひたすら創造を享受するという欲望は、聖フランチェスコを東洋の叡智に近づける。「このすべてを、離脱することによって、あなたの糧としなさい」[※132]。

シモーヌは、聖フランチェスコや他の聖人たちの向こう側に、常にキリスト自身を考えている。彼女の信仰や、「正しい港」つまり最後の磔刑にたどり着きたいという彼女の希望を根拠づけるためには、「我らが祖国」である十字架で十分だったのである。死の数日前、彼女は次のように書いた。「完全なる恭順、それは私たちを生気のない無へと変える死へ同意することである」[※133]。——普通法で有罪を宣告された者として死んでいくキリストのイメージに似せているのである。

シモーヌ・ヴェイユは1943年8月24日、ロンドンにて34歳で他界した。

130. 小さき貧しい者 poverello。聖フランチェスコのこと。

131. ［原注］IpC, pp.65-69.

132. ［原注］CIII, p.37.

133. ［原注］CS, p.325.

参考文献

Allemagne (L')nazie et le génocide juif, Colloque des hautes études en sciences sociales, juillet 1982, Paris, Seuil, Gallimard, EHESS, 1985.

Beckett S., En attendant Godot, Paris, Éd. de Minuit, 1986.（安堂信也、他訳：ゴドーを待ちながら。白水社、1990）

Blanchot M., L'entretien infini, Paris, Gallimard, 1969.

Certeau M. de, Histoire et Psychanalyse entre science et fiction, Paris, Gallimard, 1987.（内藤雅文訳：歴史と精神分析—科学と虚構の間で。法政大学出版局、2003）

CSW(Cahiers Simone Weil). L'Association pour l'étude de la pensée de Simone Weil, fondée en 1972(5, rue Monticelli, Paris, 14e). publie la revue trimestrielle Cahier Simone Weil, tome 1, n° 1, juin 1978(continuation du Bulletin de liaison de l'association pour l'étude de la pensée de SW, n° 1-10, mai 1974-janvier 1978).

Dujardin Ph., Simone Weil: idéologie et politique, Saint-Martin-d'Hères, Paris, PUG/Maspéro, 1975.

Éliade M., Histoire des croyances et des idées religieuses, Paris, Payot, 1986, 3 volumes.（中村恭子、他訳：世界宗教史（全8巻）。ちくま学芸文庫、2000）

Fiori G., Simone Weil, une femme absolue, Paris, Éd. du Félin, 1987.（福井美津子訳：シモーヌ・ヴェイユ—ひかりを手にいれた女性。平凡社、1994）

Giniewski P., Simone Weil ou la haine de soi, Paris, Berg International, 1978.

Greene G., Collected essays, Londres, Bodley Head, 1969.

Linhart R., L'établi, Paris, Éd. de Minuit, 1978.

Mauriac F., « Simone Weil », in Le nouveau bloc-notes, 1958-1960, Paris, Flammarion, 1961; et Le nouveau bloc-notes, 1961-1964, Paris, Flammarion, 1968.

Nobecourt J., Le vicaire et l'histoire, Paris, Seuil, 1964.

Perrin J.-M., Thibon G., Simone Weil telle que nous l'avons connue, Paris, Éd. du Vieux Colombier, 1952.（田辺保訳：回想のシモーヌ・ヴェイユ。朝日出版社、1975）

Petrement S., La vie de Simone Weil, I: 1909-1934, II: 1934-1943, Paris, Fayard, 1973.（杉山毅訳：詳伝 シモーヌ・ヴェイユ〈1〉1909-1934。勁草書房、1978；田辺保訳：詳伝 シモーヌ・ヴェイユ〈2〉1934-1943。勁草書房、1978）

Piccard E., Simone Weil, essai biographique et critique suivi d'une anthologie, raisonnée des œuvres de SW, Paris, PUF, 1960.

Ronsac C., Trois noms pour une vie, Paris, Laffont, 1988.

Schumann M., La mort née de leur propre vie: Péguy, Simone Weil, Gandhi, Paris, Fayard, 1974.

Schumann M., « Weil Simone(1909-1943) », in Dictionnaire des religions, Paris, PUF, 1984.

Sontag S., Against interpretation and other essays, Londres, Eyre et Spottiswood, 1967.（高橋康也、他訳：反解釈。ちくま学芸文庫、1996）

Wyman D.S., L'abandon des Juifs américains et la solution finale, Préface d'E. Wiesel, Paris, Flammarion, 1987.

シモーヌ・ヴェイユの作品（括弧内は著作表題の略号を示す）

書誌情報：

(AdD) Attente de Dieu, Paris, Fayard, 1966.（渡辺秀訳：神を待ちのぞむ。春秋社、1967）

(CI) Cahiers I, Paris, Plon, 1970.（山崎庸一郎、他訳：カイエ１。みすず書房、1998）

(CII) Cahiers II, Paris, Plon, 1972.（田辺保、他訳：カイエ２。みすず書房、1993）

(CIII) Cahiers III, Paris, Plon, 1974.（冨原眞弓訳：カイエ３。みすず書房、1995）

(CO) La condition ouvrière, Paris, Gallimard, coll. Idées, 1972.（黒木義典、他訳：労働と人生についての省察。勁草書房、1967）

(CS) La connaissance surnaturelle, Paris, Gallimard, 1950.（田辺保訳：超自然的認識。勁草書房、1976）

(E) L'enracinement. Prélude à une déclaration des devoirs envers l'être humain, Paris, Gallimard, coll. Idées, 1968.（山崎庸一郎訳：根をもつこと。春秋社、1998）

(EdL) Écrits de Londres et dernières lettres, Paris, Gallimard, 1957.（田辺保、他訳：ロンドン論集とさいごの手紙。勁草書房、1969）
(EHP) Écrits historiques et politiques, Paris, Gallimard, 1960.
(IpC) Intuitions pré-chrétiennes, Paris, Éd. du Vieux Colombier, 1951.（今村純子訳：前キリスト教的直観。法政大学出版局、2011）
(LP) Leçons de philosophie(Roanne 1933-1934), Paris, UGD, coll.10/18, 1970.（渡辺一民、他訳：ヴェーユの哲学講義。ちくま学芸文庫、1996）
(LR) Lettre à un religieux, Paris, Éd. du Seuil, 1974.（渡辺秀訳：神を待ちのぞむ／ある修道者への手紙。春秋社、1998）
(OeL) Oppression et liberté, Paris, Gallimard, 1955.（冨原眞弓訳：自由と社会的抑圧。岩波文庫、2005）
(PeG) La pesanteur et la grâce, Paris, Plon, 1947.（渡辺義愛訳：重力と恩寵。春秋社、2009）
(PEP) « Premiers écrits philosophiques », in Œuvres Complètes, I, Paris, Gallimard, 1988.
(PsO) Pensées sans ordre concernante l'amour de Dieu, Paris, Gallimard, 1962.
(P-VS) Poèmes, suivis de Venise sauvée; Paris, Gallimard, 1968.
(SlS) Sur la Science, Paris, Gallimard, 1966.（福居純、他訳：科学について。みすず書房、1976）
(SG) La source grecque, Paris, Gallimard, 1953.（冨原眞弓訳：ギリシアの泉。みすず書房、1998）
Simone Weil/Joë Bousquet, Correspondance, Lausanne, L'Age d'Homme, 1982.
Little J.-P., Simone Weil: A Bibliography, London, Grant & Cutler, 1973.
Little J.-P., Simone Weil: A Bibliography, supplement n.1, London, Grant & Cutler, 1979.

第5章

シエナの聖カテリーナ
教会博士

SANTA CATERINA DA SIENA

彼女は、神の教会のすべての手足を精神的に食べ尽し、
全世界を祈りによって自分の歯を使うかのごとく
噛みつ尽くすことを希求した。

シエナの聖カテリーナについて
エルミータ・デ・レチェット

「彼女は顰蹙を買わないように、時おりサラダや他の生野菜、果物を口に入れ咀嚼した後、振り向いて吐き出していた。もしほんの少しでも飲み込もうものなら、胃が苦しくなり、吐かなければならなかった。だが、こうした嘔吐は、彼女にとってあまりにも耐えがたく、顔中が膨れあがるほどのものでした。こうした嘔吐の際には、彼女は友人の一人と一緒に引きこもり、飲み込んだものを出しつくすまで、ウイキョウの茎かガチョウの羽根で自分の喉をくすぐるのだった。彼女はその行為を、正義をなすと呼んでいた。「この哀れな罪女を厳しく罰しよう」、これが彼女の口癖だった[※1]」。

「この哀れな罪女」こそ、シエナのカテリーナであった。彼女は何も食べず、食べたものを吐いてしまうため、異端の疑いをかけられた。それにもかかわらず、人生を通して聖女とみなされ、没後80年、１４６１年に聖列に加えられ、１９７０年には聖パオロ６世によって教会博士（神学者）として認定された。

神経性食欲不振症が病気として分類されるようになってから1世紀しか経っていない。しかし、宗教の領域では摂食を制限する行動（苦行、儀礼的断食）は常にあったし、今なお続いている。こうした行動が社会化されたものに留まり、一定の限度を超えない限り、これをそのまま若い女性の拒食と比較することはできない。

1. ［原注］シエナのカテリーナの死後、フランチェスコ・マラヴォルティによって伝えられた言葉。ジョエルジャンサンが引用している。Joergensen J., Sainte Catherine de Sienne, Gabriel Beauchesne ed., Paris, 1920, p.173.

シエナのカテリーナを通して、ある種の神秘主義者たちの生活、そして神秘主義一般は、違った角度で神経性食欲不振症に対して光をあて、新しいパースペクティヴを開いてくれる。

おそらく、神秘主義的生活は宗教的生活が始まったときからあったのだろう。神秘主義の地位は（拒食症者の地位と同じく）歴史的に決定されている。ミシェル・ド・セルトーによると、神秘主義について語られ始めたのは、ようやく18世紀になってからのことである。神秘主義という言葉が名詞として使われるようになる[※2]のは、神秘主義に固有の分野の成立と相関している。それまで、「神秘的（mystique）」という形容詞は、宗教的世界のすべての知識や対象、そして俗世界の不可思議な事柄のすべてを修飾する言葉であった。「神秘的（mystique）」という言葉が名詞になることによって、「分離し得る事柄（非日常的現象）、社会的類型（「神秘主義者たち（les mystiques）」という当時の新造語）、特殊な科学（神秘主義者たちが作り出す科学、もしくは彼らを分析対象として扱う科学）」などを区分することが可能になる。[※3]同様に、拒食症という分類が成立することによって、それを臨床的、家族的、社会的に記述できるようになり、その徴候を示す者を患者として位置づけることができるようになり、医学を、拒食症を対象とする研究の場とし

2. mystiqueは神秘的という形容詞。la mystiqueは女性名詞として使われ神秘思想、神秘主義の意味がある。

3. ［原注］Certeau M. de, « Mystique », in Encyclopedia Universalis, vol. II, p.522.

て確立することができるようになるのである。

神秘主義が独立したものとして分離されると同時に、神秘主義の系譜と伝統が与えられた。当時の医学は、一方では、過去にあったものの科学性を判断するために利用されていた。他方、同じ文献の集積の中で、神秘主義、聖書解釈、神学に属するものをそれぞれ区別することがやっと可能になった。17世紀になってから神秘主義とみなされるようになったのは次のものである――「正常、通常の道から外れるもの。ひとつの信仰や宗教的な典拠といった社会的単位には含まれていないが、世俗化した社会や科学的対象によって構成される知の埒外にあるもの[※4]」。

シエナのカテリーナは、神秘主義が言語的カテゴリーとして存在していなかった時代に生きていた。当時、神秘主義は、共通の信仰によって告げられたひとつの「英知」として語られていたのだ。現在では、神秘主義は伝統的な神学に囚われない実験的な知識として認知されている。社会が宗教から分離されると、〈絶対〉の体験は、より心理学的なタームで理解できる経験として受け取られるのである。

私たちは「それを言う言葉」をもっていないので、心身症的と形容される障害に苦しむのだ。同様に、神秘主義者は、言葉で表現不可能なものを表わす手段として、自分をつらぬく知覚を使った。ミシェル・ド・セルトーによれば、「恍惚、空中浮揚、聖痕、

4. ［原注］Op. cit., p.522.

食べものの欠如、感覚欠如、視覚、触覚、嗅覚などは、感覚が奏でる音楽に、固有の言語の音階を提供する」[※5]。詩的であり、かつ正確な表現だ。

これらの知覚は、しっかりと身体につなぎ止められている。中世では、これらの知覚は「並外れた（extraordinaire）」性格をもっていたが、19世紀になると「異常な（anormales）」ものとされる（シャルコーはそこを通ってきたのだ）。「神秘主義（Mystique）」は、語源的には「隠されたもの（caché）」を意味する。したがって、神秘的現象を、目に見え、しばしば人目を引きさえする心身症的表現と形容するのは逆説的なことである。なぜなら、そうした現象は、秘密の、目に見えないものを指し示しているとされるからである。神秘主義はこれらの両側面どちらか一方に還元されるものではなく、本質的なものと言われないもの（non-dit）間の、関係の中にあるに違いない。神秘的経験は、神秘主義者にとってそれとして認知する以外になく、正当化できない真理として押しつけられる。神秘主義者は、みずからの経験について「それは全くの真理だ！」と言う以外に言葉をもたないのである。ところで、神の本質的もしくは不可避的な発見は、神秘主義者の人生のすべてを巻き込む。この経験が霊的意味をもつのは、その展開があるときに――いかに特別なときであろうとも――止まらない限りである。神秘主義者にとって、経験そのものは決して本質的ではない。彼の身体は、身体機能に影

5. ［原注］Op. cit., p.523.

響を与える象徴界によって補足されているかのようである。抑圧によって印づけられた想像的な身体解剖図は、経験の法則、場所、限界を定める。一方、知覚に先行し、知覚を決定し、知覚を時代と地理的場所に従って変化させる言語的・社会的組織の中で、知覚は展開されていく。

私たちは現代の神経性食欲不振症からかけ離れたところにいるのだろうか？　そうではない。若い女性が自分の拒食の経験を語るとき、しばしば自分からダイエットを始めたと言う。その後、彼女たちにはいろいろな制約が「押しつけられる」が、彼女たちは「それはそういうものだ！」と言う以外には何も言えない。最も顕著な身体症状も、彼女たちにとっては全く無意味であり、はっきりと無視されることすらある。本質的なものは他にあり、言葉に出せない。身体は言葉にできない苦痛の場であり、言われないもの（non-dit）を言い表す言葉はない。彼女たちは通常の道を外れ、身体についての生物学的知識から離れたところに追いやられるのだ。

典型的な心身症的症状を呈する若い女性は、自分が生活している時代と文化的背景に応じて、病者とみなされたり、神秘主義者とみなされたり、または魔女とみなされたりする。アメリカの歴史家、ルドルフ・M・ベル[※6]は、14世紀のトスカーナに

6. ［原注］Bell R. M., Holy Anorexia, The University of Chicago Press, 1985.

7. 聖なる拒食。聖体拝受の際のパンとワインだけで生き延びている女性は拒食聖女と呼ばれ、当時は教会から讃えられていた。

おける聖なる拒食（Holy Anorexia）[※7]の出現と衰退の社会的条件を研究した。個人的水準で問題になるのは、みずからの個人史の中に生き、自分にとって真の人間の生き方だとみなすものを主張して戦う、必ず若い女性である。彼女たちは各々の時代に支配的な女性の社会的価値を利用して戦う。その価値とは、20世紀においては、痩せていること、健康な身体の理想化、身体スタイルのコントロールであり、中世のキリスト教社会では、霊的生活、純潔、断食である。家族的水準では、これまで順次明らかにしてきた共通点を取り上げないわけにはいかない。

シエナのカテリーナは、大量の書簡を口述した。そして、彼女の神との霊的対話（ダイアローグ）は彼女の「書記たち」によって大切に収録された。彼女の死後、その書簡は晩年の贖罪司祭であり腹心の友であったドミニコ会神父レーモン・ド・カプーによって、来るべき列聖のための『聖人伝』（食事時に僧たちの前で読まれる文章）として編纂された。カテリーナの思想と彼女の人生の物語は、その後も2世紀の間、聖なるものに捕らわれた女性たちに霊感を与えたのであった。このことは、歴史家フォーチエをして『聖人伝』を、不敬にも「文学的失敗作」だと言わせたのであるが。

聖女の人生

カテリーナ・ベニンカーサは、1347年頃のシエナに双子として生まれた。未熟児で悲惨な状態であった。母、ラパ・ピアチェンティは40歳代であり、既に22人の子供をもうけていた。子供たちは、おそらくその半分が生きのびていた。双子は、死が迫っていることが予想されたため、すぐに洗礼を受けた。そしてラパは1人に授乳するために、もう一方の子を手放して乳母に任せるという、つらい選択をしなければならなかった。カテリーナは母のもとに残り生き残ったが、妹のジョヴァンナはすぐに亡くなった。カテリーナは人生の始まりから、妊娠中に自分の一部のようであった生命を犠牲にする運命にあったのだ。母親は、カテリーナが母親のお気に入りなのは、カテリーナのためにジョヴァンナを犠牲にしたからだ、ということをカテリーナにことあるごとに思い起こさせた。犠牲は贈与とも奉納とも異なる。犠牲は「現実的」破壊を強いるのである。

ラパによると、カテリーナには兄弟姉妹とは全く違う世話がなされた。ラパはどの子供も最後まで母乳で育てることができなかった。というのも、何カ月か後すぐにまた妊娠し、母乳が変質したからである。赤ん坊は変質した母乳を拒否するので、乳母に預けられなければならなかった。カテリーナだけが、この高齢ではあるが離乳の経験が全くない母親によってほぼ1歳まで授乳された。約18カ月後、ラパは女の子を懐妊した。この子は、亡くなった双子の子の思い出に、ジョヴァンナと名づけられることになる。

カテリーナの離乳の年は、このうえない災禍に襲われた年であった。ペストが猛威をふるい、いかなる規律も機能しない社会の中で、恐怖におびえた人々は大きな被害をこうむった。死は生を遙かに凌駕していた。不幸が重なり、ベニンカーサ家は重大な財政的不運に見舞われた。こうしたことは資本主義が飛躍的に発展するこの頃には珍しくはなかった（ここは14世紀、トスカーナの大きな商業都市である）。カテリーナの父親は染物屋で、長男が2人の共同経営者と一緒に会社を設立するために力を貸した。事業はうまくいかず、2人の共同経営者も亡くなってしまう。カテリーナの兄は1349年7月にシエナの商事裁判所で重大な裁判に敗訴し、父親と社会に対して大きな負債を被る。常に実利的なものを求めるラパは、近親者の経済的な成功に何よりも関心をもっていた。彼女は新たな苦痛を伴う経験に直面しなければならなかった。それは、病と死によって荒廃した都市における長男の社会的失墜と、カテリーナの離乳である。

カテリーナには、自分の幼児期についての意識的な記憶はなかった。これはほかの人々と何ら変わりはない。しかし後に、全く違った状況でその記憶や印象が戻ることになる。1376

年に、彼女は自分の人生で最も重要だと考える政治的行動を起こすために、アヴィニヨンにいた。それは、法王グレゴリオ11世[※8]を説得し、ローマに戻ることを納得させることであった。グレゴリオ11世は、任務の重大さに恐れをなしたのか、あるいは神のしるしを待っていたのか、動揺して、彼が受け取ったばかりの書簡について彼女の意見を尋ねた。ある匿名の「聖者」が、もしローマに戻れば、毒を盛られるだろうとグレゴリオに予言したという内容のものである（この書簡は偽物で、彼の計画を邪魔するために作成されたものであることが後に判明する）。カテリーナの返答は、この想定上の「聖者」に対する、そしてそれに加え、この聖者を信用するすべての者に対する、非難と怒りに満ちたものであった。彼女はこう付け加える。「思うに彼はあなたに、母親が子供の口から乳を奪おうとするときと同じことを行おうとしているのです。母親は、乳房に何か苦いものをつけて、おいしいものを放棄するのです。すると、子供は苦みを嫌がり、おいしいものを放棄するのです。なぜなら、子供は何よりも苦さによって騙されるからです。十字架にかけられたキリストの名において、懇願します。臆病な子供のようにならないでください。一人前の男として行動してください。教皇は苦いからといって、乳を諦めるべきではありません[※9]」。

8. グレゴリオ11世。1370-1378年のあいだ在位したローマ教皇。当時は、教皇領の各地で反乱が起こり、フィレンツェは破門されていた。カテリーナは1376年に当時アヴィニョンにいたグレゴリオ11世を訪問し、フィレンツェの赦免とローマへの帰還を要請した。

9. ［原注］Sienne Catherine de, Lettres, P. Tequi ed., Lettre X à Grégoire XI, pp.184-185.

1歳の頃のカテリーナは、外見的には離乳を受け入れ、母親の欲望に従っているように見えたが、その奥では離乳体験から重要な帰結を引き出した。それは、強制的な離乳は母親の権力の濫用であり、カテリーナは失望と自分の臆病さから、その権力のされるがままに任せていたのだろうということである。カテリーナにとって、こうした権力の濫用は、明らかに教皇庁の悪魔的な崩壊と同じくらい重大なことであった。ラパは乳房以外には彼女にあまり何も与えなかっただけに、離乳はますますつらいものだったのではなかったかと問うこともできよう。たとえ苦いものであっても、乳房を放棄することは、男らしさの試練である――カテリーナは男らしさを生きる欲望と結びつけているのだ。それに対して、放棄を迫られたからといって素直に乳房を放棄することは、放棄の代償もないならば、臆病さの証である。しばらくの間、カテリーナには特別な地位が与えられていたが、それは双子の妹という犠牲を払ったうえでのことだった。そして代理となる妹がやってきて、彼女の特別な地位が終焉することは、いっそうつらいものであっただろう。生存することは男らしさを必要とする戦いであり、聖の道は間違いなく苦いものである。

「男らしさ」について言えば、シモーヌ・ヴェイユは男らしさを外に表わしていたし、後には男らしさを権利として主張した。彼女は病気の母親の胸にしがみついていた。それも、授乳によって母の身体が衰弱してしまうことが明らかであったにもかかわらず、母方の祖母が無理矢理に乳離れをさせるまでしがみついていたのである。乳離れは非常に困難だった。リジューのテレーズ※10は、母親の癌に侵された乳房を吸うよりも、すぐに死ぬことを望んだ。乳母ローズのおかげで彼女は生き延びることができたのだが、そのローズのところでは既に兄弟の1人が亡くなっていた！

カテリーナはより早いうちに生きることを選択した。彼女はすぐに活発で陽気な少女となった。彼女の宗教的関心が早熟であったことは、中世の状況からみればごく一般的なことであり、それはむしろ奨励されるものであった。

6、7歳の頃、彼女ははじめての幻視《ヴィジオン》を体験する。キリストが白衣をまとい彼女に微笑みかけたのである。何人かの聖人が太陽の光に包まれ、キリストを自分たちの光で覆っている。この外向的な少女は、超自然現象を信じ、その現象を希求している世界に生きていたが、この早熟な経験を誰にも明かさなかった。彼女と神との関係は、最初から彼女だけに関係することであった。あるいは、彼女は既に神秘主義者の「恥じらい」を表していたのだろうか？

7歳頃、多くの少女と同じように、彼女は自分の純潔を処女マリアに捧げることを決めた。しかし彼女はまた、「少なくとも可能な限り、自分の肉体から他のすべての肉体を取り除く」決心もした。この頃から、彼女は誰も気づかないうちに肉を兄にあ

10. リジューのテレーズ（1873-1897）。19世紀フランスのカルメル会修道女。カトリック教会の聖人にして33人の教会博士の1人。

げたり、小さくして猫に与えたりして、自ら肉を絶った。こうした行動は、今日私たちのところにやってくる若い女性やその両親の話の中に見出すことができる。

ある日、彼女は夜遅く帰宅して母親に叱られ、返答する――「お母様、私があなたの言いつけを十分に守らなかったり、言いつけ以上のことをやったりしたときには、どうか私をお好きなように叩いてください。そうすれば次から注意するでしょう。それはお母様の権利ですし、義務でもあります。でも、私の至らないところを見ても、どうか罵ることだけはなさらないでください。それはお母様の品格には似合いませんし、私はあまりにも傷つきます」。

カテリーナは生涯の間、母親から激しい非難を受けてきた。彼女は非常に若いうちから、決して譲歩せずに自分の身を護るやり方を編み出していた。それは、彼女が自分で適切だと判断する罰を決め、それを当然の報いだと懇願することであった（「どうか叩いてください……」）。そして同時に、母親を母親としているべき場所に連れ戻す。つまり、叩くのは義務だとしても、侮辱してはならないのである。

しかし、ラパは決して変わらなかった。カテリーナは自分のいる世界の無意味さを示し、象徴的秩序に呼びかけ、神的霊感の背後にますます立て籠もろうとしていたため、彼女にとって母は重荷となるだろう。後に、カテリーナがアヴィニヨンに出発するとき、母親は彼女を引きとめるために涙を流して、居なくなると生きていけない、と彼女に言っていた。カテリーナは自宅に戻ったとき、次のような文章をしたためた。そこでは、たいへんにきつい言葉で、彼女が母親の世界をどのように捉えているかが示されている。

「私は大きな望みを抱いて真のお母様に会いたいと欲しました。私の身体だけではなく、私の魂を通してです。もしお母様が私の身体よりも私の魂を愛していたら、お母様の大げさな優しさは、お母様の中で死んでしまうでしょう。そうすれば、お母様は私の身体的な不在にそれほど苦しむことはないでしょう。それどころか逆に、それに癒されることでしょう。なぜなら、お母様はそこにあるのは神の栄誉であることを思い浮かべ、この苦痛を受けることを欲するだろうからです（……）」。

「私が神の意志に従わなければならないということをご存じでしょうし、私がそうすることはあなたもお望みだとわかっています。神の意志は私が出発することでした。そしてこの出発には神の摂理の隠された意図が含まれ、素晴らしい結果（教皇のローマへの帰還に言及している）をもたらしました。私が残ったのは、神の意志によるものであって、人の意志によるものではありません。反対のことを言う者は誤っており、真理の中には居ないのです（……）」。

「あなたの無を理解することに専念なさってください。（……）小さなものを大きなものと取り違えなくなることでしょう。大きなものも、十字架の上のイエスにとっては小

11.［原注］Sienne Catherine de, op. cit., Lettre CCXV à Madame Lapa, sa mère, pp.1180-1182.

さな苦しみだと思えるようになることでしょう」[※11]。

カテリーナは多くの罪人や悪人達を回心させた。しかし母親からは、「精神的な」ものを要請していたにもかかわらず、「身体的な」ものしか得られなかった。彼女は、母親にも物質的財産に対するものとは違った欲望があるということを証明しようと絶望的なまでに試みた。しかし、母親からは常に自分の人生において大切なものを――たとえ神によって霊感を受けたものであっても――否定される結果に終わるのだ。ラパは世俗的人間であり、ずっとそうであり続けるだろう。つまり、生き残ることさえ容易ではない中世の世界の中で生存することと、物質的満足感が、ラパの人生を要約しているのだ。カテリーナは、母親がどのように生きたいのか、人生から何を期待しているかということに関して、母親に従わなければならなかった。

拒食症の子供とその母親との間にも、全く同じ葛藤が観察できる。母親は物質的満足の世界に生きている。義務、健康、そして何よりも社会的（または学業上の）成功を求めるのである。ところが拒食症者は他のものを要求している。拒食症者の母親の多くは「他のもの」が存在することを知らない。娘たちはこの無知を許さないのだ。

当面、カテリーナの服従は結婚に関してなされる。12歳の頃、ラパは娘に結婚の準備をさせることを決める。ラパは、体をより頻繁に洗うこと、髪を染め、整えること、男性に気に入られるようにすることを娘に命じた。カテリーナは頑として抵抗する。ラパは娘が何もしようとしないのを見て、既に結婚している彼女のお気に入りの姉のところに行かせた。カテリーナの目にはそれほど疑いをもたれていないボナヴェントゥラは、外見に気を配ることは神も否定しないと言って、母親よりも上手に彼女を説得した。両親はカテリーナが同意しているかどうかも知らずに、近い将来の結婚を目論んでいた。彼女は、外見上は全く同意しているように見えたが、後に絶対に結婚しないと断言した。

突然、悲劇が起こった。1362年の夏、ボナヴェントゥラが産褥期に死亡した。一言付け加えておくが、当時、産褥期の死亡率はきわめて高かった。15歳になっていたカテリーナは、ラパと同じく結婚して母性を選択したこの姉の死に責任を感じていた。カテリーナのこの世の中での短い人生が、神の罰を呼び起こしたのだ。誕生のときと同じく、思春期にも、彼女の人生が前進するごとに1人の姉妹が犠牲になるのだ。今回の彼女の反応はすぐに表われ、人目を引くものであった。カテリーナは、自分の罪が愛する人の死を引き起こしたので、外の世界といかなる関係ももたないことを決心した。しかし、両親は別の決定をしていた。当時は、家同士が結ばれれば結ばれるほど、より力をもつ仕組みであった。ボナヴェントゥラの死後、カテリーナの結婚はますます急を要するものになっていた。彼女が寡夫となった義理の兄と結婚する可能性が、包み隠さずに検討された。彼は父親と同じく染物屋で、シエナに政治的責任を負う立場にあり、ラパが強く執着する、家族の事業の存続と財政的安全を保証できる。カテリーナは取引可能な商品の地位に貶められていたのだ。しかし、彼女はキリスト以外を夫とすることをきっぱりと拒否している。彼女は生きていることに罪を感じ、孤立と悔悛に身を投じ、食べものを次々と減らしていこうとするのである。

8カ月後、犠牲となった双子の一方の代わりであった末娘、ジョヴァンナが14歳で亡くなる。カテリーナを結婚させようとするラパの圧力はますます強くなった。父親も兄弟たちも一緒になって、断固として彼女を従わせようとする。カテリーナと家族の間で力の対決が始まった。家族の友人である牧師が、彼女を正しい道に連れ戻そうと説得する役目を与えられた。だが、彼女のほうこそが、自分の宗教的祈願の誠実さについて語り、牧師を説得するのだ。牧師は返答に困って、彼女が本当に誠実であるのなら俗世界への所属のシンボルである髪を切るべきだと主張した。カテリーナはハサミをとり、嬉々として髪を根本からばっさりと切ってしまう。母親は髪を隠すためのヴェールを剥がし、怒って次のように言う――「髪を切ったね、いやな娘だ。でも、おまえは自分の好きなようにできると思っているのかい。おまえがいやでも髪は伸びてくるよ。おまえの心がつぶれようとも、夫をもたなければいけない。私たちの要求を聞くまでは休ませないからね」。家族はその言葉を実行に移し、彼女を離れた部屋に隔離することに決めた。彼女はそこでキリストの受難を真似て、瞑想と自分自身への鞭打ちを行う。彼女が出てくるのは、家族全体の召使いとなるときだけである。すぐにこの部屋は彼女にとって逆に恩恵だということが判明し、兄ステファノと一緒に入れられるようになる。カテリーナはこの微妙な状況を、子供時代にやったようにうまく処理する。彼女は自分だけの部屋は全く必要ないと明言したのだ。彼女は自分だけの内なるチャペルを造り上げ、このチャペルはすぐに本物の要塞になった。彼女の心の中では、父親はイエスで母親はマリア、兄弟たちは使徒なのだ。彼らに仕えるのは精神的高揚を伴う喜びであった。この態勢のまま数カ月経った後、彼女は両親と兄弟を呼んで次のように宣言する。

「神の恩寵のおかげで、私は今、分別のつく年齢に達し、より多くの知恵を得ました。私の裡にはあるものがしっかりと根を降ろしています。それを私の心から引き抜くのは石を溶かすより難しいということをわかってほしいのです。あなた方は無駄に時間を使っています。だから、結婚などの考えはすべて忘れてしまうようにしてください。私は譲歩する気は全くありませんから。私は神に従わなければなりません。人間に従うのではありません。私を召使いとして置いておきたいなら、喜んで皆のために尽くします……、そしてもし反対に家から追い出すとしても、私は自分の意図を変えません。私はあまりにも豊かで強い夫をもっています。だから夫は、私が必要とするものを欠くようなことはしないし、必要なものはすべて与えてくれるでしょう」。

クレオンを前にして、自分は人間に従う必要はないと主張するアンティゴネーと全く同じ論理（「おまえの法が、人に神の法を犯すのを許すほどに大きな力をもつとは、まず思えぬ。神の法は書かれていない法だが、それに触れることはできぬ」）を突きつけられ、父、ジャコモは最初に譲歩することになる――「これからは誰も私の愛する娘を苦しめてはならない。娘は、私たちの仲介役として、平和に、そして自由に夫キリストに仕えればよい。娘のためにこれ以上の高貴な家系の夫を見出すことができようか」。他の者たちも父親に従った。ジャコモは彼女に部屋を返した。そこでは好きなだけ己を鞭打つことができる。肉はいやな臭いがするので決して好きになれず、以後全く手をつけなくなった。ワインも、火を通したものもやめた。16歳から亡くなるまでパンと生野菜しか摂らず、水だけを飲み、体重はすぐに半分に減った。

彼女は、告解のため以外、3年間の沈黙の誓いをみずからに課した（このことは、しばしば聖人につながるさまざまな感覚的剥奪という意味をもつ）。睡眠を2日で30分にまで減らし、木の床の上で寝るようにした。鉄の鎖で1日に3度わが身を鞭打つことを一生の間続けた。己の罪業のために一振り、生のために一振り、死のために一振りである。これは要するに彼女の問題意識をよく表わしているようだ。鞭打ちは、犠牲の対象を「現実的に《レエル》」破壊する必要性を絶えず思い起こさせる。そこには、ラパの最初の犠牲と、カテリーナの犠牲にされた身体との関係が、明白に現れているようだ。

ラパは夫をあまり重要視しておらず、夫の命令にもかかわらずカテリーナへの非難を緩めなかった。カテリーナが自分自身を鞭打ち身体から血を流すのを見て、彼女は泣き叫び、髪を振り乱した。だが、カテリーナは動じなかった。神と交わした契約のおかげで、彼女は自分自身をもはや殺人者とはみなさなかった。どれほどの代償が伴おうとも、彼女はこの世とあの世の家族のすべての救済を保証する力を獲得するのである。

カテリーナは、イエスの戒律を尊重する最も敬虔な人たちが従う規律――つまり「汝が泊まる家で出される物を食べ、また飲みなさい（ルカ10、7）」――を、何度も繰り返したにもかかわらず、それをはるかに凌駕する食事制限をみずからに課した。彼女の禁欲は誰からも英雄的なものだとはみなされなかった。この時代には、何も食べずに生きることが可能であるとすれば、それが神の仕業なのか、それとも悪魔の仕業なのかが問題とされていた。ところが、20世紀では、拒食症者を理解しようとする努力がどれほどなされようと、本人を変えることが問題とされるのである。カテリーナにとって最も信心のない者、最も説得することが困難な者は、カトリックの聖職位階制のメンバーたちであった。彼女は、一生の間彼らと対面することとなった。現代では、ほとんどの場合、拒食症者は、生理学の知識を疑わない医師のところへ送られる。

カテリーナのふるまいは、彼女の最初の贖罪司祭（そしてその後の者も……）の指示とは逆であった。彼は悪魔の仕業だと疑い、1日に1度で良いから、食事をするよう命令を出した。彼女は嫌々ながら従った。食事をしないときのほうが自分はより健康で、より強く感じるからである。そうすると、彼女はひどい病気になった（これは、「もし無理矢理に食べさせられると、病気になる」と言うある種の拒食症者の主張を裏づけている）。司祭は彼女が死にかかっている状態になってやっと、彼女の次のような考えに譲歩することになる――「もし断食のやり過ぎで私が自分の体を死の危険にさらすようなら、私が自分自身の殺人者になって死ぬのを避けるために、断食を禁止しませんか？ そして、食べることによって死ぬ危険を冒すのは、断食による危険よりも重大ではありませんか？ 何度も繰り返される経験からわかるように、明らかに私は食事によって病気になるのですから、断食を禁じるように、どうしてこの場合私に食べることを禁じないのですか」。司祭は降参してこう言う――「聖霊の導きの下に行動せよ。「なぜなら神があなたの裡に引き起こす奇跡は偉大であるからだ」」。聖餐だけが彼女を支えていた。彼女は聖体拝領[※12]を毎日受けることができた。だが、中世では修道女さえ1年間に6、7回以上は受けることができなかった。カテリーナは最初の司祭から解放されたが、それでも問題がなくなったわけではなかった。一生の間、彼女の聖人性は疑問視されることになる。食事制限をしているにもかかわらず彼女は決

12. 聖体拝領。イエス・キリストの最後の晩餐に由来する宗教的儀式。パンとワインがそれぞれキリストの体と血となるとされる。聖餐もほぼ同じ意味。

して疲れを知らなかったため、悪魔にそそのかされている、偽装している、魔女だ、などの疑いが生じるからだ。彼女の最初の特別断食は四旬節[※13]から昇天祭まで続く（つまり2カ月半だ！）。彼女は何の食べものも飲みものも摂らなかったが、さらに活動もやめなかった。レーモン・ド・カプーは次のように解説している。「こうして主の処女は何も食べないでいた。そして、同時に満ちたりていた。空腹でも心は充満していた。外面は干からびていたが、内面は水の流れにひたされ、活発で機敏に動き、あらゆる出来事に嬉々としていた」。医学用語では拒食症者の「過活動状態」と定義されるものが、このとき既に完全に叙述されていたのである……。

26歳前後のとき、彼女はフィレンツェのある宗教家の男性から自分の正当性を認めてもらう必要を感じた。

「（……）私のような生き方から知り得たことに、あなたは大変に驚かれているようです。あなたの動機は神の栄光と私を救済しようという欲望以外にないことを私は確信しています。あなたは、私のために悪魔の罠と幻影を危惧なさっている。神父様、あなたが食べものに関して危惧を抱いていらっしゃることに、私は驚きません。あなたは恐れておられ、私自身も震え上がっています。悪魔の欺きが非常に怖いのです。しかし、私は神の善にわが身をゆだねます。そして、私は何も期待できないことを知

13. 四旬節。カトリック教会などの西方教会において、復活祭の46日前の水曜日から復活祭の前日までの期間を指す。

りながら、自分自身に対して用心しています。私が悪魔に騙されているかもしれないと自分で疑っているかどうか、お尋ねになりました。そして、私が疑っていないとすれば、それが騙されている証拠であると仰る。私の返答はこうです——食べものに関する、自然の力を凌駕したこの事実だけでなく、私のあらゆる他の行為についても、自分の弱さと悪魔の悪巧みへの恐れで、私のこころは常に満杯です。(……)」。

「あなたは、食べられるように自分で神に特別に要請しろとも書かれています。神父様、お答えいたします。そして、神の前で約束します。私はそうするためのすべての方策を試み、1日に1、2度、何かを食べるように努力しています。私は神に祈り続けました。他のすべての人々のように生きる恩恵を与えてくださるように神に祈り、祈り続けます。それが神の意志であるなら、それは私の意志でもあるからです。安心してください、私はあらゆる努力をした後で、たびたびこの弱さをよく調べてみました。思うにそれは、神がみずからの善において、私の大食の悪癖を正すために私に与えてくださったものなのです。私は愛によってその悪癖を正す力をもっていないことをおおいに嘆いています。今ではどのような食生活を送ればよいのかわかりません。神の栄光と私の魂の救済のためになるなら、神父様から永遠の〈真理〉に祈っていただきたい。神のお気に召すのなら、私に食べものを摂取させる恩恵を与えてくださるように、と祈っていただきたいのです。神の完全な善は、神父様の祈りを冷たくあしらうことはないと確信しています。お願いですから、あなたがご存じの救済手段を私に書き送ってください。それが神の栄光のためならば、私は喜んで実行します」[※14]。

おそらく、16世紀の若い女性が、自分は神の霊感を得ていることを聖職者の権威に説得することは、20世紀の若い女性が、食べないことは自分にとって生きるための唯一の道であると言って医師を説得するよりも、困難であるに違いない。だが、戦術は同じである。外見上は従うように見せかけ、協力するふりをして、同時に最低限しか食べないのである。中世の宗教界の文化的要請や、指導司祭によって課せられたモデルに反抗することは、医療制度と戦うことと同様に困難である。みずからの感覚（痛み、疲労、飢え、性的欲望）を支配して自分の人生にひとつの意味を与えようと試みたすべての若い女性の中でも、説得に成功したものはほとんどいない。粘り強さ、意志、情熱、そしてカテリーナのカリスマ性があってはじめて達成できるのだ。彼女の身体は理想によって貫かれている。これはおそらくカテリーナの優越した点であろう。彼女が引き起こした反応は、20世紀の若い拒食症者が引き起こすものにそのまま比較され得る。あるものは感嘆し、また他のものは疑念、不信、さらには憎悪の感情をもった。そしてすべての者が、明確な意志をもって彼女を服従させようとした。

彼女の伝記作家の一人、ジョエルジャンサンは、シエナのカテリーナが拒食症者で

14. ［原注］ Sienne Catherine de, op. cit., Lettre CCCXIII à un homme religieux de Florence, pp.1502-1509.

あるとは疑わず、彼女の食習慣についてはほんの少ししか触れていないが、次のように書いている――「カテリーナが魂を揺さぶる才能を備えていたことは明らかである。彼女を前にすると誰も無関心ではいられなかった。彼女を愛するか憎むか、彼女についていくか彼女を迫害するかのどちらかだ」[※15]。シモーヌ・ヴェイユを知っていた人々は、多かれ少なかれ同じことを言っていた。ヴェイユも理想に貫かれた身体をもっていたのだ。しかし、権力は医学、聖職、政治の別にかかわらず、厳密な「正統派」から外れた過剰な表現を恐れるのである。

さて、カテリーナの話の続きをしよう。母親は、カテリーナの自己破壊をやめさせることをまだ諦めていなかった。カテリーナは悔悛にもかかわらず、絶えず悪霊に囚われていた。彼女は、ドミニコ会に入らない限り自分の純潔の願いを叶えられないのではないかと疑っていた。そこで、ドミニコ会悔悛第三会の修道女に加わる望みを表わした。その修道女たちは、ドミニコ会の白衣を覆う大きな黒いマントにちなんで、マンテラーテという異名をつけられていた。それは「世俗」の女性のグループで、しばしば寡婦または熟年の未婚女性からなり、修道院ではなく自宅に住み、かなり大らかな規則に従っていた。この選択はかなり変わっている。というのも、この頃の彼女の年齢だと、当然、修道院に入るべきだっただろうからである。ラパはこの選択に反対ではあったが、

15.［原注］Joegensen, J., op. cit., p.274.

最初に修道女たちに相談しに行った。そのときには、修道女たちはカテリーナを思い留まらせようとした。彼女たちはカテリーナに会わずに、猶予期間を要請した。その猶予期間の間、カテリーナは贖罪の苦行を緩めなければならなかった。カテリーナはそれに対して何も反応しなかったが、重い病に陥った。彼女は病（天然痘？）を利用して母親を譲歩させようとした。「私に元気になってほしいのなら、悔悛の修道女たちの一員にさせてください。さもないと、私に呼びかけてくださった神と聖ドミニコによって、お母様が私に会えなくなることを恐れます。修道服であろうが、どんな服を身に纏った姿でも会えなくなるのです」。ラパは脅しに乗って、修道女たちのところに戻り、最初の訪問の際には見せなかったような熱心さで懇願した。修道女たちは、あまり制約の無い世界に留まる運命にあるので、カテリーナがあまり美しくないという条件、そして母親と娘がこの参加に同意するという条件で、自分たちの態度を変えることを受け入れた。最も慎み深いマンテラーテたちまでが、カテリーナを一目見るために出向いてきた。マンテラーテたちが出会ったのは、病によって醜くやつれてはいるが、神への奉仕に参加しようと必死になっている若い娘であったので、入会が許された。カテリーナは数日で病から回復し、母親の最後の抵抗にもかかわらず、ドミニコ会第三会の服を纏うことになった。

カテリーナの選択には多くの注釈がなされた。レーモン・ド・カプーはそこに超自然的原因を見てとった（聖ドミニコが彼女を導いたようだ、と）。他の聖人伝記作家は、彼女は謙虚さから自分が修道女にふさわしいとは思わなかったのだと考える。しかしそれは妥当な説明とは思えない。なぜなら、そうした謙虚さの痕跡はどこにもないからだ。マンテラーテの秩序は優れて軍隊的であり、信仰と教会の擁護に捧げられており、若い処女の娘ではなく、寡婦や熟年の独身女性のためにあったのである。この選択を理解するためには、カテリーナの回心の状況を思い起こさなければならない。彼女は2人の姉妹を失った後に示された道へと身体をためらうことなく投げ入れる。彼女は寡婦のように喪に服しているのである。生まれてこのかた母親のファンタスム[※16]の中で生き延びてきた彼女は、お気に入りの妹の死は、自分がこの世に入ることを受け入れたせいであると考えた。2人目のジョヴァンナの死は、自分がほかの人間の犠牲のうえに生きているのだという考えを彼女に確認させる。カテリーナは、神と交された契約の最後に、生者は死者の置き換わりであるという母親のファンタスムを体現する任務をみずから引き受けた——ラパは25人の子供を産んだが、生き残ったのは少数だったのである。そして、贖罪の苦行によって自分の立場を完全なものとすることを怠らず、自分の家族の全員の霊的救済を保証しようとしたのである。それゆえ、彼女が自分の家族の中でしか生きることを望まなかったのは、当然のことに思える。活動家の地位を選択することも、このうえなく彼女にふさわし

16. ファンタスム fantasme。主体がみずからの欲望を維持するために用いる想像上のシナリオや枠組みのことを指すラカン用語。ここでは、母親が自分の思うように子供を支配しようとする態度を指す。

い。表面上の理由が何であれ、活動家的運動は拒食者の行動に特徴的である。この選択には、彼女の両親の意図がある程度込められていると読み取ることもできる。すなわち、彼女が第三会の会員になるのを許すということは、まだ彼女を取り戻す希望があるということなのだ。なぜなら、この会の規約はまだ教皇庁に承認されておらず、少なくとも1352年までは、何の困難もなしに脱会することができたからだ。※17 拒食症者の両親が、入院であれ、寄宿舎に入るのであれ、それが治療目的であり、一時的なものだと思えるとき、より簡単に娘を手放すことに同意できるのと同じである。

ドミニコ会の服を纏ったカテリーナは、自分の身体をほとんど完全に支配していた。しかし、彼女は近親者の救済に関しては自分の力の証をまだ得ていなかったため、悪魔に苦しめられ続けていた。父親の死はひとつの節目になっており、それをきっかけとして神と交された契約の内容が伺えるようになった。彼女が21歳のとき、父親は重大な病気になった。父は家族の中で唯一彼女に援助を与えた者であり、父親もそのことを晩年になってからやっと理解するようになった。彼女は父親と話をし、彼が自分自身との折り合いをつけ、死を覚悟していることを理解した。彼女は、父親の病の治癒のためではなく、煉獄の苦しみを免れさせるために祈った。神からはこのような返答を得た——確かにジャコモはよい人間であり、愛情深い父親だ。だが、彼

17. ［原注］ Fawtier R., Canet L., La double expérience de Catherine de Sienne Benincasa, Paris, Gallimard, p.59.

はあまりに長く世界の罪の汚れの中で生きてきたので、煉獄を免除することはできない、と。カテリーナは考え、神に次のような調停案を提案した。父親は直接天国に行き、その代わりに彼女がこの世で彼の正当な罰の重荷を背負うというものだ。カテリーナはそれが聞き届けられたという証を得る。というのも、ジャコモの死の日（1368年の夏）に、彼女は空に聖人達とともにある父を見るからである。彼女は同時に内臓に激しい痛みを感じた。そしてその痛みはずっと続いた。魂をもつためには身体が必要である。理想に貫かれた身体は、魂についてのディスクールによって再現された神秘的身体解剖図に従って表現される。過ちと償いを互いに掛け合わすことによって下支えされた、この救済のための交換理論を、カテリーナ以上にうまく表現した者は誰もいない。父の死後、カテリーナは、神との直接的かつ個人的なつながりという性質に、より大きな自信を得た。一方、母の救済については、全く別の調子で得られることになる。

実際、2年後にラパは病気を患うが、父のときとは状況は全く異なる。ラパは全く死ぬつもりはない。カテリーナは牧師と面会するように頼んだが、ラパはそれを聞こうとしない。ラパは娘のことを「冷たい」と言って責める。娘が大きな力をもっているのであれば、潔く死ぬことを説くよりも病気を治してくれたほうがよいでないか、というわけである。いくつかの証言によると、ラパは本当に最後の洗礼もせずに亡くなったそうだ。そのとき、カテリーナは神に次のように語りかけている。

「父なる神様、あなた様が私に約束してくださったのはこれではありません。私の家族全員が救われるはずでした。今、母は告解もせずに亡くなりました。ですから、母をお戻しください。私が望むのはそれです。あなた様からお母様を返していただけない限り、私はここから生きて出てまいりません」。神はそれを叶えた……ラパは80歳を過ぎるまで生き、カテリーナの死を看取ったのである。

カテリーナは、〈自分の〉意志を、神の意志であるかのように人間に課した。しかし、神に対しても〈自分の〉意志を課し、証を要求するのだった。彼女は常により多くの証を要求し、それを主に身体的感覚の形で受け取っていた。書記の1人の報告によれば、ある日カテリーナは、自分の罪について悲嘆の涙を流していた。イエス・キリストが彼女の過大な苦しみに同情して、「わが娘よ、泣くのはおよし。おまえのすべての罪は許される！」と言ったところ、カテリーナはこう返答する――「その確かな証拠をください。私の犯した罪はあまりにも多く、あなた様を信じられないのです！」。すると主は手をさしのべて罪を赦す言葉を彼女に告げた。彼女の祈りは取引であり、それは母親に対する脅しの場面とも、拒食症者が医師や家族に行う脅しとも、それほどかけ離れたものではなかった。愛がカテリーナの要請であるならば、彼女にとっての〈愛〉である神は、その愛の証を彼女に与える力をもつ唯一の者であろう。神は常により多くの愛の証を与えるのである。ところが、彼女は常に満足しない。何と言おうとも、与えられる愛は彼女を存在のうちに住まわせるのに充分なものではなく、彼女が神に要求するものは激化の一途をたどるのだった。彼女は問いかけを繰り返し続け、神が自分自身で存在の問いを提起することを望んだ。神は「在る〈者〉」であり、彼女は「在らぬ者」なのだ。拒食症者は母親にこう言う――「私は、存在としての私を破壊する愛を意味する食べものを拒絶する。なぜならあなたは私に存在を与えることを拒絶するからだ」。拒食症者は絶望的に、自分の周囲の誰かを必死に〈他者〉として、つまり彼女の欲望を正当なものだと保証する者として立てようとしている。

父の死後、カテリーナの青春時代は終わる。兄たちは再び事業に失敗する。1368年9月、貴族の反乱が起こり、ベニンカーサ家とつながりのあった〈12名〉の人民政府を打ち倒す――〈12名〉とは、1355年に成立した人民政府である。この政府は、政権を握る12人の市民から2カ月ごとに2人を選び、彼らに交替でコミューンの指導を任せていたのである。カテリーナは兄たちを隠して彼らの命を救うが、兄たちは最終的にシエナを去ってフィレンツェに移らなければならなかった。その後、彼女が家族に宛てた手紙は短く、冷淡なものであった。彼女は兄たちに、けんかをせず母親を敬うようにと注文をつけた。「あなた方は母に対して義務があるが、母はあなた方に義務はない。母はあなた方に自分の肉を与えたが、あなた方の肉は奪わなかった」[※18]。確かに、ラパは子供たちに物質的成功を強く追求させようとしたが、寡婦となり息子たちに見捨てられた。しかし、シエナに残ったのはラパの意に反することであった。カテリーナは、自分のようにマンテラーテの会に入るように母親を説得したが、2人の間の溝は埋まらなかった。

　近親者への義務を果たしたカテリーナは、別の大義のために身を捧げた。教会の改革である。教会は、みずからの真の富は魂であって、物質的な富ではないということをもう一度考える必要性があったのだ。教会は、あらゆる制度と同じように、身体をもたない。しかし、真理を言うために、神の力は身体を必要とする。教会という制度の中心的な主体は「聖なる教会の神秘的身体」である教皇、すなわち神の力が語る媒介となる者である。というのも、神の力には身体がないからである[※19]。あらゆる宗教的文章において、教会がこのように身体を欠いていることが逆の肯定、つまり教会は身体であるということによって否定されていることを指摘しておこう。もしそれが本当なら、教会は語るために誰も必要としないであろう……。

　ピエール・ルジャンドルは、13世紀における教皇の身体の扱いに関心を抱いた。「最高位聖職者の取り扱いをみれば、いかに人間の身体が唯一のものとされ、完全

18.［原注］ Sienne Catherine de, op. cit., Lettre CCCLVIII à Benincasa, son frère, p.1356.

19.［原注］ Legendre P., La passion d'être un autre – Études pour la danse, Paris, Seuil, 1978, p.181.

に疎外され、そしてほとんどの場合フェティッシュ化されるのかがわかる。この特別な身体は、生きた〈法〉が宿る場所であり、あらゆるものを美的に凌駕している。このまさに神話的なケースでは、荘重化は決して止むことがない。そして、神話的なディスクールは、生活の細かなふるまいに至るまでコード化するために、絶えず現前したままであり、その語り口自身が恒久的な儀式となった。教皇は文字通り制度にはめ込まれている。というのも、彼が真理のパロールの源泉そのものとして敬われているからだ。彼の口は、真理を語る力をもっており、そしてこの聖なる穴を他の者たちに開いて真理を他の者たちに語る力をもっていることから、とりわけ傑出したものである（枢機卿の命名の儀式のひとつは、教皇がまさに相手の口に向かって呼びかけて、彼らに口を開いて語るところにある）。この聖職者の奇跡的な口は典礼の口づけを受け取る。この口は、儀式と同じような最高度の正確さをもって規格化され進行する食事を通して、食物を受け取るのである。言い換えれば、この身体は、通常の身体になされる配慮とは比べものにならない注意と手入れの対象となるのである[※20]」。

教皇の身体に対するこのような扱いは、カテリーナの意に適ったであろう。14世紀の後半には、そのような身体の扱いは存在しなかったため、彼女は身体と魂の両方を教皇に捧げるのである。カテリーナは既に聖人としてみなされている。彼女の身体は、神の

20.［原注］Legendre P., op. cit.

名で言葉を語り、神が表現されたということの証をもたらす。この奇跡は神明裁判[※21]、つまり、真なるものの奇跡は身体の試練を通して生じるが、この身体の試練の裁判なのである。

彼女は自分が神と直接関係していることを確信し、アヴィニョンに住んでいる教皇グレゴリオ11世に手紙を書き、ローマに戻るように説得する。歴史的にほとんど確かなことだとされているが、当時、教皇はローマに戻ることについて既に用意しており、政治的に適切な出発のときを待つばかりであった。教皇の帰還はイタリア統一のための希望であった。教皇が統治していた国は数多く、教皇がいないために互いに戦いあっていることが常であったのである。教皇が、安楽で腐敗した生活をしつつアヴィニョンに滞在し続けると、イタリアの、そしてとりわけローマの対立教皇が指名される恐れがあった。

カテリーナの手紙の調子は非常に注目すべきものである。彼女は、説明もなしに教皇の行動を指示し、堂々と真理を命令するのである。彼女はほとんどの場合、命令調で言い伝える。もしくはフレーズを「私は望む。そしてあなたに命令する」と始める。教会を改革するため、そして司祭たちのスキャンダルを減らすために、教皇は次のような案に従わなければならない――ローマに帰還し、異教徒に対する十字軍を組

21. 神明裁判。身体に試練を与えて、その結果によって神の意志を判定する方法。たとえば火傷を意図的に負わせて、その傷が化膿すれば有罪となる、など。

織すること。「聖十字の旗を揚げよ。このキリスト教者の守護の旗により、私たちは戦争から、私たちの内部の対立から、堕落から解放され、異教徒は自分たちの過ちから解放される」[※22]。十字軍は100年前の聖ルイの敗北以来試みられていないが、十字軍の考え（これもまた「拒食症的な」戦闘的態度である）は、彼女が世界の有力者たちと交した多数の書簡を説明してくれる。彼女は、教皇をヨーロッパおよび文明の先頭の位置に戻すために、有力者たちに向けて常に変わらない調子で教皇に対する財政的支持と絶対的服従を要求した。彼女は服従というものを知らず、教皇に対しても優位を保ち、傲慢でさえあった――「もしあなたがこれまでは厳格さに欠けていたとしても、残された時間は勇気ある男としてふるまい、あなたが〈代理〉を務めるキリストに従うことを要請し、懇願する」[※23]。あるいは、毒を盛られる危険があると教皇に信じ込ませようとした虚言者について――「ご覧なさい、聖なる父上。彼は、自分が知っている人間の最大の弱点につけこんで、あなたを誘惑しているのです。とりわけ、臆病で、自分自身に対して気取っているような人間、身体のほんのわずかな苦痛をも恐れ、何よりも生を好む人間の弱点につけこんでいるのです」[※24]。カテリーナは自分を制度の場所に置き、キリスト教共同体への服従から逃れる。彼女にとって制度とは、彼女を通して語る〈他者〉であり、〈教会〉では

22.［原注］Sienne Catherine de, op. cit., Lettre V à Grégoire XI, p.168.

23.［原注］Sienne Catherine de, op. cit., Lettre I à Grégoire XI, p.146..

24.［原注］Sienne Catherine de, op. cit., Lettre X à Grégoire XI, p.181

ない。彼女は時おり教皇を「私の優しいパパ（Babbo mio dolce）」と呼んでおり、教皇に敬服していた形跡はほとんどない。しかし彼女は、教皇の権力を支えている神、すなわちこの未知でありながら親密な大文字の〈他者〉との聖なる関係によって、教皇が代理している神に完全に身を捧げているし、捧げ続けるだろう。

聖女の政治

グレゴリオ11世のローマへの帰還は、彼の栄光のときをなしている（少なくとも、レーモン・ド・カプーの『伝説』の中ではそうである。というのも、歴史的資料にはそのいかなる役割の痕跡もない……）。しかしそこから、事態は悪化することになる。少女時代のカテリーナは、同じような方法で父親から初めての勝利を得た。中世の教会が教皇に敬意を払っていなかったように、父親は妻から尊敬されていなかった。カトリックの教義では、〈教会〉はキリストの「妻」であり、とりわけキリストの神秘的な身体である。「私は、教会であるキリストの身体のために、キリストの苦しみに欠けているものを、私の肉体の裡に実現する」（コロサイの信徒への手紙1、24)。カテリーナとキリストは、外部が内部となるような直接的な関係にあった。カテリーナはみずからの身体の裡にある母親に対して無関心ではなかったが、それと同様に、〈教会〉にも無関心であるはずがなかった。しかし、彼女は母から認められることや評価されることを期待しなかったし、それを〈教会〉からも期待しなかった。もっとも、彼女は〈教会〉を改革したいのではなく、神の恩寵を売りさばく密売人という名がふさわしい司祭たちを改革したいのであった。〈教会〉の司祭(彼らは身体をもっている!)の生活は、ラパや兄たちの生活と変わらない――「どちらの側に目を向けても、各々が堕落した意志をもって自由裁量の鍵を握っているのが見える。在俗司祭、宗教家、聖職者たちは、混乱と腐敗を通してこの世の快楽や名誉、富を熱心に追求している。しかし、私をとりわけ悲しませることは、そして神の前で最も忌まわしいのは、聖なる〈教会〉の神秘的身体に植えられた花を見ることである。甘い匂いをまき散らしてくれる花、己の命を美徳の鏡とすべき花、神の栄誉と魂の救済を味わい、愛さなければならないはずの花。この花たちが、反対に、吐き気を催すような罪の悪臭を放っているのである[※25]」。自分の神秘的体験に力づけられたカテリーナは、腐敗したものを命名し、それを制度の中に認める。彼女は禁欲によって純粋性に到達しようとするが、彼女自身もまた、与えられた苦痛によって腐敗している。現代の拒食症者

25.［原注］Sienne Catherine de, op. cit., Lettre XII à Grégoire XI, p.192.

は、腐敗したものを彼女が外部から受け取るもの（食べもの）の側に認める。そして自分の内部では、太って汚れた、胸のむかつくような肉に腐敗したものがあるとする。その反面、痩せることは、純粋性を勝ち取ることや、清潔であることに結びつけられる。

カテリーナは、禁止令に縛られていた都市の平和に関して、ローマ教皇領の諸国と交渉するための仲介役として志願した。こうすることで、彼女が真に独立した政治的行動をとったのか、それともシエナの、そしてとりわけフィレンツェの宗教的、政治的権力によって操作されていたのか、という問いについては返答を保留しよう。この複雑で長期にわたる交渉——一方では、教皇を説得し赦免を行わせ、他方では反逆者たちを説得し服従させること——は約2年間続いた。温和なグレゴリオ11世はローマへの帰還後すぐに亡くなってしまったので、彼女は続く2人の教皇の下で交渉を進めた。いずれにせよ彼女は懸命に活動した……。

ある詩人はこの時期の彼女についてこう言っている——「彼女は人々の救済を考えるあまり、いかなる地上の糧にも手をつけなかった」。苦痛は彼女を「蝕む」が、彼女は「常に明るく微笑んでいた」。

ウルバヌス6世[※26]が選出されると、カテリーナにとって暗い時期がやって来る。それにはいくつかの理由がある。彼女が〈教会〉改革の希望のすべてを託していたウルバヌス6世は権威的であり、乱暴かつ暴力的で、いかなる忠告にも耳を貸さなかった。カテリーナは、手紙で彼にそのことを激しく責め立てたが、その後絶望した。ウルバヌス6世は彼女の祈りを聞くことは望んでも、それ以上のことは望まなかったのである。

教会大分裂が今にも始まろうとしていた。この分裂は、それまでのカテリーナの行動のすべてを疑問に付した。彼女がグレゴリオ11世をローマに帰還させたときに神の導きがあったのならば、分裂が起こるはずがないからである。分裂が起こるとすれば、それは神の意向ではなく彼女自身の意向である。彼女を「母（Mamma）」とする弟子たちによって発案された呼びかけは聞き届けられなかった。ローマに行き、教皇の周りに相談役になるような宗教的共同体を設けよう、という呼びかけである。彼女はそこに〈教会〉が聖人によって統治されるという大きな〈宗教的信仰の〉夢を再び見出すのだった。だが、分裂黎明期の聖人たちは自分たちの住処が静かであることを好むのであった……。

カテリーナの手紙は、彼女が教会大分裂のメカニズムをどのように捉えていたのかを知るうえで貴重である。彼女は自分が正しいと確信しているので、ウルバヌス6世の正統性を擁護することになる。その擁護は力強くはあるが、反復的で一義的でもある。ウルバヌス6世は正当に選出されたようだが、任命されてすぐに重大な

26. ウルバヌス6世。グレゴリオ11世の死去後に即位したローマ教皇（在位期間：1378-1389年）。教会の改革を推し進めるが反発を招き、同時に2人の教皇が誕生する教会大分裂が起こることになる。

心の障害を呈していた。暴力的な態度や言葉によって、彼を支持してくれた枢機卿たちに背を向けたのである。枢機卿たちは彼を転向者、不当に地位を得た者であると宣言し、彼を教皇として選出したのは「ローマ人教皇」を要求する人民の圧力のせいであると言い張った。そこで、枢機卿たちはアヴィニョンで対立教皇クレメンティ2世を選出した。この出来事が大分裂であり、宗教と下劣な司祭たちを区別しようとする考えの広範な流れの到達点である。

ウルバヌス6世を極端論的に擁護したことが、カテリーナの最後の戦いで、彼女はこれに敗北した。それは彼女にとって生きるか死ぬかの問題であった。なぜなら、この大義によって、彼女は自分の人生にひとつの意味が与えられると信じていたからである。彼女は、ウルバヌス6世に対立して反乱を起こしたフィレンツェの領主たちに向けて、絶対的な神権政治論者として手紙を書いた。「地上のキリストである我らが父に反抗する者は、死を宣告される。なぜなら、彼に反することは、天上のキリストに反することになるからだ。教皇を讃えることによって、私たちはキリストを讃えるのだ。教皇を軽蔑することは、キリストを軽蔑することに値する。兄弟たちよ、よくご覧なさい。そして信じなさい。あなた方の不服従と迫害によって、あなた方は死の中に、神の憎悪の中にいる。(……)私は、神が欲することを、神があなた方に命ずることをあなた方に言うのだ[※27]」。これ以上鮮明に〈父〉の法を敬わせることができるだろうか?

以後、彼女はどこに行こうとも無残に失敗する。なぜなら、彼女の一徹さと確信がいかなる妥協も許さないからだ。彼女は、枢機卿、ナポリ女王、フランス国王、フィレンツェやシエナやペルージアの都市、これらすべてを動かしている政治的な動機を想像さえせず、ウルバヌス6世が正当な教皇であることを根気よく主張し続けた。彼女の意見に賛同できない者は、悪魔の化身、もしくは悪魔になりかかっている者である。彼女はウルバヌスの正当性についての確信をもち、必死でそれを支えようとするのであるが、それを正当化するような彼女自身の幻視や啓示については一切言及していない。というのも、彼女が自分自身の権威をもとに語ることは、この闘争における彼女の個人的な関わり合いを露呈させてしまうことになるからである。

苦行に疲れはて、さらに自分の失敗にうちひしがれた彼女は、ウルバヌス6世に宛てて自分の人生を〈教会〉のために捧げる決心をしたと告げる手紙を書く。「私は、あなたと聖なる〈教会〉のために、涙と労苦の中で、信心深く、つましい、そして忍耐強い祈りの中で自分の人生を終えたい。（……）聖下[※28]は、神を畏れる忠実な者たちに囲まれることを望みたまえ。あなたの宮殿において言われ、なされることが、不幸にもあなたの敵となる悪魔の化身に、対立教皇とその信奉者にもたらされないことを願う[※29]」。

27. ［原注］ Sienne Catherine de, op. cit., Lettre XLIX aux seigneurs de Florence, p.403.

28. 聖下。教皇の尊称。この手紙の宛先であるウルバヌス６世を指す。

カテリーナは死ぬまで何も食べないことを決心する。「私の身体はどんな食べものも受けつけない。一滴の水さえも。苦痛はかつてない程に激しく、私の命は1本の糸でのみ支えられている」[※30]。この糸はそれほどか細いものではなかった。というのも、飲まず食わずでも、カテリーナはまだ3カ月の間生き延びたからだ。フラ・バルトォメオ・デ・ドミニチ[※31]はローマに駆けつけ、「彼女の哀れな小さい身体を見た。あまりにやせ細っており、骨を1本、神経を1本とたやすく数えることができたであろう」。臨終の際に彼女は自分の青春時代の不安定さを思い出している。彼女は、自分の人生のすべてがひとつの挫折に過ぎないのではないかという恐れに悩まされていたのである。〈教会〉の改革が、彼女の最後の瞬間にまでつきまとった。自分の身体を生命の祭壇に生贄として差し出しても、まだ十分ではないのだ。

29. ［原注］ Sienne Catherine de, op. cit., Lettre XXI à Urbain XI, p.233.

30. ［原注］ Sienne Catherine de, op. cit., Lettre CXLVIII à Maître Raymond de Capoue, p.916.

31. フラ・バルトォメオ・デ・ドミニチ。1343 年生まれのドミニコ会修道士。

天使の食べもの

姪のエウジェニアに宛てた手紙の中で、カテリーナは「天使の食べもの」を味わいたいという欲望を述べている。「私の大好きな娘よ。想像してみてちょうだい。この食べものはこの世ではなく、あの世でしか得られないということを。(……)でもあなたはこう言うでしょう。天使の食べものって何? と。答えてあげましょう。それは神の欲望、魂を引きつけ、魂を神と重ねあわすあの欲望です[※32]」。

カテリーナは、身体と魂が罪によって切り離されずに和解するという希望をもって、自分の欲望を天においた。彼女の苦行と身体的な禁欲は、この欲望の最も近くにいることを可能にしてくれる。それは、「生かした―ままに―保つべき―死」、常に生き延びて、無であること、すべてになることであり、欲望に至るために欲求をあきらめることと、である。

要請を「直接に」〈他者〉に出すことによって、もしくは医師に対して自分は自分に必要なものが何であるか知っていると宣言することによって、拒食女性は自分の身体そのものを、純化され、やせ細り、無性的な、理想的〈主体〉にする。「私」と言いながら

32. [原注] Sienne Catherine de, op. cit., Lettre CCV à Sœur Eugénie, sa nièce, p.1137.

ら、「何々の名の下に」と語る拒食女性は、真なるものを言うことができる唯一の者であり、制度を危機に陥れるのである。このような理想に近づくには、非人間的な身体が必要とされる。ピエール・ルジャンドルは、魂の理論を定義して、信者にとっての〈他者〉を次のように位置づける。「もし身体の運命が地上の空間の外にあるとすれば、つまり私が従う私（le je que suis）は死んでいないがゆえに語り得ない空間にあるとすれば、もしこの身体が〈他者〉であることを待っているとすれば、言いかえれば、「他の―身体」との愛の欲望が実現する天上の場所にこの身体が到達することを待っているとすれば、この時間の外の生、唯一欲望できる生は価値をもたなければならない、つまり交渉されなければならない。なぜなら私たちには交換すべきものがあるからだ。もし身体が欲望、絶対的に存在することの欲望の場にないことで苦しむのならば、地上の生は苦痛な待機である。道徳的神学は、この引き裂かれた待機を受動的な無関心（怠惰の罪）として定義するのではなく、この世における裂け目を忍耐強く拒否することとして定義している。この世では欲望の道は閉じている。なぜなら、私たちの条件は私たちが共鳴する〈法〉の下で生きることだからである[※33]」。

　拒食症者はこのような法の下で生きることを受け入れない。それと同じように、カテリーナは母親によって不当にも取りあげられた母乳と「天使の食べもの」を交換したの

33.［原注］Legendre P., op. cit., p.101.

である。それは彼女の欲望の場所、神と直接交流する場所では、キリストの血によって口唇的に象徴化されている。彼女の手紙はすべて「私はキリストの貴重な血の中で書きます」と始まっている。そして血への崇拝は、キリストへの熱烈なる思いと対をなし、至るところにみられる。

「十字架にかけられたキリストの血にあなたが浸されて溺れる姿を見たい、と私があなたに言ったのは、そういう理由なのです」。

「十字架にかけられたキリストの傷の中に隠れなさい。十字架にかけられたキリストの血に浸かりなさい。十字架にかけられたキリストへの愛のために、汚辱、恥、侮辱から立ち直りなさい」。

「血の中で、私たちは慈悲の源を見出す。私たちの冷酷さを打ち破る血、苦いものを甘くする血、重荷を軽くする血……、さらにこの血は美徳を熟成させ、この血の中に溺れて酔いしれる魂は、真なるものと堅固な美徳を纏うのです」。

カテリーナが語る血は、キリストの受難の際に実際に飛び散った血でも、聖体拝領の際の束の間の血でもない。それはみずからの霊性において「永続する」血である。つまり、それは私たちの裡にあり、私たちはその裡にあるのである。こうした礼拝はカトリックの伝統に既にあったものである。受難の地に流された血はキリストとつながっており、それゆえ崇拝に値する。血への信仰は存在する。なぜなら血は象徴的なものを運ぶからだ。この信仰はとりわけ14世紀につちかわれたものであるが、その前に、血の源泉、すなわち十字架にかけられたキリストの5つの傷への信仰があった。

カテリーナにとって、血は母のミルクとも象徴的に同一である。それは彼女が受け取った唯一の性的享楽であり、離乳の苦しみを再び示すものである。彼女は聴罪司祭に次のように語っている。ある幻視《ヴィジオン》の中で、「母親が新生児におっぱいを出すように」イエスが長い間脇腹の傷を見せた。すると彼女は強い欲望を感じ、泣きだした。イエスは彼女を腕に抱き、彼女の唇を聖なる傷口にあてた。

ある日の夕方、長い断食を終える瞬間がやってきたとき、イエスは彼女が食べようとしているパンを掴み、脇腹の傷口にあてた後に彼女に返した。パンはミルクと蜂蜜の味がした。崇拝は伝達不可能な経験である。それは、要請を通ってやってくるディスクール的経験である。カテリーナのキリストへの崇拝は、食べものに対する想像的な欲求の満足により満たされた。魂も栄養を摂らなければならないからだ。カテリーナは、天使の食べものを受け取るために自分の身体には何も与えず、自分が欲望することができる空間を探すのである。食べものをひとかけらでも減らすと、その分だけ欲望は少し増える、と拒食女性は言う。彼女は3種類の祈り（継続的な祈り、声を出す祈り、心の祈り）を記述しているが、中でも心の祈りを次のように定義している。「心の祈りは、神の愛の中で美徳を生み出し、美徳を隣人愛の中で育む母親そのものである」[※34]。もしラパがもう少し「ましな」母親だったなら、つまり子供に対して欲望が閉じられていない人間だったなら、カテリーナが与える定義にかなっていたであろう……。

今日の女性にとって到達すべき身体的、社会的目標は、痩せているだけではない。身体は、健康で、筋肉質で、磨かれ、自然の匂いはなく、体毛がなく、科学的に栄養を摂り、常にコントロールされ、何も隠さずいつでも見せられ、最後に、ほとんどエロティックではないということも要求される。拒食症者は、第二次性徴の最初のしるし（月経、体毛、乳房、おしり、脂肪）のときから身体に対して嫌悪を示す。この嫌悪が、身体を支配するという信仰への無意識的な原動力である。自然に任された身体はいやらしいのである。理想的身体は、セクシュアリティーを喚起するあらゆるものを抑圧するために、たゆまぬ手入れを必要としている。

シエナのカテリーナから判断すると、官能性とセクシュアリティーの抑圧は中世では別の道を通っていた。身体の憎悪、という道である。カテリーナは何度もそれを推奨している。「この魂が神の愛をもてばもつほど、感覚的な部分、自分自身の官能性に対し

34. ［原注］ Sienne Catherine de, op. cit., Lettre CCV à Sœur Eugénie, sa nièce, p.1141.

てより強い聖なる憎悪感をもつことになる」。

「息子たちよ！　常に自分自身への憎しみを保っておくのだ」。さらには――「この憎しみをもたない魂に、災いあれ、そうだ、倍加された災いだ！」。

身体の憎悪は、私たちが「固有」の身体に対してもっているとされる愛に比肩し得る理想となる。だがカテリーナには、思弁的というよりもむしろ情念的信仰心によって、自己の憎悪と神の愛を天秤にかけることができるという大きな長所があった。彼女は、高圧的で決然とした態度で、格言調で、いかなる矛盾も気にかけず、みずからの信仰の法廷に立つ。そして彼女は、聖ヨハネとともに抑揚に欠いた口調で、繰り返しこう言うのである――「〈神〉は〈愛〉」と。それは無償の愛、つまりみずからを自由に与えることである。なぜなら、創造以前には神しか存在しなかったからである。しかし、神であっても人間、とりわけそれぞれの人間が同意しなければ、愛を与えることはできない。カテリーナは同意した。そして自らを犠牲にした。世俗の者にはそれは高い支払いだろうが、彼女にとってそれは至上の享楽だったのである。

参考文献

Dante, La divine comédie, Le Purgatoir, Flammarion, Paris, 1988. L' Enfer, Flammarion, Paris, 1985.
Fawtier R., Sainte Catherine de Sienne, essaide critique des sources. I. Sources hagiographiques, 1921. II. Les œuvres de Catherine de Sienne, 1930, Bibliothèque des Écoles françaises d' Athénes et de Rome.
Lacan J., Le Séminaire livre XX, Encore, 1972-1973, Paris, Seuil, 1975.
Leclercq Abbé J., Sainte Catherine de Sienne, catholique romaine, P. Letheielleux, Paris, et A. Deurt, Bruxelles éd., 1922.
Sainte Claire d' Assise, Documents, Éditions Franciscaines, Paris, 1983.
Vauchez A., Les laïcs au Moyen Age, Paris, Les Éditions du Cerf, 1987.

シエナのカテリーナの書簡以外からの引用は、すべて次の著作からの抜粋である：Capoue R. De, Vie de Catherine de Sienne, traduite par le R.P. Hugueny, Paris, P. Letheielleux éd., 1905.

エピローグ

EPILOGUE

実をいうと、問題は、いかに治療するかではなく、
いかに生きるかなのだ。

ジョゼフ・コンラッド

14世紀において神聖を熱望すること、あるいは20世紀において痩せることを熱望すること。これは、フェイナー[※1]にとっては診断学上の重要な徴候となるだろう。いつの時代も、拒食女性の追求する目的は変わらない。変わるのは、文化的環境のほうである。16世紀の末に、カトリックの指導者が列聖式の公式手順を変更したとき、つまり女性の聖人のモデルを変更したとき、聖女と見なされる拒食女性の数は著しく減少した。経歴書（Vitae）を編纂するのは常に指導司祭や聖職者なのだから、このことは何ら驚くに値しない。彼らはすでにある聖者の基準を満たすケースを選択するのである。経歴書は、いわば私たちの診断記録に相当する。しかし、女性の聖人のモデルが変更されたからといって、当時の拒食女性の数が減少していたという様子はない。もちろん、それを証明することは困難ではある。それを証明するには、魔女や異端者と見なされ、焼き殺された禁欲的な若い娘の生活について研究する必要があるだろう。

ヴァレリ・ヴァレールのような現代の拒食女性の運命を最悪のものと決めつけることはできないであろう。ヴァレールは次のように書いている――「中世だったら、私は魔女だと告発されて、薪の上で焼かれていたことだろう。そのほうがどれほど幸せだろう。私は自分が探していたものを得ることになるのだから。私にこれ

1. Feighner J.-P., Robins E., Guze S.-B. Et coll., Diagnostic criteria for use in psychiatric research, Arch. Gen. Psychiatry, 1972, 26, n° 1, 57-63.

2. 23 頁注参照

から起きることに比べれば、苦しいのは一時だけですむのだ」[※2]。早く殺してくれたら良いのに。実行に移すのだ。彼女はこのように付け加えるだろう。

同じように、現代社会の女性がもつ痩せの理想が変化すれば、拒食女性の数は減るはずだ、ということも決して自明ではない。反対に、数キロだけ痩せようとする（拒食症にまではならない）女性は確かに減るだろう。拒食女性は自分の手の内にある価値を利用するのである。そして、歴史の中では、その価値が彼女たちの生きている社会の支配的価値となる時代もある。しかし、これまで見てきた事例はそうではない。シシィの時代には彼女の痩せの理想は女性的価値ではなかった。シモーヌ・ヴェイユは、多くの拒食女性のようにおしゃれにほとんど関心をもたなかった。19世紀のさなかに聖なるものを切望したリジューのテレーズについても、彼女が流行《モード》を追っていたとは言えない。

文化・社会的要因は、聖女、ヒステリー、病人、きちがい女というレッテルを作り出すとともに、こうした行動を評価したり、あるいはそれに反対したりする——教会や医師団がそうである。興味深いことに、シモーヌ・ヴェイユは20世紀では病人としてではなく、聖女としてみなされていた。また、カトリックの界隈では、彼女が異端であったかどうかが議論されることもある。

「精神的な」病というレッテルが貼られると、聞くこと、理解することの拒否が引き起こされる。そのレッテルは、一般の人たちにショックを与えてしまい、差別的運動を呼びおこすのである。精神疾患であるという診断は、何も説明していない。しかし、診断されることによって、個人はその症状に還元されてしまう。さまざまな時代と個人史を歩きわたってきた私たちは、不思議な国のアリスのように、見かけとレッテルの鏡を通り抜けようとした。私たちは同一の理想に関するこれらの若い娘の主張を、痩せと身体支配を通して、欲望、要請、欲求という3つの領域において理解しようと努めた。

確かに、空腹を感じない「無―空腹」状態に到達するのは容易なことではない。しかし、私たちにより近いところ（現代のフランス）にいるヴァレリ・ヴァレールの発言を信じるならば、（とりわけ？）自分の命を犠牲にしてまでもやり遂げる価値があるのだ。「ひとは1日ですぐに空腹を感じなくなったりはしないし、何も欲しくなくなったりもしない。そんなことはありえない！　それは鍛錬であり、ひとつの目標なのだ。他の人と同じようにならないこと、物質的要求の奴隷にならないこと、お腹の中に満ちた感覚も感じず、空腹の悪魔に悩まされたときの偽りの喜びを感じないこと。こういった原則は、廃棄物も汚れもない澄みきった世界、誰も食べないので誰も死なない別の世界へと連れていってくれるように思う[※3]」。純粋性、不死性、全能性……。そして享楽である。

すべての拒食女性が悲劇のヒロインであるわけではないし、悲劇のヒロインになるわ

3.　Valère V., op. cit., p. 43.

けでもない。しかし、彼女たちの人生に悲劇が欠けていることは決してない。その悲劇は周囲を巻き込んでいく。拒食女性と一緒に生活するのは過酷なことである。そのことを若い娘たちはよく知っているし、周りの人たちもよく知っている。ほかの人々と比べて、彼女たちの治療を目的とする医師たちの側にこの状況について不満がないというわけではない。たとえ医師たちが、拒食女性が示す挑戦によって呼び出された者であったとしても、である。

医学がさだめる治癒の基準は、既成の秩序へ適応することを拒食症の治癒とみなすという特殊性をもっている。しかし、私たちが扱ってきたヒロインが示しているように、拒食女性はこの秩序を拒絶するのである。1961年の第3回世界精神医学会議において、ダリーは治癒の基準として7つのパラメーターを提案した。体重、規則的な月経周期、仕事の規則性、結婚、妊娠、食事や体重に関する執着の不在、そして精神科的症状の不在である。このパラメーターは当時から受け入れられただけでなく、それ以後もより詳細になっている。

もしシモーヌ・ヴェイユが「治癒した」姿を想像するとすれば、彼女が規則的に働いて、カップルでささやかな家庭を築き上げるのが見えるのだろうか。逆に、既婚で子持ちであり、規則的に働き、体重も食べるものも気にせず、婦人科疾患も精神科疾患もない女性については、このパラメーターから何が言えるのだろうか。たいしたことは言えないはずである。なぜならこれらのパラメーターは、拒食女性や一人の人間存在の関心事ではなく、むしろ医師の側の社会的・規範的概念を反映したものだからである。食べものを拒絶する以外に生き方を知らない女性が食べ始めたからといって、それは「治癒」ではない。もしその人の選択が明らかに死につながるものであったとしても、その選択がひとつの別の人生の追求だということに変わりはない。

精神分析家の任務はしばしば厳しいものとなる。拒食女性は、自分たちが言うことができないことと同じように、他人も彼女たちを理解することができないという事実を確信しているのである。シーラ・マクラウドは次のように表現している――「拒食女性は全くの嘘つきだが、他人の偽善には極端に敏感である。彼女たちは裏切りと屈辱に対して、ほとんどパラノイア的な恐怖を感じる」[※4]。

精神分析家は、ひとつの行為をしている最中の女性に、他のタイプの行為を引き受けるように提案する。つまり、彼女が知っていること、知らないこと、欲していること、恐れていること、愛するもの、嫌悪することを言うように任せる行為を引き受けるように提案する。しかし、そのように提案することは、既にその女性の世界観が著しく変化していることが前提である。行為以前に、この傷ついた人間存在は生まれ出ることを求めている。分析は多くの障害を抱えるが、分析における転移は、時にはその人に可能性を与える。私たちは、規範に従うように提案したり、対象化して考えるようなことを提案し

4. Mac Leod S., op. cit., p.149.

たりするのではなく、人間にとって普遍的なもの、すなわちパロールに頼るのである。

分析が終結しても、拒食女性が医学的な意味で「治癒」するとは限らない。なぜなら治癒するということは、精神科での隔離＝孤立から抜け出て、まともにはなったものの、うちひしがれて、社会の中では相変わらず孤立したままでいる、という意味ではないからだ。

生物学的な治癒を得ることは可能である。しかし、悲劇的でみだらな誤解に閉じ込められたこの主体の中で宙づりになっている欲望を解放することは、困難で不確実な企てである。

解　　　説

拒食症とは何か

WHAT IS ANOREXIA?

松本卓也

1．拒食症という「思想」

拒食症者、すなわち精神医学の用語で「神経性食欲不振症」「摂食障害」などと呼ばれる病をもつとされる人々がいる。彼女たち（その多くは女性である）に第三者として初めて出会うとき、そこに生じる感情のひとつは「驚き」であろう。拒食症者は、どんなに美味しい食事を出されても、それを徹底的に拒否する。この拒否はかたくなである。たとえ身体が健康を害するほどまでに痩せ細り、血液検査のデータが明らかな異常を告げ、低栄養状態によって生じた脳萎縮がＣＴ検査で明らかとなっても、拒食症と呼ばれる人々は一向に食事をとろうとしない。その姿を見て、一体何が彼女たちをそこまで駆り立てるのだろうか、という疑問を抱いた経験のある人もいるだろう。

しかし、視点を変えてみれば、食べないこと、あるいは食べる品目を制限することはごくありふれている。そういった行動が自らの強力な意志で行われることもありふれている。断食の習慣や、神聖な動物を食べない、といった宗教的な事例がすぐさま思い浮かぶであろう。ここでは、食事制限は病の症状ではなく、神聖なものに関わっている。

宗教以外の領域でも事情は同じである。食事制限の方法は、往々にして思想や哲学といった超越的なものを論じる学問や実践の領域に足を踏み込んでいる。たとえば、玄米や野菜といった限られた食品だけを食べる日本発の食生活法「マクロビオティック」は、マドンナやトム・クルーズ、果てはスティーヴ・ジョブズまでもが愛好したことで知られるが、元来は陰陽思想をもとにしたひとつの世界観とでも呼べるものであった。

「バナナダイエット」「リンゴダイエット」などといった、もっとポップで宗教や哲学とは一見何の関係もないような食事制限の方法もある。しかし、このようなダイエット手法の原点と思われる「ビバリーヒルズ・ダイエット」を見てみると、そこにもある種の思想があるように思える。ビバリーヒルズ・ダイエットは、食事を単純に制限するのではなく、摂取品目にこだわることによって理想的な体型を維持する方法である。その提唱者ジュディ・マゼルは、もともとは女優を目指していたが、その夢に挫折した後にこのダイエット方法を生み出したと言われている。この方法が他ならぬ「ビバリーヒルズ・ダイエット」と名づけられたのは、それが単に痩せることだけを目的としたものではなく、セレブが集まる高級住宅街ビバリーヒルズという高みを目指す彼女の欲望から生まれたものだからではないだろうか。

また近年では、インターネット上にアップロードされた、ダイエットを鼓舞するような痩せた女性の写真やビデオを指す「シンスピレーション（thinspiration）」という造語があるが、この語の中に含まれている「inspiration」という語がもつ宗教的含意も興味深い。本書に登場する聖カテリーナは神秘主義的な霊感《インスピレーション》によって得られた体験から政治的な主張を展開し、拒食行動を維持していたが、現代の拒食症者にとっての霊感は、インターネットの中にその場所を占めているのかもしれない。

　これらの試みすべてに共通しているのは、食事を制限することが、みずからを善きものとして維持することに関係していることである。つまり、食事制限は、そして拒食症は、ある種の高みを目指す試みとして捉えることができるのである。ではなぜ、拒食症者は高みを目指すのか。そして、その方法はなぜ他ならぬ食事制限なのか。本書で取り上げられる4人の登場人物は、政治（シシィ）、神話（アンティゴネー）、哲学（シモーヌ・ヴェイユ）、神秘主義（シエナの聖カテリーナ）というそれぞれの領域で、私たちの驚きに対する一定の答えを与えてくれるだろう。

2．精神分析（対象関係論）からみた拒食症――クラインとウィニコット

　本書は、精神分析の観点から、拒食症者の人生を論じたものである。以下に、子供の誕生を

振り返りながら、拒食症者の世界がどのようなものなのか見ておこう。

多くの例外はあるだろうが、人はこの世に生を受けたのち、まず授乳によって世界との関係を始めると言ってよい。母親から授乳されて満足気な表情をうかべる子供、という愛情に満ちあふれた庇護的なイメージをすぐさま思い浮かべることができるだろう。しかし、この時期の子供と母親の関係は、それほど調和のとれた理想的なものではない。そこには恐るべき裂開が口を広げている。

メラニー・クライン[※1]は、この時期の子供が生きている不安定な世界を的確に描いている。クラインによれば、3～4カ月の子供は、母親を全体対象(一人の個人)として捉えることができておらず、母親の「乳房」という部分対象(身体の一部分)に備給を集中させている。この乳房は、子供にとって自分の生理的欲求(空腹)を満たしてくれる良い対象である。しかし、乳房を吸っても十分に母乳が出てこないときがある。このとき、乳房は子供にとって悪い対象として現れる。こうして、授乳によって欲求が満たされる体験と、うまく授乳できずに欲求不満となる体験を繰り返すことによって、次第に「良い乳房」と「悪い乳房」の区別が生まれる。良い乳房とは、欲求を充足させてくれる愛すべき対象である。一方、悪い乳房とは、子供を欲求不満に陥らせる憎むべき対象である。それゆえ、子供は迫害的な

1. Klein, M., Some theoretical conclusions regarding the emotional life of the infant. The writings of Melanie Klein. Vol. 1, pp. 61-93, Hogarth Press, 1952.(佐藤五十男訳:幼児の情緒生活についての二、三の理論的結論。『メラニー・クライン著作集4巻』所収、pp.77-116、誠信書房、1985)

不安感を抱き、この悪い対象を攻撃し、時には乳房をむさぼり食い、噛みちぎろうとする。このような時期をクラインは「妄想―分裂ポジション」と呼んだ。

生後4～6カ月になると、母親はひとつの全体対象であるという考えが徐々に子供の中に芽生え始める。すると、乳房という部分対象に対する子供の関係は、しだいに一人の人間としての母親という全体対象との関係に変わっていく。この時期をクラインは「抑うつポジション」と呼んだ。妄想―分裂ポジションから抑うつポジションへの移行は、部分（乳房）から全体（母親）への移行である。妄想―分裂ポジションにおける乳房に対する良い／悪い、あるいは愛／憎しみといった感情の対立は、抑うつポジションにおいて母親というひとつの対象のうえに合流し、両価的なものとなる。離乳はちょうどこの時期にあたる。それまで乳房に備給を集中させていた子供は、母親という全体対象を意識することによって、乳房から否応なく備給を引き上げるのである。

それゆえ、離乳の時期には、授乳をめぐる愛と憎しみの二項対立が、母親という一人の人物のうえに重ねられることになる。ウィニコット[※2]は、離乳以後の子供に見られる食べ物に対する態度は、ときに母親に対する態度を表していると考えた。つまり、子供が食べものという対象を疑っているときは、実際には母親の愛を疑っていると考

2. Winnicott, D. W., Appetite and Emotional Disorder. Through paediatrics to psychoanalysis, pp. 33-51, Tavistock Pubrications, 1958.（北山修監訳：食欲と情緒障害。『小児医学から精神分析へ―ウィニコット臨床論文集』所収、pp.3-29、岩崎学術出版社、2005）

えられるのである。ここでは、食べものによって空腹の体感刺激を癒すことと、食事行為の中で母親からの情緒的満足を受け取ることの間に混乱が生じていると言えよう。

このように、離乳は、食べものに対する態度と、母親に対する態度のコンフリクトを招く。それゆえ、離乳は両親（とくに母親）に対するある種の反抗的な態度と結びつくことになる。このことの実例は、本書に詳しく書かれている。聖カテリーナは、離乳に際して「強制的な離乳は母親の権力の濫用である」と考えていた。幼い頃のシモーヌ・ヴェイユは、「私たちはお腹が空いて死にそうなのに、両親は私たちが飢え死にするまで放っておくの」と近隣の人に冗談めいた訴えをしていたが、この言葉にはいくばくかの真理がある。授乳中に、彼女の母は病気となり、そのため彼女は衰弱してしまっていたのである（まさに、悪い乳房だったわけだ）。彼女は離乳してからも病気がちとなり、発育が遅れた。「そのせいで、私はこんなにできそこないなのよ！」と彼女自身が言うように、離乳をめぐる問題は彼女の人生を後々まで規定するひとつの要因となった。

このような母親との闘いは、思春期以降にとりわけ顕在化する。シシィは、母ルドヴィカの手によって政略結婚の駒のひとつとして扱われていた。そのような現実の必要性だけが支配する世界に対してシシィは反抗し、自分を歓待してくれるハンガリーを熱烈に支持していた。ハンガリー国民の独立心の強い態度は、シシィの母親に対する態度と同じものであり、それが彼女の摂食行動にも反映されていたのである。同様に、聖カテリーナでは、母ラパに対する態度が彼女の政治的活動に反映されている。彼女は、法王グレゴリオ11世を政治的に説得する際に「放棄を迫られたからといって素直に乳房を放棄することは、臆病さの証である」という比喩を用いているが、この発言は単なる比喩ではなく、彼女の母親への関係を暗示するものであった。

もっとも、拒食症の病理を子供と母親の関係との関連から見るからといって、精神分析は母親の育児を責めるような理論ではない。そのことを見るためには、ラカンによって洗練された構造論的な拒食症論をみる必要があるだろう。

3. 欲望としての拒食症

ラカンが拒食症をはじめて論じたのは、1938年の事典記事「家族複合」である。そこで重視されていたのは、やはり離乳の契機である。離乳は、動物にとっては本能的に定められた行動かもしれないが、人間にとっては文化的・社会的に定められた部分を多くもつ。そのため、子供にとっての生命の危機ともなり得る離乳は、弁証法的に解決される、とラカンは指摘する。すなわち、離乳において問題となっているのは、先に見たような子供と母親の対立、あるいは部分対象と全体対象の間のコンフリクトという二者間の事柄だけではなく、そこには第3項としての他なるもの《オートル・ショーズ》が常に関わっているというのである。

1950年代になると、ラカンはこの発想を「欲望の弁証法」として定式化することになる。まずは、ラカンが1958年に書いた、拒食症の最も簡潔な説明を見ておこう。

「もし〈他者〉（＝母親）が、子供の欲求についての独自の考えをもって子供に干渉し、〈他者〉がもっていないもの（＝愛）の代わりに、〈他者〉がもっている息の詰まるようなベビーフードを子供に過度に食べさせるならば、すなわち、〈他者〉の提供する世話と〈他者〉の愛の贈与を混同するならば、子供はいつも存在のふところの中で眠っているわけではない。食べものを拒否し、自分の拒否を欲望のように利用するのは、最も愛され、最も食事を与えられた子供なのである（神経性食欲不振症）」[※3]。

この一文をパラフレーズしてみよう。先に見たように、授乳を受けている子供が関わる対象には、乳房という部分対象と、母親という全体対象がある。乳房は、子供のもつ生理的な欲求に対応している。一方、母親は子供のすぐ近くにいることによって、子供

3. Lacan, J., Ecrits, p. 628, Seuil, 1996.

欲望のグラフ

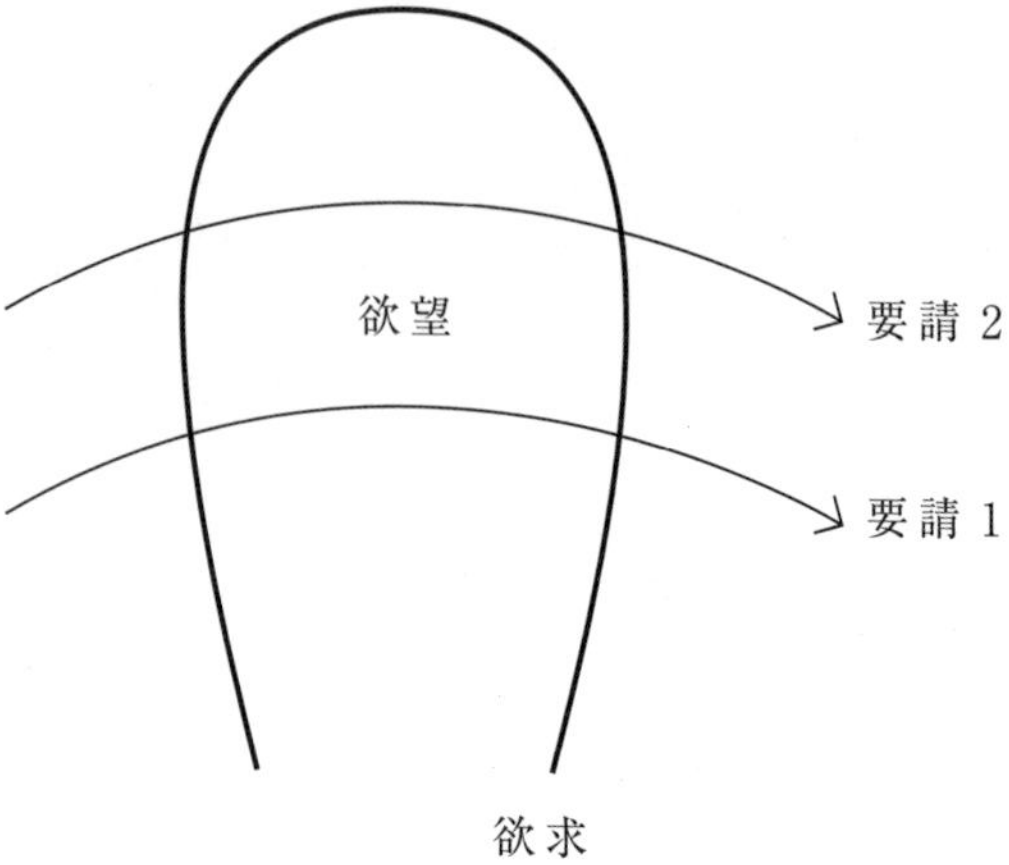

に愛を与えてくれるものとして想像されている。しかし、この母親は子供にいつも愛を与えてくれるわけではない。というのも、母親は、子供がまだ知りえない謎の規則＝法（たとえば、睡眠覚醒のリズムや家事による授乳の中断、夫からの呼びかけなど）によって、子供の前に一方的に現れたり不在になったりするからである。この不安定な状況のもと、子供は母親に授乳を要請する（ねだる）と同時に、愛情のコミュニケーションをも要請することによって、母親を自分のすぐ近くに現前させておこうとする。しかし、愛情のコミュニケーションが母親に受け取ってもらえず、授乳という物質的水準でしか返答が得られなかった場合、子供はそのとき自分が使える唯一の手段によって母親に対する拒否を示す。その手段とはつまり、ミ

ルクを飲むことを拒絶すること（拒食）、そしてミルクを吐くこと（過食、食べ吐き）である。このような「否定」の身振りによって、子供は母親に対して、物質的水準には還元することができない他なるもの、すなわち欲望（désir）があることを果敢に示すのである。

ラカンの「欲望のグラフ」では、授乳による満足と母親から愛情を受け取ることの間のコンフリクトから欲望が生じる一連の過程が示されている。これを確認してみよう。まず、授乳によって空腹感の解消を求める生理的な水準の欲求（besoin）がある。しかし、この欲求を他者に伝えるためには、それを単語や泣き声という形で、つまり言葉によって表現しなければならない。言葉によって表現された欲求は、乳房を求める要請（demande）となる。しかし、要請は一方では母親の愛を求める要請でもあり、要請は二重化されている。グラフでは、この二重化された要請が2本の横線で示されている。そして、この2本の線の間の空間に現れることが可能なものが、欲望である。

ラカンは、欲望を「満足を求める食欲ではなく、愛の要請でもなく、前者から後者の引き算から帰結する差異」※4と定義しているが、今やこの定義の意味は明らかであろう。子供が泣くのは、空腹のためだけではないし、愛を求めるためだけでもない。しかし、

4. Lacan, J., ibid., p. 691.

この啼泣が、授乳という物質的な水準だけで処理されてしまうと、要請の2本の線は1本のものに混同されることになる。すると、2本の線の間の空間としてあった欲望の領野は消滅してしまう。その混同に抗して、子供は「引き算」や「拒絶」として否定的に記述されるほかない何かがこの世に存在することを示す。それが欲望である。しかし、母親は往々にしてそのことに気づかない。母親は、子供はミルクが足りないから泣いているのだと考えて、さらにミルクを与えてしまう。母親の側のこのような無知を拒食症者は許さず、さらに欲望の存在を示すことに熱中することになる。ヒルデ・ブルックの次のような言葉はこの状況をよく表している。

「(拒食症者の)両親は子供たちにとって幸福で円満な家庭環境を与えていたと誇らしげに述べる。しかし、これは拒食症の少女が本当に体験したこととは異なるのかもしれない。彼女一人だけが家庭の中の緊張に気づいていて、両親の関係に欠けているものを埋め合わせる義務が自分にあると考えていたのかもしれない[※5]」。

だからこそ、ラカンは、拒食症者は「食べない(manger rien)」のではなく、むしろ「無を食べている(manger 〝rien〟)」と述べたのである。拒食症者は否定的にしか示すことができない無、すなわち対象aを食べ、あらゆる要請が物質的な水準の問題として処理されてしまう世界に対して、欲望という穴を穿つ。みずからの周りに欠け

5. Bruch, H., The Golden Cage: The Enigma of Anorexia Nervosa. Harvard University Press, 1978.(岡部祥平、他訳:思春期やせ症の謎―ゴールデンケージ―。星和書店、1979)

ている何かを痛ましいまでに追い求めるこのような態度を、シモーヌ・ヴェイユなら「無の欲望（désir de rien）」と呼んだだろう。

　欲望は、拒食症の発病とも密接に関わっている。シモーヌ・ヴェイユは、思春期に「欲望の対象にされること」を経験し、強い嫌悪感を抱いたという。これと関連して、女性として欲望されること、あるいは自分が女性であることを自覚することが、拒食症の発病のきっかけとなっていると思われる症例の数は多い。というのも、女性にとっての思春期は、みずからの身体が性的なものであることを、後になってから再発見する契機だからである。そのとき、自分がこれまで既に女性の身体を生きており、男性から性的な目で見られていたことに後になって気づかされることになる。これほど恐ろしいことはないだろう。子供時代にはわずかな働きしかしていなかった性的な経験は、抑圧され隠されていた。しかし、思春期になると性的な身体の問題が事後的に活発化し始める。このとき、子供時代の〈他者〉、すなわち母親との関係が再び問題となり、欲望の問題が急浮上する。これが、拒食症の本態である。拒食症が思春期の少女に発症しやすいのは、この時期に彼女たちが性の現実界《リアル》に直面するがゆえに「女性らしさとは何か？」「何を欲望するのか？」という問いに直面するからなのである。

4. アンチ・マーケティング——あるいは、精神分析の倫理

本書で何度も指摘されているように、拒食症者は自分の家庭環境を「欲望のない世界」のように描写する。それは、決まりきった仕事と義務だけが支配する、乾燥した物質的な世界である。聖カテリーナの母ラパは、常に実利を追い求め、近親者の経済的な成功だけを気にかけていた。シシィの生きた世界は、個人の欲望が政治的な役割のために押しつぶされる時代であった。だからこそ、彼女たちは世界には物質的なものに還元されない欲望が存在することを強力に示すのである。

ところで、現代社会は「欲望のない世界」としての傾向をより一層強めてはいないだろうか。今や、あらゆる仕事は効率の論理によって支配され、そこには文字どおり「遊びがない」。そして、マーケティングという考え方が、商品の生産と流通の領域をこえて芸術表現や思想の領域にまで侵入してきている。それは、ラカンの考える拒食症における欲望の弁証法とほとんど同じものである。マーケティングは、生理的側面を含むあらゆる人間の欲求（要請や欲望ではない）を徹底的に調査し、ニーズがどこにあるのかを統計的手法によって導き出す。商品や娯楽は、その計算の結果に従って開発、供給される。それによって消費者は理想的な満足を得

て、企業は最大限の利益をあげることができるとされている。つまり、マーケティングとは、欲求から導き出せる論理ですべてを解決できると考え、またそうすることが幸福につながると考え、さらには欲望すら計算可能なものとして扱うことによって、他なるものとしての欲望を無視する思想なのである。

マーケティングによって支配される世界には、どこか不全感が残る。どれほど美味しい料理を食べても、素晴らしい商品を使っても、洗練された体験をしても、どこか物足りないことがある。ひととおりの満足の後で、「求めていたものはそれではなかった」という感覚を抱いたことが一度もない人はおそらくいないだろう。この不全感のひとつの理由は、マーケティングの論理が欲望の存在を徹底的に無視し、欲求の満足と愛の要請の満足というふたつのものを同時にひとつの商品で提供しようとしていることにある。「あなたにはこれが必要です。そして、これを買えばあなたは充実した生活が送れます」——あらゆる洗練された広告はこのように私たちに語りかけるのである。しかし、これではどうしても欠如、すなわち欲望が残る。「私が求めていたものは、これではない。もっと他のもの《オートル・ショーズ》があるはずだ」。この論理は、先に見た拒食症における欲望の弁証法と同じ構造をとっている。

たとえば、読書体験を例にとってみよう。ある人が孤独に悩みながら、書店に立ち寄ったとする。今や書店は、平均化されたニーズにいかにうまく適合するか、そしていかに購入意欲を煽るかということだけを追求したかのような安易な書物であふれている。たとえば、そこには『人に好かれる20の方法』などといった低価格の新書や自己啓発本が平積みになっている。もはやそれを買わない理由はない。そして、それを読めばもう孤独には悩まなくなるのかもしれない。しかし、それは本当に読書体験だと言えるのだろうか。読書とは、そのようなニーズを埋めるためのものではなく、自分とは異なるものと出会い、その異なるものの只中に自分自身を（そして同時に、自分自身が最も受け入れがたいようなものを）発見するような危機的ですらある出会いの体験を内包するものではなかっただろうか。

こうして、「自分自身をよく知りたい」という要請は、現代ではすぐさま満たされてしまう。そこでは欲望の問題が宙吊りにされ、誰もが自らの欲望を直視しようとしなくなる。ギリシア以来の「汝自身を知れ」という格言は、フロイトによるその転覆という価値を度外視しても、もはや徹底的に無効化されているのである。

ラカンは、精神分析の観点から見た場合に罪となる唯一の事柄は「欲望に関して譲ること（céder sur son désir）」[※6]であると述べる。この言葉は、「みずからの欲望の深淵と向き合わないことが罪である」と言いなおすこともできる。現代社会は、欲望の深淵を直視しないで済ますためのあらゆる装置に満ちている。欲望の深淵には、物質

6. Lacan, J., L'éthique de la psychanalyse, p.370, Seuil, 1986.（小出浩之、他訳：精神分析の倫理（下）。p.231、岩波書店、2002）

には還元できないようなモノしかない。端的に言って、そこには「無」しかないのだ。人はその耐えがたい欠如を幻想で覆い隠し、「欲望に関して譲り」ながら、頽落した生を生きている。

ある意味では、拒食症は欲望の深淵を直視し、それに徹底的に固執する（精神分析的な意味での）倫理的な態度であると言える。たとえば、本書に登場するアンティゴネーを例にとることができよう。アンティゴネーは、戦に負けた兄の遺体を埋葬することを強く願っていたが、国家の法は反逆者の埋葬を禁止していた。アンティゴネーの置かれていた立場を考えれば、埋葬に固執することは彼女にとって何の利益にもならない。しかし、彼女にとっては、埋葬にこそ至上の意味があった。それは、彼女の固有性と不可分な欲望である。そして、アンティゴネーは、埋葬への欲望を絶対に譲れないものとして主張し続けながら息絶えるのである。拒食症は、アンティゴネーの試みと同じ水準にある。それは、〈他者〉に対する果敢なプロテスト、つまり拒絶を行う聖なる戦いである。この意味で、拒食症は食べる意欲が低下したという意味の「食欲不振症」などではなく、厳密な拒絶としての「拒食」であると言えるだろう。

マーケティングと物質の論理によって支配される現代社会において、このような抵抗を行うことは時に困難となる。ラカン派精神分析家コルヴィ[※7]は、資本主義の言説が

7. Corvi, C. C., La depression. Affect central de la modernité. Presses Universitaires de Rennes, 2011.

氾濫するにつれて「消費せよ！」という命令が優位となり、要請があまりにも早く満たされてしまうと、要請の彼方にあるはずの欲望の領野が現れてこず、欲望する主体が死滅することを指摘している。このような欲望を無視している状態は「倫理的」ではない。そのために罪責感が生じることが、いわゆる現代的な「うつ」の病理である、と彼は指摘する。この閉塞状況を打開するために、私たちが何を欲望するのかを根源的に問いなおす契機を与えてくれる実践は、精神分析を他においてない。

拒食症は、ある意味では「倫理的」な生き方である。しかし、この生き方は必ずしも主体的な選択によって獲得されたものではない、ということには注意が必要である。そしてこの点は、拒食症に対して精神分析がある一定の効果をもち得る根拠ともなる。2000年代以降、英米圏を中心として、拒食症を精神疾患ではなく個人が選択したライフスタイルのひとつとして捉える「プロアナ」と呼ばれるムーヴメントが盛んになった。それは、拒食症を欲求の問題として捉え（食べたくない気持ちをどうにかすることが治療の目標と考えられたわけだ）、治療すべき疾患としてしか扱わない医療に対する異議申立てであった。一方、精神分析は、拒食症を欲求の問題には還元せず、また個人のライフスタイルにも還元しない第3の道をとる。つまり、拒食症は個人のライフスタイルや生き方といった主体的な選択の問題に還元できるものでもないのである。精神分析は、むしろそのようなライフスタイルの「選択」がどのように生じているのかを問いなおす機会を提供する。つまり、彼女たちが主体的に選択したと主張するものが、これまで脈々と続いてきた家族の物語と絡み合いながら生じていることを彼女たち自身に発見させ、自らの欲望について見つめなおす機会を与えるのである。次に、この点を詳しくみてみよう。

5. 拒食症者の家族神話

人間には象徴的秩序が先行しており、人はその秩序を受け入れる（象徴界に参入する）ことによって人間になる、とラカンは言う。この議論は、言語の獲得や主体の形成といった理論的な文脈で受容されることがあるが、もともとはきわめて臨床的な文脈から出てきたものである。子供の誕生を考えてみれば、このことはすぐわかる。子供は受精以前から既に「家族の物語」の中に書き込まれているのである（先に、人は授乳によって世界との関係を始める、と書いたが、これは今や訂正されなければならないだろう）。

子供の象徴的な位置は、「今度は男の子が欲しいね」「名前は何にしよう」「こういう子供に育つといいな」といった両親や親族の話によって先取りされている。あるいは、より病理的な形として、先に亡くなった誰かの「代わり」としての位置が与えられていることもある。双子として生まれた聖カテリーナは、妹を早くに亡くしていた。母親は「自分がカテリーナのことを気に入っているのは、カテリーナのために妹を犠牲にしたからだ」と何度も彼女に告げていた。その他にも、新しく生まれてくる子供に、亡くなった家族と同じ名前をつけるという事例も時おり耳にする。こうして生まれてきた子供は、誕生以前から家族の中での象徴的な位置が固定化されてしまっていることがある。つまり、誰かの代わりでしかない存在、家族の要請の網の目の中に囲い込まれ、欠如をもたない存在となってしまうのである。

このような生誕のあり方は、思春期以降の「私とは何なのか?」という根源的な自己言及の問いの登場とともに、さまざまな神経症構造を露呈させる。そのとき主体は「欠如」の存在を示す。そこで示される欠如は、より一般的な神経症の場合では「症状」であるし、拒食症の場合では「欲望」である。拒食症者たちが家族の中で占めさせられている位置には、欠如がない。そこで彼女たちは欠如、すなわち無への欲望(何も食べないこと)を貫徹する。そうすることは、彼女たちにとって象徴的なものの中で生きる唯一の手段ですらあるからだ。

こういった家族の物語の実例としては、シモーヌ・ヴェイユにおける「反ユダヤ」の問題がある。彼女は、あれほど弱者を助けることに情熱を傾けたにもかかわらず、ユダヤ人問題に対しては超然とした言動を行ったことが知られている。この一見矛盾する態度をどのように理解すればいいのだろうか。そこには、彼女に到るまで脈々と続いてきたヴェイユ家というユダヤ人家系の問題がある。シモーヌ・ヴェイユの両親はユダヤ人であったが、宗教的実践を行っていなかった。加えて、自分がユダヤ人であることを彼女が知ったのは十歳のときであったという。彼女は、自分でも知らないうちに自らのユダヤ性についての問いを展開していた。シモーヌ・ヴェイユは、〈他者〉への関係を、そして彼女の問いを、ユダヤ人の地位のうえに置き換えたがゆえに、自分の犠牲と同じものをユダヤ人にも求めたのである。

このような家族の物語の中でも、アンティゴネーの家族神話はきわめつきのものである。アンティゴネー（そして、その父オイディプス）の家系をめぐる悲劇は3つ存在するが、それぞれが家族をめぐる〈法〉に対する3つの態度として読みとくことができる。『オイディプス王』では、〈法〉から逃れようとする主体が描かれるが、〈法〉はむしろその逃走の中に運命を刻み込む。つまり、オイディプスは自らが「父を殺し、母を妻とする」という恐ろしい運命を知り、その運命から逃れようとして育った国を去る。しかし、彼の運命はまさに彼が旅だった先で実現されてしまう。続いて、『コロノスのオイディプス』で描かれているのは、〈法〉に従って自らの運命に突き進む主体である。オイディプスはみずからの最期を告げる〈法〉に従って放浪する。そこに妨害が入るが、オイディプスは〈法〉の命令を貫徹し、コロノスの地に消える。最後に、『アンティゴネー』で描かれるのは、父オイディプスの志を受け継ぎ、共同体の法よりも、書かれてはいない〈法〉を尊重し、共同体に徹底抗戦する主体である。アンティゴネーは、兄の埋葬を禁止する国王クレオンに対して、「おまえの法が、人に神の法を犯すのを許すほどに大きな力をもつとは、まず思えぬ。神の法は書かれていない法だが、それに触れることはできぬ」と反論するのである。

オイディプスの物語は、「自らの罪責性を知った人間（オイディプス）が改心して再出発する」というありふれた物語ではない。はじめ、オイディプスは〈法〉の本当の意味を知らない。しかし、〈法〉を知ったあと、彼はそこに書き記された自らの運命をまっすぐに突き進んでいく。その態度はアンティゴネーにも継承されている。アンティゴネーは〈法〉の存在を知っている。しかし、なぜ自分がその〈法〉に巻き込まれているのかは知らない。それでも彼女はその大義を守る。これは、ラカンが「知られざるうちに語らいの中に書き込まれている知」[※8]と呼んだ構造である。それはまるで、頭に自らの死刑宣告書を書き込まれているにもかかわらず、その内容を知らずに宣告書を届けてしまう古代の奴隷のようだ、とラカンは言う。

人は、〈法〉がなぜ自分に書き込まれているのかを知らないにもかかわらず、その〈法〉を守ることを決断する。そして、拒食症者は、その決断を自ら主体的に選んだも

8. Lacan, J., Ecrits, p. 803.

のだと主張する。しかし、この論理にはすぐさま批判が予想される――自分に書き込まれている〈法〉など正当化し得ないのだから、どんな内容でもでっちあげて、それを〈法〉だと言いはることができる、そして自分の行動をすべて〈法〉に還元し、狂信的に居直ることを正当化できるではないか、という批判である。実際、池田[※9]はラカン派のアンティゴネー論を取り上げて、「すべてを捨てるために死ねばいいのだから、命を捨てる大義の内容は何でもよいということにならないだろうか」と批判し、アンティゴネーの行動をシニシズムの一種として位置づける（これは、カール・シュミットの決断主義、あるいはハイデガーの覚悟性の議論が、「俺は決断したぞ――何をかはわからんが」というジョークに代表されるような批判を受けることとパラレルである）。しかし、こうした批判は、この〈法〉が家族神話の中に書き込まれているということを見過ごしている。〈法〉は、何でもよいわけではない。そのことを理解するためには、それぞれの人間がもつ歴史性への深い眼差しが必要である。

たとえば、本書で取り上げられるアンティゴネーの物語には、不毛性＝不妊症（stérilité）というシニフィアンの反復を見てとることができる。『オイディプス王』は国家を襲った干魃、すなわち作物の不毛性から物語が始まり、『アンティゴネー』は子供を産まずに死んでしまうことを嘆くアンティゴネーの姿で終わる。著者らは、歴史学

9. 池田雄一：カントの哲学　シニシズムを超えて。河出書房新社、2006

者ジャン＝ピエール・ヴェルナンや人類学者クロード・レヴィ＝ストロースによる分析を参照しながら、オイディプスの家系に書き込まれた〈法〉の起源を解き明かしていく――オイディプスの父ライオスは、彼の一族が根絶やしになるように断罪する呪詛を放たれていたのである。この解読の手つきによって、本書は拒食症に関する理論書やそれぞれの人物に関する伝記であることを超えて、実践的な著作としての価値をもつに至っている。精神分析の臨床の一端は、家族神話の中に知らないうちに書き込まれているこのような〈法〉の系譜を解読することに他ならない。

　哲学に明るい読者諸兄は、ここにラカンによる「フロイトのハイデガー化」の一例を見てとることだろう。しかし、ラカンは時に袋小路ともなり得る〈法〉に従属する欲望を超えて、精神分析の終結を欲動の水準で論じていたこともまた忘れてはならない。欲望を重視し、〈法〉として主体に書き込まれたシニフィアンを問題にすることは、精神分析のはじまりにすぎない。ラカンが欲望から欲動へ、シニフィアンの分析からファンタスムの横断へと理論を進展させるのは、その先に精神分析の終結をめぐる理論的根拠を見出していたからにほかならない。そのことは、極めつけの欲望を提示する拒食症者の精神分析によってさらに具体的に論じられていくべきであろう。

6．おわりに

本書は1989年に刊行された本であるが、その内容は今でも古びてはいない。私は本書を読みながら、自分が関わったさまざまな拒食症患者の顔を思い浮かべずにはいられなかった。1980年代以降、過食や食べ吐きを主体とする摂食障害が認知され、拒食症の病態は徐々にシフトしてきているが、それでも拒食症の核となる部分は変わっていないのだろう。

しかし、本書には古くなっている箇所が1点だけある。それは拒食症（摂食障害）の生物学的な研究についてである。本書の第1章では、摂食障害の内分泌障害学説や、性腺軸の視床下部の損傷といった器質的な原因を重視する学説が紹介されていた。この紹介は少々古くなっている。本書が出版された1989年以降、摂食障害の遺伝子研究が進んだ。二卵性双生児よりも一卵性双生児のほうが診断の一致率が高いことなどから、拒食症の遺伝子異常が盛んに研究されたのである。もし摂食障害が遺伝子という物質的なものによってすべて説明されてしまう病であれば、本書に書かれている内容はすべて無効となるであろう。しかし、他の精神疾患と同じように摂食障害も単一遺伝子によって規定される疾患ではあり得ず、遺伝子研究はある一定の限界に突きあたった。

近年では、摂食障害についてのエピジェネティクスの研究が盛り上がりを見せている。エピジェネティクスとは、遺伝子機能の中でも、DNA配列だけでは説明がつかない部分を研究する分野である。つまり、さまざまな環境要因が遺伝子それ自体の発現に影響を与えているという仮説のもと、環境要因と遺伝子発現の関係から摂食障害を含むさまざまな精神疾患を解明しようとする研究が近年では盛んになっているのである。それらの研究で指摘されている環境要因には、妊娠中の母親のストレスや、心理的ストレスなどがあるが、欲望を無視してきた生物学的研究が再び環境や母子関係の問題に接近し始めていることは興味深いように思われる。私たちとしては、エピジェネティクスの研究が、欲望や家族神話といった環境因子にも注目してくれることを願うばかりである。

あとがき

ラカンの代表的著作『エクリ』が日本語に翻訳されて40年経つが、ラカンの精神分析についての考えが日本において正当に受け入れられているとは、とても言いがたい。20世紀の思想家たちは日本でも皆それなりの評価が与えられているなかで、ラカンの考えだけはまだほとんどまともに紹介されていなくて、未消化のままに残されている。

それにはいくつかの理由が考えられるが、ひとつにはラカンの教育をわかりやすく紹介してくれるような文献が、充分に日本語で手に入らないということがあるだろう。私たちはラカン的精神分析の紹介のために数年前から東京精神分析サークルという会を立ち上げた。そしてサークルの活動の一環として、精神分析関係の良い紹介となるような本邦未訳の文献を見いだして翻訳出版しようと企画した。そしてまず10冊ばかりのラカン関係の書籍をピックアップしてリストを作成して、興味を示してもらえるような出版社を探してみたのだ。しかし今日の経済不況下にあって翻訳本を出版しようという出版社を見いだすことがなかなか見つからない。そしてこの企画も長い間宙づりの状態に置かれていた。

ところが昨年になって、本書で解説を担当している松本が三輪書店の山本さんにこの企画を紹介したところ、関心を示してもらえたため話を進めたところ、まず本書を出版してみようという運びとなった。これは私たちとしては長年の希望が叶って非常に幸運なことであった。

この場所を借りて三輪書店の青山智社長、そして山本杏子さん、そして山本さんが退社なさったあと引き継ぎをしていただいた宮内秀樹さんにお礼を申し上げたい。

本書の題名についてだが、原題は『Les Indomptables』で、直訳すると『飼い慣らすことができない女性たち』となる。これでは日本語としてちょっと冗漫な感じがするし、あまりしっくりこなかった。それで本書の「シエナのカテリーナ」の中にある「天使の食べ物」という表現を採用して『天使の食べものを求めて』というものにした。拒食症者にとっての食べ物の本質を表しているように響いたからだ。

最後に表紙のデザインの原型を創ってくれた妻の登子にも礼を言いたい。

向井雅明

【監修者略歴】

加藤 敏（かとう・さとし）

1949年、愛知県生まれ。1975年、東京医科歯科大学医学部卒業。1982年、自治医科大学精神医学教室講師。1985 ～ 1986年、フランス政府給費留学生としてストラスブール大学医学部精神医科教室にて研究に従事。1994年、医学博士号取得。2000年、自治医科大学精神医学教室教授および科長に就任，現在に至る。

〈主著〉

『人の絆の病理と再生―臨床哲学の展開』（弘文堂、2010年）、『統合失調症の語りと傾聴―EBMからNBMへ―』（金剛出版、2005年）、『創造性の精神分析』（新曜社、2001年）、『分裂病の構造力動論―統合的治療にむけて』（金剛出版、1999年）、『構造論的精神病理学』（弘文堂、1995年）など。

【監訳者略歴】

向井雅明（むかい・まさあき）

1948年、香川県生まれ。パリ第８大学精神分析学科DEA修了。精神分析家。

〈著書〉

『ラカン対ラカン』（金剛出版、1988年）、『精神医学と哲学』（共著、金剛出版、1993年）、『精神医学の名著50』（共著、平凡社、2003年）など。

〈訳書〉

フィリップ・ジュリアン『ラカン、フロイトへの回帰―ラカン入門』（誠信書房、2002年）ほか。

【訳者略歴】

佐藤鋭二（さとう・えいじ）

1960年、青森県生まれ。慶應義塾大学法学部および文学部（仏文科）卒業。翻訳家。

【解説者略歴】

松本卓也（まつもと・たくや）

1983年、高知県生まれ。高知大学医学部医学科卒業。2011年より自治医科大学大学院医学研究科博士課程に在籍。精神医学・精神病理学を専攻。

〈主要論文〉

「ラカン派の精神病研究―「精神病の鑑別診断」から「普通精神病」へ―」（『思想』岩波書店、2012年８月号）ほか。

天使の食べものを求めて　～拒食症へのラカン的アプローチ～

発　行　2012年11月5日　第1版第1刷©

著　者　Ginette RAIMBAULT & Caroline ELIACHEFF

監　修　加藤　敏

監　訳　向井雅明

訳　　　佐藤鋭二

解　説　松本卓也

発行者　青山　智

発行所　株式会社三輪書店

〒113-0033 東京都文京区本郷6-17-9 本郷綱ビル

☎03-3816-7796 FAX03-3816-7756

http://www.miwapubl.com

制　作　有限会社タイプフェイス

印刷所　壮光舎印刷株式会社

ISBN978-4-89590-421-6 C0010